中國近代中醫藥期刊彙編

第一輯

11

紹興醫藥學報

上海辭書出版社

目録

第六年第二冊
原八十五期

紹興醫藥學報

丙辰六月
神州醫藥會紹興分會發行

本期之目錄

特告三則

醫學抉微與玉函經已刊入大增刊第二俾閱者先覩爲快

大增刊第二半價預定期已滿寄銀再購者務祈寄足定價及郵費

大增刊第二已印就付裝惟此次頁數較大增刊第一增多故發行尚須稍遲旬日

誌謝

中華醫學會惠賜中華醫學雜誌第二卷第一期一冊敬領之餘誌此鳴謝

去年繼續出版投資者鑒

本社已屆一年存欠對照稍獲盈餘查照社章按股分給凡有股者請持股據向昌安門外壽明齋胡瀛嶠君處領收特此奉告

本社啓

流通醫藥書籍有限公司進行事略（四）

（公司章程及一二三各次佈告事略均誌前報）

常熟張汝偉君加附一股計洋五元已收到〇鎭江袁桂生君寄到莫枚士先生研經言抄本一冊〇無錫周小農君寄惜分蔭軒醫案稿又數十頁〇又寄到凌退之先生本草攟抄本一冊毛世洪經驗方一冊付刊〇杭州潘壺隱君函示公司章程之意見商榷原文已登論文門〇公司擬先刻醫藥叢書現第一集已經開工採入書目如下〇周氏易簡方周氏集驗方合刊〇吳鞠通先生醫案〇唐秉鈞先生依日本舊刻本人參考〇惜分蔭軒醫案〇羅謙甫先生醫案〇用本國白連史〇大四開版印成〇中裝線訂〇四厚冊定價一元六角〇郵費另加一成〇限陰曆七月內成書〇凡購閱本報諸君〇在出書前預寄書價郵費訂購者〇書價減半〇惟以五十部爲限〇限外見却〇莫怪〇因經費浩大〇祇得聊表區區於閱報諸君〇不週之處〇幸祈恕之〇

紹興醫藥學報社代售及印行書目

關氏精選集驗良方	二册	四角
疫症集說	四册	八角
鼠疫抉微	一册	四角
傷寒表圖序附	一册	四角
傷寒論章節	一册	四角
傷寒方歌	一册	四角
叢桂草堂醫草	二册	三角
喉痧症治要略	一册	五分
雅片煙戒除法	二册	三角
痰症膏丸說明書	一册	一角
醫學會會員課藝	二册	四角
看護學問答初集	一册	一角
吳鞠通醫醫病書	一册	二角
理瀹駢文摘要	二册	四角
重訂醫醫病書	二册	五角
濕溫時疫治療法	一册	二角
存存齋醫話稿初二集	二册	三角
傷寒第一書	六册	六角
醫方簡義	四册	三角
王孟英四科簡效方	四册	八角
潛齋第一種	二册	二角
新醫宗必讀	一册	三角
重訂廣溫熱論	六册	八角
感証寶筏	八册	一元二
馬培之醫論	一册	二角
一至四十四期醫藥學報		一元六

論文

應

浙紹孟有餘紙棧廣告

業自漢紙蔡以還類皆良莠不齊因之國貨不振舶來日繁利權外溢能不痛哉不再提倡國貨而本紙將衰微莫測矣本主人有鑒於斯專運各省本紙雖另拆仍照批發價廉物美久蒙　各界所贊許近因商戰時代而本棧尤特悉心研究選採國貨而弭洋品如荷　惠顧自當逾格從優以廣招徠熱忱愛國者諒亦鑑及特此佈告

日暉橋南首本棧啓

△紹介名著一

廣溫熱論一書爲戴北山先生原著經陸九芝先生刪定何廉臣先生重訂幷附以經驗古今方案而印行者其辯伏氣溫熱與新感溫暑及傷寒之鑑別裨益於感證之診斷猶行海而執有羅盤也醫家病家均宜人手一編獲益良匪淺鮮每部六冊定價大洋八角本社及各大書坊均有寄售

△紹介名著二

越醫何廉臣先生重訂印行之感證寶筏係歸安吳坤安先生之原著先生爲姑蘇薛葉兩大名醫之高足其學問經驗胷集於是著而辨傷寒與類傷寒如劃鴻溝而立疆界洵不愧爲感証之寶筏故出版後風行一時每部八册定價大洋一元二角本社及各大書坊均代發行

集劣品取速效藜藿之人及少年氣盛者飛蟲弋獲有時誠驗如桴鼓老弱虛損之軀略行沾唇貽禍無窮許止當日所進之藥雖一時傳者之所未載而據今準古殆與上項所論之物無異故年力既衰之悼公一飲遽斃而爲法受惡春秋加以弒君之名所謂一失足成千古恨雖哀痛迫切毀生滅性而無從再施補救也又嘗以此意推之如綱目所載蘄州郝知府療風癬而用草烏南星之類太多覺遍體麻痺遂至不救又一婦人因苦多子月內服鉛丹二兩時方仲冬四肢冰冷卽合附子理中湯數十進乃安此亦與用狠厲截瘧之藥而致大變者相似前數年時見一小兒乘父外出竊其平日所服戒煙藥片以爲餳飴之屬也吞數粒卽行口噤又甲乙二酒徒角飲量之多寡乙頗黠屆期遽先入肆投鬧陽花於壺中以冀如戲術之所謂一杯醉倒不料甲甫入咽神色大變四肢抽搐方擬施救已無及矣此皆無心之過而其斃也竟與蓄意圖害者如出一轍由是觀之春秋之所以加許世子以弒父與君之名者非苛求於止蓋舉事之最重而言以爲世之不知利害而妄投藥餌者戒歟

與友人論醫事十六條

一尊意以瓊玉膏之治乾欬吐血爲歷刦不磨之藥惜近人之療虛損者茫乎若迷不知試用殊堪浩歎僕嘗謂此方之治陰虛當與生脉散天王補心丸並駕而齊驅而沈香血珀二味亦宜依臞仙原方不可加減昔靈胎徐氏言此方之驗甚詳又醫案中載一老翁屛除雜藥專餌此膏一日停服身熱如火而戊申秋季遇一林姓老醫言省垣一貴女天竺進香中途感熱囘家後癸水上溢口鼻皆衄即用迴瀾飲加淸降之品數劑遂止嗣後不常須發囑用此膏數月血脈甯靜雖當酷暑亦安然矣時有旁人亦患此症因惜小費減去沈香血珀二味效遂大減年餘其僕人秋燥過甚咳血不止分此膏予之輒瞬告痊總觀數事其爲百試百驗之方不可加減毫無疑義近時之善時症自命者無論矣即略講虛損之治亦祗知所謂左歸右歸三才兩儀之類於此方之藥到病除捷如影響者置之高閣漫不見察舍騏驥而策下駟栩栩然自鳴得意卒之如水投石沈痾莫起怨讟旣興物我皆傷矣不學無術自誤誤人務華絕根之流每多如此舉世滔滔亦何言哉

一、尊意以少陰篇之用藥。無柴胡四逆散一方。疑本少陽之劑。爲叔和所誤入。斯言也。昔人亦曾及之。然僕意却不謂然。蓋少陽本篇。有小柴胡散。見於太陽者。有大柴胡及柴胡加芒硝暨桂甘龍牡。藥力均較四逆散爲厚。此固臟腑雌雄之辨。與經氣陰陽之殊爾。且以此方論。即大柴胡去黃夏姜棗而加甘草。少陰而用此者。非獨陰陽二樞轉機相似。亦緣相火性悍。故藥較重。君火稍和。則劑毋用過峻。因物付物。不爽錙銖。此長沙之所以爲百世師也。僕嘗師是方遺意。治痧後餘毒。腹痛氣結。均應手取效。以是知經方之嘉惠後人。實非淺鮮。此散之治陽氣遏抑。四肢厥逆。與太陽篇中梔子豉湯。治虛煩不眠。工力相似。無論傷寒熱病。或愈後。或初作。取用宏多。識者實之。

一、尊意論修園治嗽薑細味。一齊烹。以爲寒濕則可施之。燥熱恐非所宜。然醫學三字經之所以列此者。本非爲燥熱起見。觀其平日之言曰。乾薑一開。五味一闔。細辛氣烈。撥轉靈機。又曰。小青龍湯麻黃桂芍皆可加減。惟此三物必不能少。是其命意

與友人論醫事十六條　一〇

已可概見凡此均係水飲寒咳之治風溫燥熱自當另商間有取之爲反佐者則石膏竹瀝寒藥太重故稍加之以資調劑也第此三物治驗頗多凡反胃噎膈脾虛下陷或水道壅塞升降不利之時均可相機應用非特治寒嗽而已然修園言此不過一隅之舉餘姑不論即一百十二道中良法美意羅列甚多深造有得自頭頭有道記曰昔有先正其言明且淸詩云儀刑文王萬邦作孚此之謂也

一尊意以七情之病非藥能治較之六淫其難百倍閱歷有得誠哉是言按之內經其說有二曰嘗貴後賤雖不中邪病從內生名曰脫營嘗富後貧名曰失精此爲勳貴故舊之失勢者言之又曰二陽之病發心脾有不得隱曲者女子爲不月則因世之愆期未嫁摽梅興感者而發此論也凡此之類草根木實金石頑鈍如何能治史言條候召詣廷尉後不食五日嘔血而死外科正宗載一室女久患瘰癧出閣之後始能用藥往事昭昭可爲殷鑒然根柢之所在均歸厥陰上項云云尙係實症故歸脾逍遙妙香越麯之進縱未全愈或可支持而無往不復出爾反爾有因該經之虛

而現症恍惚者。大都多愁多病。興味蕭然。否則平日之所甚愛。一旦驟奪。情緒顛倒。經曰。膻中者臣使之官。喜樂出焉。又曰。肝病時。憎女子。此其初皆因哀樂之傷人。而久久不變其好惡。遂拂人之性。嘗見病此者。凡繁華之地。顯赫之觀。暨夫戰鬬激烈之聲。均縮手掩耳。付之不聞不見。甚有言談之間。偶一及之。亦觸動舊情。愀然改色。倉猝之際。頗難索解。後見竹坨詞曰。料封侯白頭無分。又梅村詩曰。疎狂詩酒隨同伴。細膩風光異舊時。無意之中。竟將病根道出。余因攬而充之。若李廣數奇。奉倩神傷。賈太傅之左遷。發憤殷仲文之咄咄書空。思古撫今。百端交集。攖此者。豈七方十劑之能療哉。病勢已劇。而尚拘守繩尺。照尋常之法治之。非惟無益。實速其死而已矣。

一尊意以痧症之名。起於近世。大約與痘疹相似。考之古書。殊無是說。僕論痘疹之起。肇於漢代之征虜。與近日泰西牛痘。輸入無殊。外來之患。閱二千年。仍用外來之法救之。天道循環。理固然也。至痧症一事。昔人統名之曰猝中。內經雖未明言病狀。

與友人論醫事十六條 二三

而每治此類。輒用針砭。與今日之予刺予刮。正復相合。仲師書中。亦未言及若何治療。而金匱首篇風氣數段。熟讀深思。則此病之來因去跡。早已了然。千金外台。繼作神明。皮癉太乙流金紫雪元霜。成方數十。巧思秘術。軼後超前。駸駸乎已爲十香至寶之嚆矢矣。明清之際。分道揚鑣。痧症全書。七十二候之流布。條分縷析。踵事增華。更足補古人之所未及。故至今日而言此症之治。審詳周密。遠過上世。可也。若膠柱鼓瑟。謂往聖前賢之尚未知覺。則蔑古太甚。恐非至論。

一尊意以昔人之言扁豆解毒。頗有奇效。故孕婦之誤藥傷胎。白喉之偶犯禁味。均以此爲挽救之具。然施之他毒。殊未見驗。此蓋毒勢之有輕重耳。夫汗下之過當可用此藥。砒鴆大毒。豈藉區區微物所能勝任。先輩謂大豆解惡。試之無驗。又加甘草。其效乃奇。扁豆之用。得毋近是。又解毒之術。自李氏綱目。驗方新編。外續出頗多而近代各邑。富室巨紳之捐資刊布者。見聞所及。亦復不少。然平心而論勢之輕者。藥到病除。頗能奏效。其重者一丸封谷。寇衆我寡。終成莫救爾。

一尊意以荆芥之性。與魚相反。稍知藥物之人。類能道之。然數十年中。每見鯝鱔魴鱮。夕飲該藥而無害者。此豈昔人之過慮歟。抑其人之壽命未絕也。竊謂致此之故約有二端。一則服藥之際。與進膳之時。相距已久。前後懸絕。從何激戰。如兵家之有繞道而行也。非然者。其方內必具薑甘蘇橘等品。足解二物之紛。故入腹之後。了無影響。然此皆冒險夜行。徼倖萬一之事。稍達衞生之理。必不出此。醫家之於病人。亦當諄諄戒之。

一尊意以乾姜用炮。已見金匱。彼時不過略行炒黑而已。今則泡淡泡鬆。殊失古意。此事前清中葉諸名醫。曾極言之。然世俗所行。承訛襲謬。尚不止此。如山梔炒焦。烏附用製。牡蠣石膏均經火煆。拾宋人泡製之餘論。離經叛道。大非先聖用藥之旨矣。立方之際。有類此者。務宜屏絕。

一尊意以硫黃一物。談虎色變。李氏趙氏程氏之著本草。尤苦口危詞。垂為切戒。何以外台有同牛乳共食之說。按此即所謂有病則病受之也。傳曰。下藥治病。又曰。以

與友人論醫第十六條　二四

毒攻毒黑錫靈砂之內重用該藥亦是此意數年前有一顯宦日日餌此以恣聲色一旦晨起無故仆地百計千方終成不治余因憶孫眞人之言曰生平見寒食散惡其害人恆手焚之夫寒食散猶不可服況此物之大熱毒烈過寒食散且十倍乎內經謂大積大聚其可犯也衰其大半而止過則死又曰久而增氣物性之常氣增而久夭之由也信然哉

一尊意以博弈之害甚於聲色有病此者每成肺癆其症既作治愈甚少此言良是且聲色之禍人其勢雖易然慾勤精寡尚足少陰與厥陰受之也而此專當成敗呼吸之時眼穿心悸如飢者之思食陰火既炎肺液自枯雖日服西參石斛三才兩儀得不償失何益於事又況眷戀之念尚可強制故花街柳巷足不前而房闈之間亦有一味獨睡丸之法此則雙腕相逢便可角戰慮縈既騰放心益甚忠言良藥格不相入病此者必如出師表之所謂鞠躬盡瘁死而後已也皮之不存毛將安傅醫治之說亦一息尚存姑盡人事耳

一尊意以有本草以來唐氏之問答爲最精惜後之人無繼起而推廣之分門別類自樹一幟僕按此事甚大非數十年之研求閱歷灼見深知則隔靴搔癢終嫌不切又謂瀕湖李氏之著綱目每藥之下附方數十深思而愼取之獲益必多僕近者方從事於此而俗冗羈絆日不暇給自朝迄暮抄輯頗希歲月之間恐難蕆事耳承蒙雅意敢不勉旃

流通醫藥書籍辦法之商榷

之江　淩拜颺　潘壺隱　投稿

集思廣益自古云然蓋獨意孤志究難完善故必聚集多數人以研究之則其結果之美滿議論之精切卓卓然而侃侃如也頃者展閱貴報第五十四期載有流通醫藥書籍辦法持之有故籌之的當佛眼慈心抱此宏願具見際此醫藥潮流之中尙有砥柱之人欣慰奚似感佩莫名然而裘張二公過意示人以隙使我輩一知半解之流自以爲能掉大斧於班門貽笑於方家也乃者拜颺寄身教育壺隱忝列學界於醫藥雖係門外漢與諸公亦非幕中人但醫藥學爲專門教育之一義不容辭故

流通醫藥書籍辦法之商榷 二六

敢大放厥辭縱談個事今將私議所存陳諸公前願諸公一垂聽焉夫我國醫葯書籍固有汗牛充棟之譽然而猶有歷代高賢之遺著近世名人之佳作不囿於一隅即秘於私家者多矣今欲救中醫中藥則非流通其書籍不可此理此意盡人而知顧費用浩大獨力難負理宜招集股本今閱草章第四條定額千股每股五元一節竊思際此金融窘迫之時恐難達到目的鄙意擬暫定優先股五百份俟成功之後再行招足庶幾易於舉行此與諸公當商榷者一也再第六條購備印刷機器自行刊印一節近聞歐戰時期機價騰貴況股本有限既備印刷機器必用印刷之人及其種種需用與公司經濟上似乎難於圓融曷若暫於近地印刷公司訂立合同代印普通醫藥書籍(版權仍歸醫藥書籍公司)流行各處銷路若廣盈餘可操左券而於股東之利息屆期不謬毫無虧損情事信用既孚則所餘之五百股入股者勢必踴躍股既招足再行自印庶於公司經濟上尚覺有寬裕之餘地此當與諸公商榷者二也又第十四條凡同志願將書籍作股先行商定書價云云鄙意公司股本

未招足之前是項書價暫作存欵不能視爲股銀蓋以書作股吾恐將來書籍多於股銀千股設能招足則僅幾許股銀創辦種種之需用能有濟乎不若千股招足之後或作股或取現聽其自便如願入股者作爲額外之股本利息與常股等如是於公司經濟上不無裨益此與諸公當商榷者三也再者千股額滿另有熱心者認股亦作額外股本取其多多益善之意俾得公司營業得以擴充則醫藥兩界幸甚謹陳一二以賫當事諸公採擇而兼與海內外醫藥諸公一商榷也

論喜笑與病理之利益

張汝偉

蝸牛角上爭何事石火光中寄此身隨富隨貧且隨喜不開口笑是癡人此非白樂天之詩乎人生於世百年一轉瞬耳若終日戚戚即鬱悲傷人非金石摧敗甚易易也余讀丁仲祜治肺癆病之天然療法書謂笑可治病列引泰西諸醫案爲證深服其見理精而言之鑿也余嘗試之其人今日而喜也則瓠𪗋微露笑逐顏開精神上既能振作而病魔亦當退避其人今日而不喜也則意懶眉瑣形容慘淡形體既

論喜笑與病理之利益

隨猝改而病魔益難消除此喜笑之與病情有重大之利益若是也而今之爲醫診一病也往往以輕爲重以重爲危不效則以脫已任偶中則以邀己功爲自謀計善矣獨不爲病人計乎夫天下之至苦者莫如疾病其病人盼望醫生之誠心直無異於再造之人投一劑而苟起九死於一生其感激當啣環而結草非可與他種營業專爲謀利者可同日語也故爲醫者曰上功德亦不可不積誠以病之不起良由多悒鬱故也且七情雖各有專屬而其運用之機要不出於一心惟喜笑能開心氣舒血脈餘則各有害耳藜藿之體勞力而不勞心則體強鮮病蓋其無事之時嘗嬉嬉自樂氣血得以運行也膏粱之體勞心而不勞力則體弱多疾蓋其用心之事無一刻可以寬懷血氣以至日損也故善攝生者必能解脫自古來烈烈轟轟而今安在即今之熙熙攘攘果何謂哉坡老亦云凡物苟有可觀皆有可樂非必怪奇偉麗者也又曰人之所欲無窮而物之所以足吾欲者有盡苟能極時行樂則江上清風山間明月無一非適意之場苟心不以爲樂十里洋場徒增忉怛耳嗟乎僕本恨人處

鮮佳境始則多愁多鬱綿疾終年比歲來凡診病讀書日用云爲一切尚堪支持然一有鬱悶便見咯血稍尋喜樂即精神煥發可知喜笑眞爲治病之良劑凡醫者俱當推之以治人化之以正理庶可佐藥力之所不及者僕不敢爲秘故泚筆書之然不可誤以花情月意爲喜笑之口頭禪遂爲盛德累而負僕區區一得之知爲幸耳

論咳嗽

馮性之

內經云五臟六腑皆有咳嗽不獨肺也以咳嗽一症詳悉五臟六腑之病狀予則爲此等處不可盡信但爲引證則可若按圖索驥反不足以治病也蓋咳嗽一症只須分外感內傷兩大綱最爲簡括其由外感者有風寒咳嗽、風溫咳嗽、秋燥咳嗽、之不同因風寒者宜溫散之如杏蘇散、金沸草散、景岳六安煎之類風溫咳嗽宜辛涼解之如銀翹散桑菊飲皆輕清治上之法也秋燥咳嗽者燥爲次寒初起宜杏蘇散表之延久則燥氣化火宜用清燥救肺湯涼潤之法以治之又有咳嗽日久留邪未清肺有伏火咯痰不爽者只須清肅手太陰可也定嗽湯主之內傷之症則有因痰飲而咳嗽者。宜用金匱苓桂朮甘湯、大半夏湯、外臺茯苓飲、之類。又有木火刑金。虛陽浮越而咳者。謂之木扣金鳴。當育陰潛陽。清肅肺金。用加減復脈湯、清燥救肺湯、瓊玉膏、雪梨膏、主之。又有乾咳痰色黏膩。或胃納減少者。由土虛不能生金。宜沙參麥冬湯、異功散加白芍大棗。又有虛勞腎氣不納衝氣上逆而咳者。宜鎭攝下焦。三才湯。加牛膝、紫石英、代赭石、茯苓、五味、磁石、鎭納衝氣。凡虛損咳嗽。痰黏如膠。咯痰不爽者。切不可補。補則痰火閉結。嗽無愈期。如龜驢等膠、熟地、當歸、黨參之類。均須忌之。須用蔞皮桔梗以開肺。川貝、蔞仁以豁痰。杏仁、沙參、杷葉以潤降。惟痰色不靭者。纔可用補。此治咳嗽之大旨也。

論人身中之陰陽水火

馮性之

經云。陰平陽秘。精神乃治。言人之眞陽宜潛。眞陰宜固也。蓋無陰則陽無以守。無陽則陰無以化。若陰陽稍有偏勝。即是病源。故善攝生者。補偏救弊。務使平均而後已。

夫人身中之陰陽。在於命門。是一坎象。一陽寓於二陰之中。一陽即眞火也。二陰即眞水也。腎中眞陽虛。則命火不能生脾土。必有食減便溏。及痰飲陽痿諸病。譬之爐中無火。不能化物。必令寒谷回陽。庶萬物可以發生。宜補火以生土。腎中眞陰虛。則坎中一點眞陽。時有飛越之患。必見失血喘逆頭暈遺精等症。譬之池中水淺。則魚必跳躍。根下土鬆。則樹必動搖。務使陰陽互爲其根。則龍藏水中。不致升騰之患。宜鎭陽以塡陰。此之謂陰陽水火之妙道。

發汗解肌辨

馮性之

夫六氣之感冒也。惟寒邪客於肌表。非汗不解。是發汗者。內經謂之開玄府。故仲聖之立麻桂等湯。專爲寒邪之在表者而設。未可以治六氣之病也。若時感溫熱諸症。即在禁例。蓋溫屬陽邪。必傷津液。誤用汗法。必有熱邪內陷。神昏譫語。舌黑唇乾之現象。只宜用疎泄肺氣法。俾溫邪達於皮毛而出。乃輕可去實之意。即解肌法也。然則發汗與解肌。理雖同而實有區別。焉近世一知半解之流。凡遇感冒諸症。輒用五虎湯以發其汗。此法不知誰氏作俑。貽害實非淺鮮。況病有不宜發汗者。如春溫暑溫等症。以及亡血產後諸症。皆當禁之。豈得以表邪混用發汗之理乎。自清季葉香巖、吳鞠通、諸賢出。獨開生面。詳晰溫病之治法。創立辛涼解表等方。以補前人之未備。不可謂非軒岐之功臣也。蓋發汗者即內經發表不遠熱之意。解肌者即內經輕而揚之之意也。其治法迥然不同。是烏可以不辨。

驚風脾風說

黃眉孫

驚風之症。其脈弦數。發熱驚悸。手足搐搦。角弓反張。痰湧氣急。以祛風除痰爲要。用羌活黃芩。勾藤竹瀝羌蠶蟬退諸味治之。脾風之症。陰盛陽衰。吐瀉脾困。昏沉不食面赤額汗。目合不開、四肢冷厥。以健脾溫胃。四君子加羌附主之。喻嘉言則力闢驚風之謬。錢松作辨症奇聞。附和喻說。且謂並無驚風。凡小兒吐瀉。一以羌附四君主治。斯言一出。聞風而起者。醫愈多人。不可謂非獨具眼孔也。然余竊有疑焉。豈小兒獨無陽症發熱乎。獨無受風外感乎。全用溫補。何以處小兒之蒸蒸發熱。口渴煩燥。脈數而緊。吐瀉腥臭者乎。予考察此症。垂二十年。細審喻錢二君之旨。乃指小兒吐瀉後而言。有外症可憑。而非魯莽從事也。審其寒熱虛實之分。勿執偏見。庶不致誤。若遇疑似之間。可先以外見之症辨之。驚風之小便則短而赤。脾風之小便則清而長。驚風之瀉則臭而穢。脾風之瀉則或色青或味腐或如清水或如鴨溏。驚風之唇舌多焦燥。脾風之唇舌多淡白。壯盛之兒多驚風。虛弱之兒多脾風。驚風發熱其熱重而久。脾風發熱其熱輕而暫。驚風之面目口鼻必有熱象。脾風之面目口鼻必有寒象。初起發熱多驚風。熱久不愈多脾風。此鑒別之大概也。有初起驚風後成脾風者。有本是脾風誤作驚風者。有水極似火。火極似水者。有似驚風而非驚風。似慢脾而非慢脾者。予觀目下諸醫。大都未能詳察。於小兒吐瀉發熱之初。概以驚風治之。及治之不愈。日益沉重。則或溫或補。方藥亂投。往往誤事。尤可異者。藥店之驚風丸散。謂急慢驚風。概行統治。豈知一彼一此。判若天淵哉。俗語謂急驚風慢慢治。慢驚風急急治者。此也。憶十年前。西醫爲嵩山與余素契。常談及慢脾一症。瀉下青色爲膽汁散出。最爲難治。以予所見。瀉出糞汁作青綠色者。色淡易治。色濃難治。合計死者較多。生者較少。得毋因驚重而膽汁散失乎。前見殺蛇取膽。宜打蛇後一二點久。然後取膽。則膽之散者復聚。其胆大。若即時取胆。則胆因驚而散。其胆小。屢試不爽。所謂驚魂喪胆者。其以此夫。小兒胆質薄弱。故善受驚。驚重而胆汁流出胆囊。遂作瀉泄。所以難治。此與喻錢之旨。雖有異同。於實驗處。未嘗無理由也。

論藥升浮同品而治異

百官陳祖蔭

分別藥性者。始自神農。至伊尹配合而爲湯液。扁鵲倉公因之。東漢仲師出而雜病傷寒。皆以方藥爲治。針灸解剖諸術。後遂失傳。西醫則但憑剖視。其學亦華元化之遺。惜中醫未深究考。則轉震而驚之。故評我國醫生。託空配藥。未足爲憑。豈知我國醫藥。必辨其走經入絡。別其氣分血分。即同是一症。必審其原因以治療。按其新久以施藥。察其體質以立方。按證佐治。至精至周。西醫則一病一藥。雖解剖自矜一時。其用藥之鹵莽。萬不及中醫之微妙。茲即以藥性之升浮者而論。如薄荷辛夷。氣皆辛溫。性皆輕浮。其功用皆能宣散風熱。通利關節。要知一入肝經血分。故能疎逆解鬱。一入肺胃氣分。能使胃中清陽上行。蓋肺開竅於鼻。陽明胃脉環鼻上行。故治鼻淵鼻塞等症。此氣味同功用同而異也。然薄荷細草。叢生不止一莖。而麻黃亦細草叢生。中空直上。氣亦辛溫。亦上升亦外散。但薄荷體溫用涼。故兼入血分。麻黃則中空直上。純得輕揚之氣。故專入氣分。從陰出陽。透達周身之皮毛。此形同氣同而功用不同也。按麻黃與桂枝。皆傷寒發表之劑。性皆辛溫。氣皆升浮。自漢以來。分別施用。而第五十期報內。張君亦申論之。鄙不復贅。嘗考羌活一物。亦一莖直上。有風不動。無風自動。故名獨活。後人以出西羌者名羌活。出中國處處有者名獨活。是獨活即是羌活。名異而實同也。何以謂獨活。獨入足少陰氣分。稱羌活入足太陽。兼入足厥陰氣分。且此物不若桂木之有牡菌之分。又不若麻黃之有根莖之殊。一物而功用異也。鄙竊有未解。敢質之高明。

代論

周莘農集驗良方序

常熟張汝偉

周莘農集驗良方序

嗟乎。醫之學問殆隨年月與俱進乎當予初學時則必購有方之書閱有方之論一若執方例病徑無再捷者矣及閱喻氏三書並唐大烈之吳醫彙講其所稱述大略爲吾醫學問全在乎無方處求方無治處求治當以無方之書爲根本也今錫邑周莘農先生徵求海內外名醫著述刋集驗良方一書不日可以行世一似周君之用意與喻氏唐氏之論殆有所背而非治病求本之旨歟是豈知周君之用心蓋非淺識者所能窺也彼喻氏唐氏誠有見於近日醫家師心自用漫無定識業醫益衆而爲學益荒偶有幸中之方卽以爲萬古可遵之法著書幾同制藝不失之於泥古卽失之於崇新以一人有限之見治變化無窮之病其方雖驗於此而或誤於彼烏得謂之良方乎今周君不敢自私徵集海內外之智識以求百試百驗之良方集腋成裘琳瑯滿紙如仲景之一百十三方可謂萬世遵守者同而寒素之家鄙陋之醫得此一卷勝讀十年書矣蓋檢病查方取效良多也由是觀之周君之用心可謂純且粹矣而周君之積德抑又未可限量也卽起唐氏喻氏而質之亦必歎服者歟謂南

沙愚魯寡學陋聞偶有所感遂泚筆書之郵寄以示周君非敢爲序云時丙辰年三月下浣南沙張謌識

且休館醫案弁言　周小農

程子曰一命之士若存於利濟於人必有所濟夫醫學系統肇制於農軒補救蒼黎功在萬禩姬周以冢宰領其職重視此道可知炎漢張長沙因傷寒立論實爲湯液之祖嗣是厥後代有傳人如金元間之張元素我朝之張路玉輩皆其顯焉者也常州聿青夫子經術淹雅造詣深邃居錫治證數十年名播大江南北鎮幼寓滬濱根鈍質魯庚寅病咳繼患足弱迨疾瘉先王父始命習醫自課多時訪師啓蒙未有所得後於友儕中見先生所爲方深韙而慕好之光緒乙未先生自錫旅滬祝丈蘭舫榮君瑞馨爲之紹介至滬授業余及其門最先朝夕訓誨循循善誘於其嗜書則親揮翰墨於其課讀則示以正軌執經函丈偉論時聞既侍診習見案脈辨方氣盛言宜曲證旁通往往即一視而洞見本原輔虛袪實沉痾立起以是歆浦之聲譽翕

然。遐邇欽服。嘗謂讀書宜知扼要。尤貴闕其所疑。臨證慎思明辨。即重險症。亦不可輕心掉之。宜別出心裁以蘄其痊。得其秘旨。如飲上池。仁人之言。造就於鎭者。抑亦厚矣。從游數年。盍簪益盛。師從子蘭蓀蕙生互相切磋。深得敬業樂羣之效。先生應策多門。刻無寧晷。每有就診。方案輒爲錄存。其他散布於外。亦頗稍稍蒐輯。區別門類。間錄論說。暨改正及門課文。均存笥篋。以備誦覽。其中有發前人所未發。足以裨益末學。異日續有所得。當弁入之。非以此爲定本也。書曰。高山仰止。景行行之。學者當聞風而興起已。大清光緒三十五年己亥春月。門人無錫伯華周鎭小農記。

且休館醫案。吾師聿青夫子講述之方。及課業之作。示事而命。宏恉高識。顧予奄陋。幸得牖解。光緒中葉畢業後。曾有編本。珍守彌懈。迨司上海警署醫治三年。馳驅鞅掌之中。玩索服膺。未敢或越。然友儕假閱。輒虞散佚。光復之際。行李損失。此書幸或保存。倘得精於斯道者。共事揚搉。能授諸梓氏。則道在天下。亘古長存矣。啟予望之。

民國五年歲次壬子秋九月受業周鎭小農又識

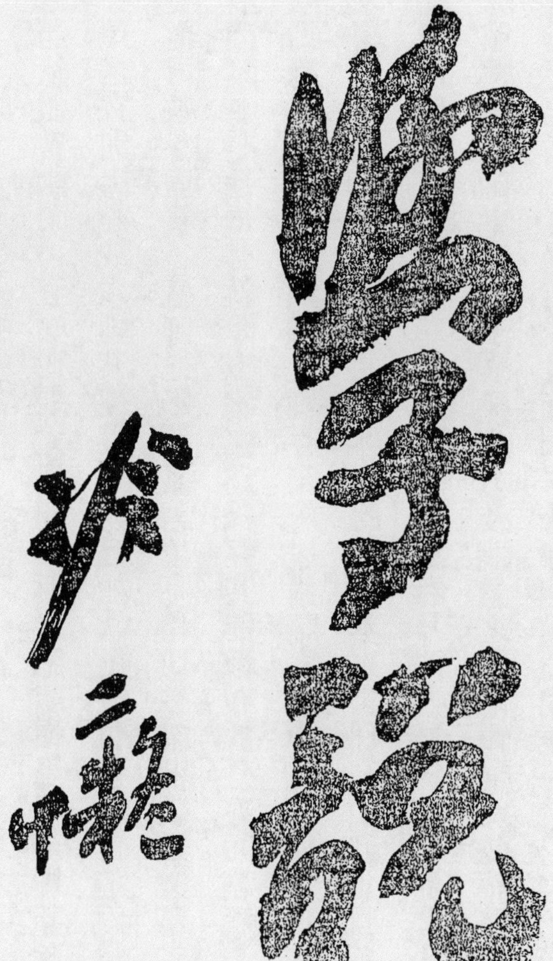
學說

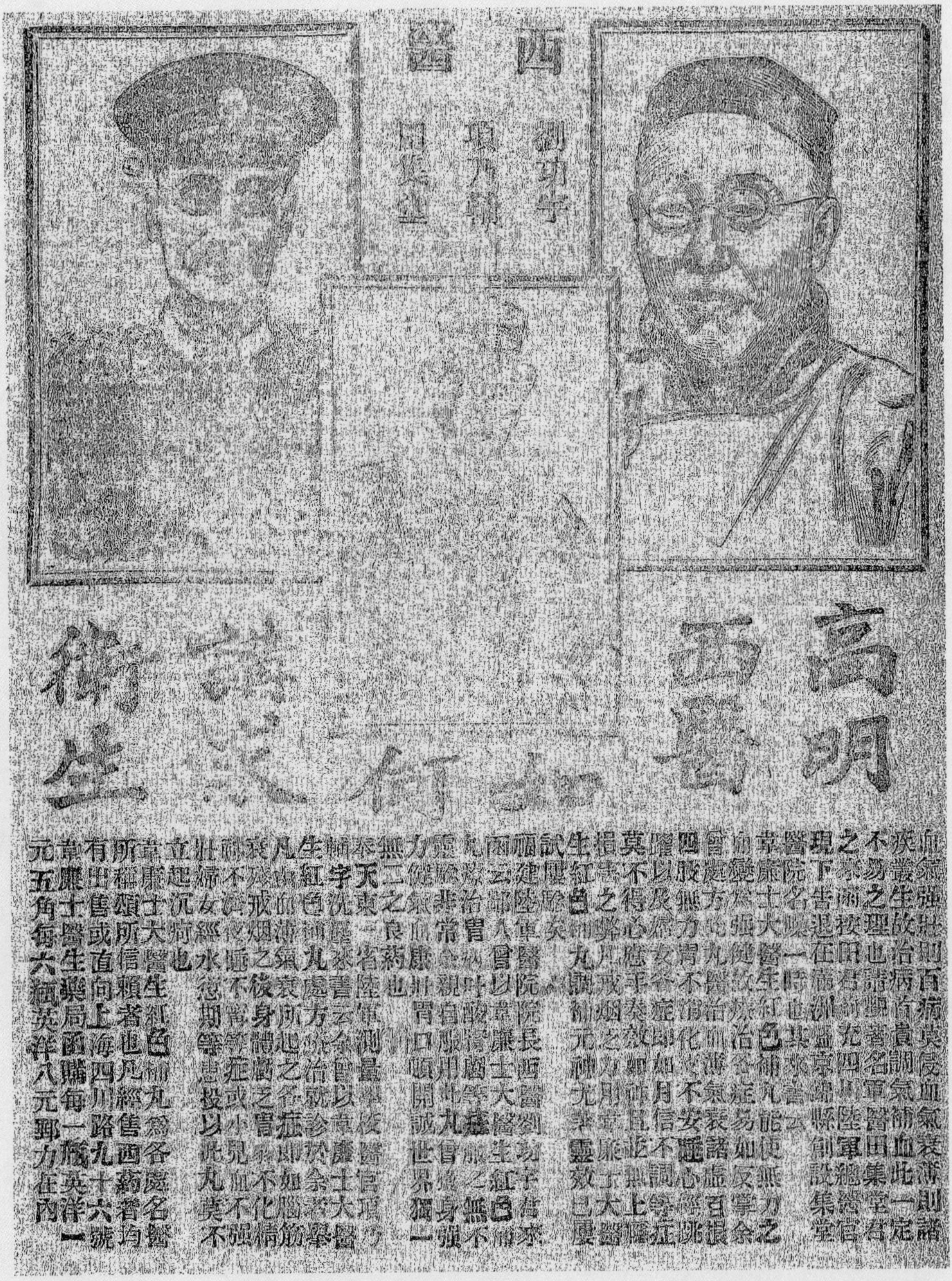
高明
西醫
如何
衛生

乳核乳癰乳巖治法

邵復生

婦人每因鬱怒憂慮。及多食滋膩。久之便成此症。惟年在四十以內可治能愈。一過四十以外。氣血衰微。治之難愈。以不破爲善。治亦可帶病延年。今將治療諸法列後。

加味芷貝散　治乳癰腫硬作痛。先解七情六鬱　白芷一錢　天花粉一錢　金銀花一錢　皂角刺一錢　土炒川山甲一錢。歸尾一錢　瓜蔞仁三錢　甘草節一錢　川貝母一錢　用酒水各半煎服。未愈再服。

神效瓜蔞散　治乳癰及乳巖神效。　先解七情六鬱。黃色瓜蔞大一個。　去皮用子絡焙爲末。子多者有力。再加生甘草五錢　酒炒當歸五錢。乳香錢半　沒藥錢半　加酒二斤。於銀石器內慢火熬至一斤。去滓。分作三服。食後良久服之。乳巖服此。可杜絕病根。如毒氣已成。能化濃爲黃水。毒未成則速從大小便中通利。病重再服。以瘥爲度。如病人不爲吃酒。以水煎之。稍加陳酒亦可。

外敷丹參膏　治乳癰結核刺痛。及潰後不飲。　丹參四錢　赤芍四錢　白芷三錢　酒浸二宿。入豬脂半斤。煎熬令白芷焦黃。則膏成矣。入黃蠟一兩攪勻候凝每取少許塗之。或攤膏貼之。

產後乳閉治法

邵復生

產婦乳閉有二。一爲氣血兩虧。法當補之。一爲氣血過盛。熱鬱於內。法當清解疏通。宜用通草、漏蘆、黃芩、土瓜蔞、廣鬱金、東白薇、粉丹皮、歸尾。補法用鐘乳粉、白歸身、白芍、驢膏、紅花、桃仁、猩絳、藕汁

消暑七液丹之效用服法說明（原方載經驗良方輯要）

曹炳章

余友徐君友丞。姚江之慈善家也。精於醫。前曾刊印衛生叢錄及婦嬰至寶各書。分贈遐邇。受惠非淺。幷刊醫學衛生報。其與黃君愼齋討論。夏日冒暑。偏於濕者爲暑濕。偏於熱者爲暑溫。其尙未深伏成正式伏暑者。卽以七液丹煎服。以消暑氣。輕者愈。重者減。徐君甚善其說。益信此藥妙用無窮。近今徐君決意將此方刊印傳送。幷函委炳章闡發精氣。撰述方論。隨刊方後。以堅信用。云炳章自愧學識淺陋。何能任此。奈因是方功宏力偉。不認任其淹沒。茲就管窺之

兒。將其效能、主治、服法、處方、製法、方義。一一說明。以就正 有道。一以副徐君濟世之苦心。一以俾病者注意衞生之參考。 民國五年五月四明曹炳章誌

效能　消暑解熱。逐穢化濁。宣肺和胃。行水利尿。

主治　暑濕、暑穢、暑熱、暑風、暑咳、暑瘵、暑厥、暑癎、及深秋伏暑。發熱不止。或寒熱交作。頭痛、頭脹、頭暈。濕熱黃疸。瘧痢霍亂。嘔吐泄瀉。諸般瘟疫。痧脹。傷寒時毒。紅疹白痦。爛喉㾓痧。風火喉痛。乳蛾項腫。聤耳火眼。淋濁瘡毒等症。但看病人舌苔白膩。或黃厚。或灰黃。或黃白相兼者。無論暑邪在三焦氣分營分。悉以此丹主之。功靈效速。洵暑門第一神丹也。

服法　內服。常人輕症。每次服四錢。壯實之體。及症重者。每次服五六錢。小兒減半。不論男婦老幼。胎前產後。及素有血症之人。皆可化服。外治陰疽。用生薑汁調敷。若火丹熱癤。紅腫作痛。用葱汁調敷。玆附訂各症服引列後。

一治暑濕。藿香廣皮湯化服。　一治暑穢。藿香佩蘭湯化服。

消暑七液丹之效用服法說明

一治暑熱。青蒿竹葉湯化服。
一治暑咳。桑葉杏仁湯化服。
一治暑厥。鮮菖蒲燈芯湯化服。
一治伏暑。青蒿生首烏湯化服。
一治瘧疾。生薑半夏湯化服。
一治黃疸。茵陳焦梔湯化服。
一治嘔吐。牛姜廣皮湯化服。
一治泄瀉。木香澤瀉湯化服。
一治項腫。銀翹馬勃湯化服。
一治聤耳。苦丁茶竹茹湯化服。
一治暑風。桑葉白菊湯化服。
一治暑瘵。竹茹焦梔湯化服。
一治暑癇。陳茶銀花湯化服。或調服。
一治痧脹。陳香團青木香湯化服。
一治赤痢。白頭翁。白痢。滑石湯化服。
一治霍亂。陰陽水和勻化服。
一治痧痦。蘆根竹葉湯化服。
一治喉痛。元參荳根湯化服。
一治火眼。桑葉菊花湯化服。
一治淋濁。萆薢野甜菜湯化服。

處方 上滑石（十二斤） 鮮佩蘭汁 鮮藿香汁 鮮萊菔汁 鮮蘇葉汁 鮮荷葉汁 鮮側柏汁（各三十兩） 生錦紋（三十兩）研細末用陳酒二斤拌入。

再加鮮薄荷汁　鮮青蒿汁（各二十兩）則效力更宏。

製法　右先將滑石研細末水飛去脚。稱準斤兩。用生甘草（三十兩）煎湯浸曬。以湯盡爲度。攤曬瓦盆內將上各藥汁不分先後傾入。惟柏葉難於取汁。須投生藕汁中。一同搗爛。方能絞取出汁待諸藥汁俱已拌入。曬乾再研細。以麵糊搗和印成方塊。每塊四錢。曬乾。入磁器固藏。

方義　大凡夏秋痧暑之病。皆由多食生冷。恣情酒色。外復感暑濕穢惡之氣。蘊積臟腑。或因長夏濕令。烈日炎蒸。而人日在空氣之中。口鼻吸納於斯。以致陰陽舛亂。濕阻氣滯。經絡不通。而上下隔閡矣。緣人身氣血。猶水之在地中流行。若偶然閉塞。亦猶水之爲沙阻而不行也。故痧字從沙從疒。暑字從日。雖然痧暑二症。現狀多端。其原因不外經絡淤塞而已。故以滑石清理三焦。除煩利濕。外通毛竅。內滌臟腑。熱能消暑滲濕者爲君。大黃味苦色黃。性本沉降。以酒浸製。則性能上行。若氣滯而閉。則寒熱交加。腹中血瘀。則癥瘕積聚。以及留飲宿食。臟腑不和。得此能

消暑七液丹之效用服法說明

蕩滌胃腸調中化食故以之爲臣更以生甘煎汁之瀉火解毒以緩大黃之急爲佐藿香芳香清徹能祛暑而辟穢醒脾而快胃佩蘭清芬化濁以行氣而祛濕能和中而開胃萊菔辛甘生用搗汁能行氣消食化痰散瘀蘇葉味苦性溫發在表之寒邪行血中之氣滯荷葉味苦性平色青形仰中空象震性能疏解少陽之濁穢氣能升舉陽明之下陷側柏性濇味苦能清血分之濕熱從外達氣分而解散更助以藕汁亦能祛暑清熱故以以上六汁爲使外加青蒿芬芳之苦寒得春生之氣最早清暑除煩退熱去蒸爲暑熱入營絡之主藥薄荷辛香走氣散風清熱能行氣分之滯解血分之鬱以滑石大黃配互君臣取之爲末爲主體以各鮮藥搗取純粹之汁液爲佐使寓消運而不傷津清諸熱而不膩滯以日曬而研末用麪糊以成麯能固芳香之氣不致外泄痧暑現症雖各不同煎服湯引皆可變通是方誠宣上導下通內達外升降氣機調和脾胃之劑俾暑消濕化則閉塞自通此通治暑熱溫濕瘟疫痧穢之要藥爲夏秋感寒中暑受濕傷食之專方

地茄

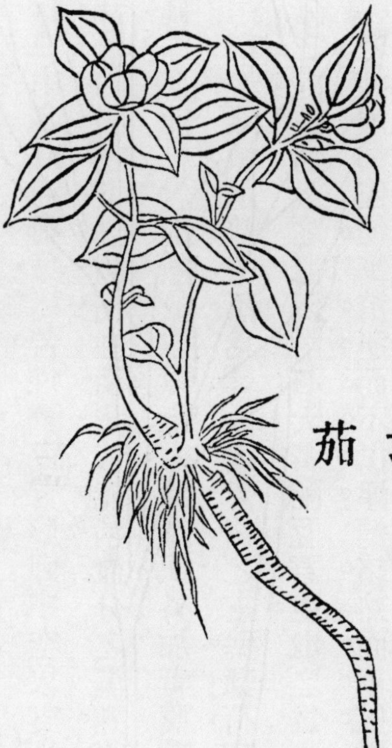

地茄。生江西山崗。鋪地生。葉如杏葉而小。柔厚。有直紋三道。葉中開粉紫花。團瓣如杏花。中有小缺。土醫以治勞損。根大如指。長數寸。煎酒服之。

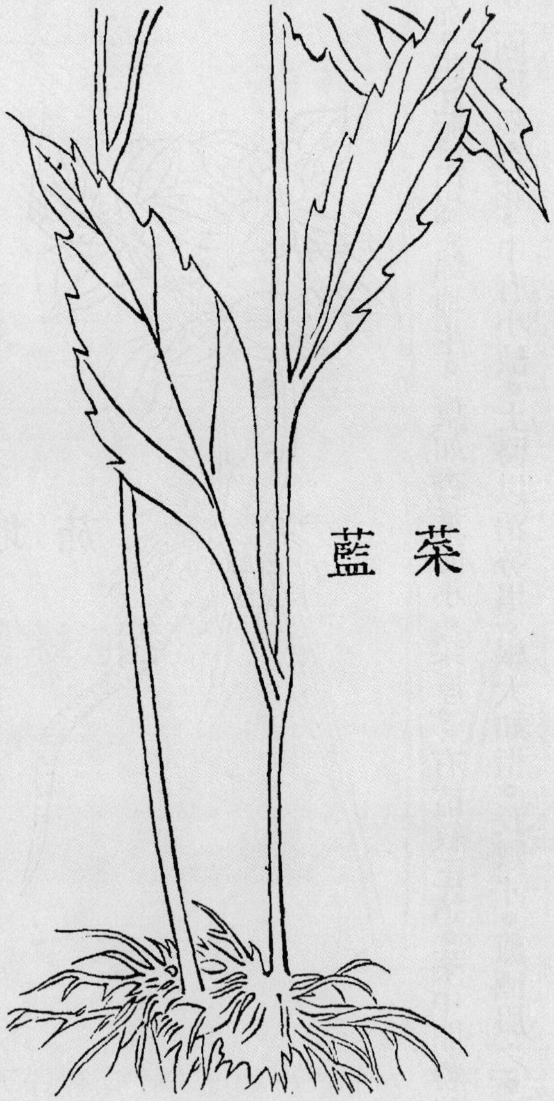

菜藍

菜藍。生廣信。黑根有鬚。叢生。綠莖。微有疏節。葉似大葉柴胡。粗紋疎齒。名大葉仙人過橋。土人採治跌打損傷。

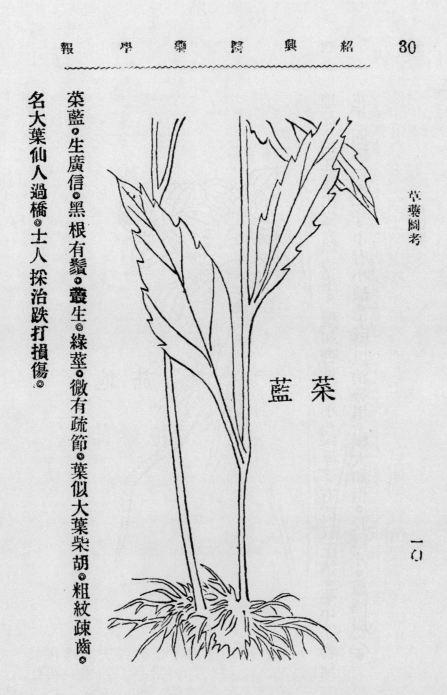

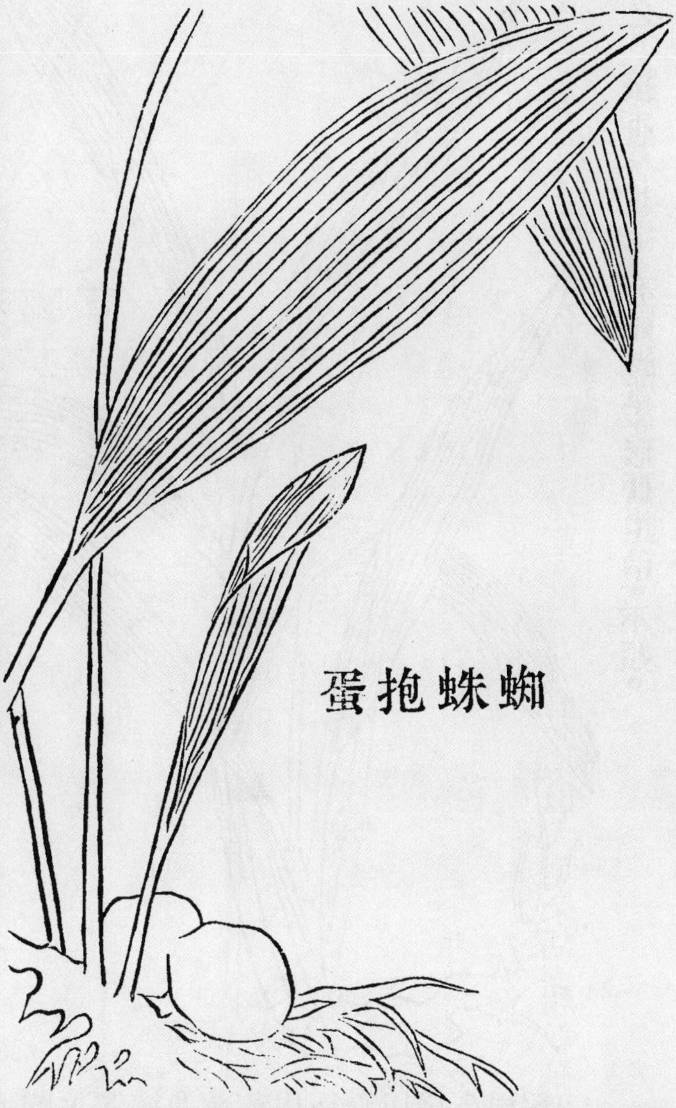

蜘蛛抱蛋

蜘蛛抱蛋◎一名飛天蜈蚣◎建昌贛南皆有之◎狀如初生棕葉◎下細上闊◎長至二尺餘◎粗紋韌質◎淩冬不凋◎近根結青黑實如卵◎橫根甚長◎稠結密鬚◎形如百足故以其狀名之◎土醫以根卵治熱症◎南安土呼哈薩喇◎以治腰痛◎咳嗽

草藥圖考　二

草藥圖考

鷄脚草

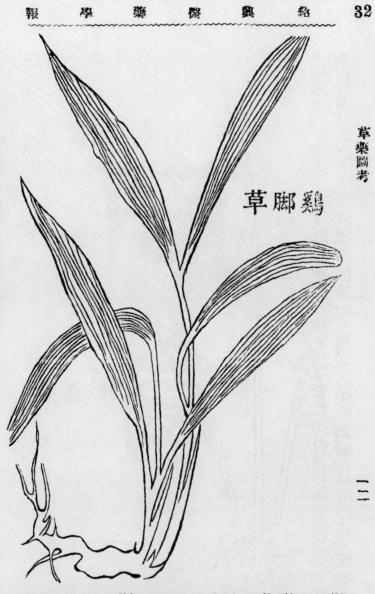

雞脚草。生建昌。形如吉祥草。而葉不光澤。有直紋。如竹。面綠背黃。綠與莖同色。根如薑而瘠。有鬚。土醫以治勞損。乳毒。勞損取根煎酒服。乳毒蒸雞蛋食之。按本草拾遺。有雞脚草。形狀主治。不類。

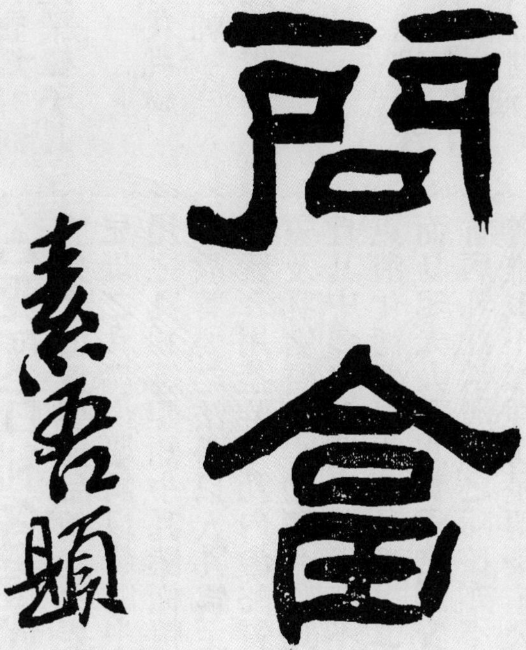
問舍
素君題

本公司備有育兒寶鑑并說明書以及各種良藥樣子其名如下
愛蘭百利各種代乳粉
愛蘭百利麥液餅乾
愛蘭百利牛乳嗝咕粉
愛蘭百利代食粉
愛蘭百利麥液
愛蘭百利麥液甘油燐礬汁
愛蘭百利麥液亞燐礬汁
愛蘭百利乳白鯊魚肝油
愛蘭百利麥液燐礬汁
愛蘭百利消毒皮皂
以上各樣如誠心試驗分文不取請函致可耳

▲愛蘭百利各種代乳粉

育兒之道首要食品精良次要餵養得法常見世俗兒母之乳稀少屢飼以新鮮牛乳罐頭牛乳及不適用之乳粉等詎知牛乳雖極精良其原質與人乳不同故育嬰之法必以人乳爲至寶牛乳非製煉得宜殊難合用蓋鮮牛乳內含酪質太多油質略少蛋白質及乳糖質尤少罐頭牛乳比鮮牛乳其油質更少且其中多雜糖質又難保其不變也矧酪質過重不克消化糖質過重易於受病二者之不適用其理顯而易明夫人乳爲育兒之至寶故不待言適或乳母有病乳汁淡薄以之哺孩亦不適宜間有用乳母撫養惟多不潔淨反足傳染本公司有鑒於此特製愛蘭百利代乳粉考驗合宜配製之精滋養之富消化之易與人乳不相上下用以喂孩定必日臻强健

英京愛蘭漢百利西藥公司分設上海廣東路四十號便是

問十七　邵復生

有一婦。體盛。年三十三歲。出嫁三載。尙無生育。去夏患瘧治愈。元氣未復。七月底失足溺河。遂撈起無恙。九月底勞力神疲。乍患頭暈。倦臥。胃閉。神昏。醫以柴胡湯。兼清濕熱治之。旋化內熱。口渴。喉痛。神昏。譫語。醫以凉肺清神治之。兼食雅梨多枚。調治至小春下旬。漸愈。胃開。惟語言不淸。喉間小舌失常。牙牀上下不齊。牙關似乎毫無筋骨。語言不震。牙環於呵欠時要響。此是否因病後失調。或因喉痛時凉食多吃。或另有別故。望海內有高見經驗者。幸祈指敎。賜以療法。

問十八　王文璞

前臨一下利症。日夜十數行。已及二年。及治療將就痊。因飲水多。致小溲點點滴滴。下利劇。頭面四肢浮腫。腹脹如鼓。食不能入。苦難忍受。服西藥高拜巴爾撒謨。不效。改服五淋丸。以白酒下。得小溲暢。腫漸消。脹勢亦鬆。飲食稍可。下利亦減。惟左季脇有上下一條。軟而拒按。嗣以健脾袪痰鎮氣各法。均不效。卒致故去。按此種脹病。經有單腹脹之稱。以後各書。據已讀者。多定爲不治之症。但未知在解剖上。起何種變化。其左季脇軟而拒按。是否爲脾腫大之候。應以何法治療。均請明示。

答十六　王文璞

形質與氣化。不能偏廢。爲今日一般學者所公認。今病者爲肺勞咯血。是病在有形。則捍菌之說。似當承認。既承認矣。宜求殺菌之特效藥。爲正本清源之計。此文璞前問中所謂絕非對症療法也。若一病中。而見證多端。試擇其要。即咯血成條成塊。及唾黏稠腥味之黃涎。是不特顯微鏡下。（前已實行檢查）已知其爲肺體腐爛。惟其腐爛也。肺絕不能收氣。故口鼻乾燥。小循環血管破裂。故血不能止。血出多而管空。故胸脇刺痛。血管空無輸送體溫之具。故心內冷。餘證可類求也。至謂大黃無酒炒。究竟止到陽明。文瓒竊以經云。飲入於胃。云云。是其上下先後分布之次序。湯液亦何獨不然。莫枚士先生云。湯液治病。分氣味不分經絡。與
尊論之藥量及服法。均至言也。妄論如此。其教正之。幸甚。

問十九　德泰當羅

婦年三十八歲。體稍肥。稍有痰。舊歲五月間。從打嚏起。連打七八日。即患鼻不知香臭。初則意爲傷風。後因嚏已不打。似無傷風之見症。惟不知香臭如故。到八月間愈半月。嗣仍又不知香臭。直至迄今。又無濁涕流出。且無鼻塞。舒暢照常。惟不覺香臭耳。作腦漏治。用蒼耳子散。服四五劑不應。用甜瓜蒂北細辛數分研末。加麝香一釐。棉蘸塞鼻中數次。亦不效。後一醫云。鼻爲脾竅。脾有濕。則不知香臭。用理脾濕藥數劑。初服一帖。藥下喉片時即通。不一刻仍如故。連服四帖。有時則通。旋即不聞。改服清理濕熱兼扶氣分數劑。亦

有時效。而即如故者。再請該醫更方。據云技窮矣。別無方法云云。惟停藥後一月有餘。一刻不聞香臭也。且除鼻不知香臭外。此外毫無他病。起居飲食如常。

答十六　陳心田

肺脏至心內冷一段。洵屬不刊之論。得毋五體投地。飲食入胃。其上下分布之序。竊爲人苟無病。其分布也固常。適有疾病。飲食不爲肌肉者有之。不化精微者有之。聖人以補偏救弊之法。洞澈臟腑經絡之患。調湯液氣味厚薄之當。按圖索驥。無有乎勿中。祇分氣味不分經絡。必待其照常循序以進。此言承平之世。非所以治亂也。積銖備用。積穀備饑。仁人豈忍以兵戎相見。無故虛縻。某省缺粮以發之。某省乏兵以繼之。若爲某省本自可以循序周旋。烏乎可。大黃借酒炒。曾亦思不能循序故也。再答。於此。以請鑑及。

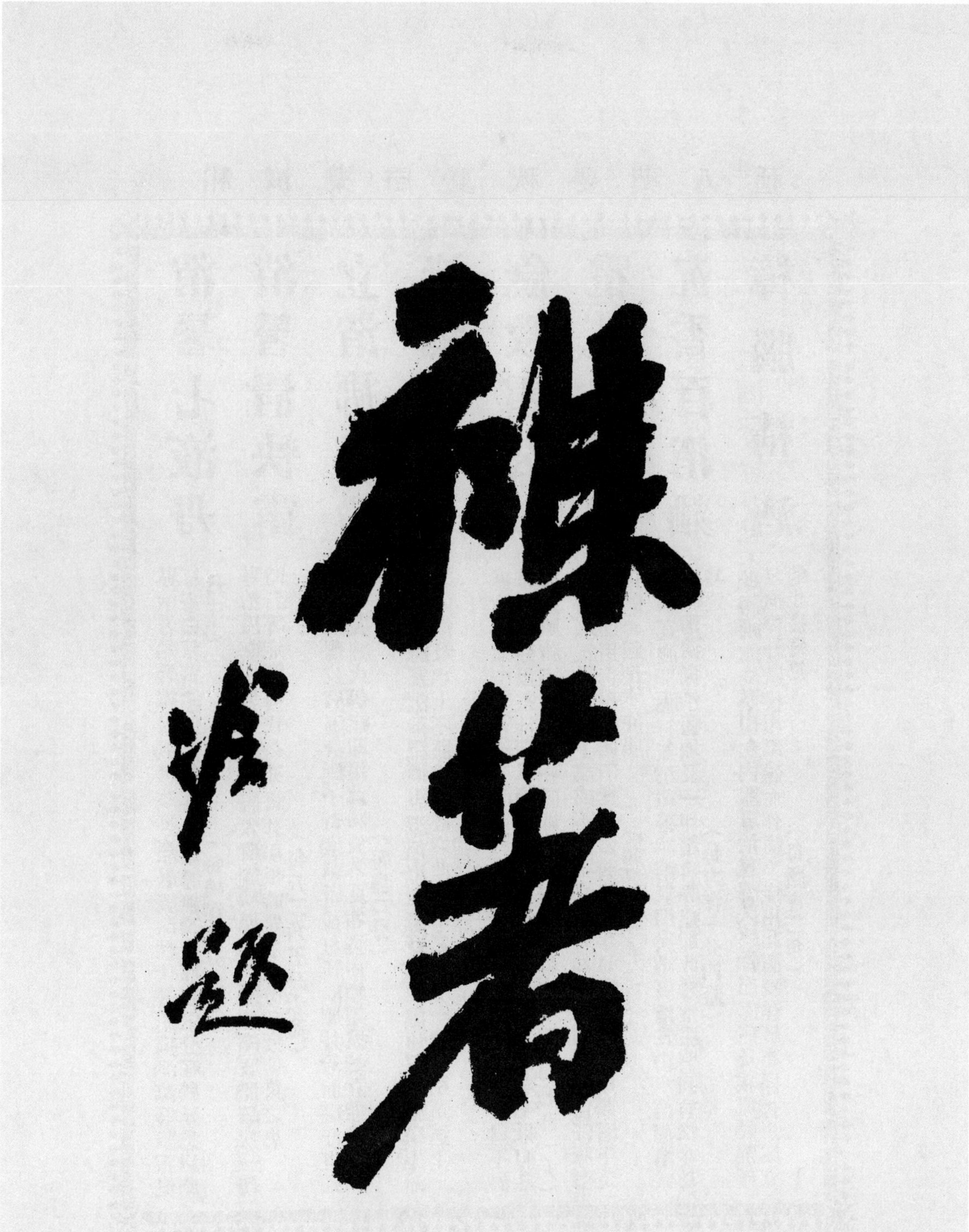
襍著

和濟藥局夏秋要藥八種

消暑七液丹

專治暑熱暑濕暑風暑咳暑瘵暑厥深秋伏暑瘧痢泄瀉痧脹霍亂紅疹白痦黃疸淋濁聤耳火眼等無論火邪在氣分在營分悉以此丹主之（每塊洋二分四釐）

消暑清快露

專治溫熱中暑受濕痧脹霍亂觸穢惡心胸膈飽滿肢體酸軟一切時行等症既可代茶亦可作引平時常服可免時疫傳染之患（每斤二角五分六釐）

立消痱子粉

夏暑熱蘊皮膚遍身痱子奇癢刺痛或紅腫潰爛并治面斑汗斑蛇丹瘰癧纏火等症即用此粉盛入夏布袋內頻頻撲擦立能消解（每袋二分）

滲濕四苓丹

專治風濕寒濕茶濕酒濕濕溫濕痰濕疫濕痢濕腫濕蠱濕鬱濕滯濕霍亂及水土不服等症悉以此丹治之每服一塊照引單送下（每方二分）

急救雷公散

專治陽虛中寒霍亂吐瀉轉筋腹痛肢冷脈伏汗出淋漓若白不渴每二三分用薑汁調入臍眼內外蓋生薑一片用艾火救七壯自能溫通臟腑不致傷陰一時即愈居家旅行皆宜預備（每瓶洋一角）

霍亂定中酒

專治寒霍亂上吐下瀉或不吐不瀉腹痛如絞甚則轉筋自汗脈微欲絕即用青布醮此酒揉擦四彎肢至手足溫為度另用此酒半匙白糖一錢開水冲服（每瓶洋一角）

沉香百消麯

此麯寬胸開膈行氣消積善能消氣消瘀消痰消食消水消酒消蠱消脹消滯痢消痞塊及一切積痛等症即此麯泡服藥到病除奏功甚速（每方洋一分四釐）

樟腦精酒

此酒祇能外搽切勿內服專治風濕入絡骨節疼痛及霍亂轉筋手足拘攣并跌撲損傷瘀血作痛等症用此酒浸洋紗布搽擦患處立能止痛舒筋（每瓶洋二角）

（開設紹興縣西橋南首）

客山鄉。背患巨癰。勢甚危殆。一日忽遇營弁之來請宴。以此爲解解衣示之。弁掉首笑曰。是何傷。爲君除此。指顧間耳。躍馬竟去。逾數刻復來。饋草一握。囑搥而敷之。少傾。癰遂大潰。越三日赴宴。謝其眷顧。并詢此草之爲何物。弁慨然曰。俗名銀剪刀。實古本草之所謂玉如意也。治一切癰疽瘡毒。無不立效。余謂先生所言。與拾遺之所載。療足瘡乳癰火痘疔毒諸症。若合符節。然余詢之他人。在山中販藥之輩。尚能稍知崖略。若略通醫籍。粗明藥性。則唯唯否否。轉疑信參半。夫一物不知。儒者所恥。前事之不忘。後事之師也。此草未經名人之指點。其自生自滅於蕪穢中。與稂莠等耳。而一朝試用。藥到病除。明效大驗之纍纍已至於是。然則趙營平之百聞不如一見。其說誠非虛也。且語有之。十步之內。必有芳草。悉心以求之。何慮不獲。乃世竟有萬金良藥之在前。棄之而不顧者。此非特蒙蒙昧昧。漠不加察。其偶遇瘡毒。舍此旁求。亦無異乎抛却黃金。抱綠磚者矣。

東源醫話

一〇

某村一老嫗。年七十有餘。其步履甚健。幾埒少年。而大飯小餐。如湯沃雪。亦頒白之人所望而却步也。然性便佞好假鬼神之說。惑衆斂錢。其因此而先意承志。得世家閨閣之檀施。前後所入。頗爲不貲。一日正携囊張蓋。遠出募化。忽雷雨驟至。崩崖裂石。倉猝之間。急入古廟小憩。甫至廊陛。迅雷一震。奄然而倒。移時始醒。則鼻衄如注。衣襟盡透矣。歸延醫治之。頗已。然每逢雷電之夕。必涔涔不已。意甚苦之。求神服藥。迄未能除。至次年五月遂斃。斃之前衄又大作。邀其隣某君診之。甫入室。卽見丹流枕席。知非藥可治。囑其家人趨理後事。頃之遂殂。按聞雷而暈者。古誠有之。其方尙在。今日所傳之預知丸是也。聞雷而發鼻衄者。書契以來。未之或聞。說者以謂此卽昌黎之所謂事佛求福。乃更得禍。余謂昌黎所識昏愚無識之人。此婦所爲。直係招搖撞騙。謂之眞心佞佛。誣乎不誣。然此皆感應報施之說。與醫學無涉。未足深論。余嘗持此以語醫界諸友。謂奇恒之疾。自軒岐之時已有。即如此症。人人以爲

暑毒上乘◎然何以聞雷即發◎永無愈理◎君等既擬行消◎則遇此等症候◎似不能不加之意◎諸醫友深以余言爲然◎因備錄之◎

胡君寶臣◎與余言黃連之性雖凉◎然服之稍久◎弗加省察◎必變作燥症◎硫黃一味◎人頗談虎色變◎而用之得當◎如半硫丸等◎轉能疎利腸胃◎其事固一反比例也◎時有客在座◎急起而問曰◎君之所言◎毋乃蔆與茱萸之類◎余曰◎不然◎茱萸除火◎蔆能生熱◎時俗之談◎適得其反◎前輩曾深斥之◎若君之論二物◎則眞閱歷有得◎明察秋毫◎善善從長◎發前人之所未發◎其冥冥之間獨有照◎而沆瀣之中獨聞和歟◎胡君又言有力之家◎嬰兒墜地◎每服川連以淸胎毒◎而不知西黃之力◎實勝於此藥倍蓰◎且每服只一分左右◎殊非强人所難◎計其功效◎永無風熱之患◎余爲實心保赤之輩◎語以此藥◎自相視莫逆◎否則分娩之後◎予服黃連◎亦家庭例行之一種◎藥力之輕重深淺◎固未暇辨◎凡此之類◎蹈常習故◎餘物之試用◎猶戛戛乎難之◎奚論藥品◎奚論藥品內之西黃◎

千金方言法爲信者設。不爲疑者施。龍門列傳。載民不可與慮始。而可與樂成云云。由是觀之。古之人誠未余欺矣。

富貴之家。喜服聲價高昂及倉猝難辦之藥。無論何病。延醫診治。持其方至藥肆。聽其估價。或千錢。或數百。則欣欣然有喜色曰。此良方矣。否則雖有扁鵲俞跗之技。不善也。品學兼優之士。合則留。不合則去。磊磊落落。固不以是而稍存得失。略降一等。則難言之矣。揣其藥之喜貴重也。則奇南珠珀。恣意浪投。情之望溫補也。凡猺桂參茸。連篇累牘。下筆之時。惟恐稍失主人之意。所謂迎合從諛。如脂如韋。然爲彼着想。均因行道及糊口起見。人情不甚相遠。要亦難以深罪也。不寗惟是。一梔豉湯之結尾。而忽重加白毛石斛。一大小柴胡之配置。而又添用戈製半夏。踵事增華。意果何居。蓋不如是。藥夥譏之。居停疑之。日後之束帛專車。當有所不再得也。然余見世之操此術者。其得失正復相等。餘不足言。即如用馬寶。用猴棗。用賴氏紅。用天生朮。服之

專刊

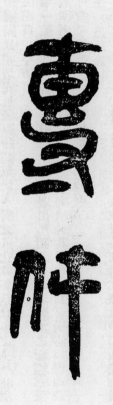

短篇小說　尚武精神

烏都都　蓬　蓬　蓬蓬蓬

開步走　立正

糾糾桓桓之士魚貫而蒞操場此非我中國軍國民之尚武精神乎假使中國四萬萬人人人有軍國民之體質無事編練勁旅有事効力疆場則中國可立見其强何難一躍而爲頭等國

雖然軍國民之體質豈易言哉天賦跛躄殘疾者不可爲軍人作弱多病者暮氣深者旦氣牿亡者亦不可爲軍人是故欲强中國國民非培養旦氣驅除暮氣使多病之人化爲無病作弱之人轉而强壯跛躄殘疾者一變而爲彪形大漢虎賁少年方可

天佑漢族世界第一總統牌精神丸出現補怯弱救虛損凡體氣多病者皆治之而振已敝之精神復渾然之元氣凡所謂暮氣深者旦氣牿亡者服精神丸而振刷精神其奮發有爲可操劵以俟即跛躄殘疾之無可救藥者服之或亦可希冀於萬一以達壯身愈疾之目的

烏都都　蓬　蓬　蓬蓬蓬

國民軍來了國民軍來了雖世界上國民軍未必人人盡服過精神丸然欲中國人盡知兵使他日一躍而爲頭等國以期吐氣揚眉者正不可不人人盡服精神丸蓋精神爲辦事之母有精神乃能辦事乃能人人有軍國民之體質而皆得爲國民軍俾藉武力以强我祖國也

或曰婦女童子老人皆不可爲軍人豈皆不必服精神丸抑知有壯健之母乃能生壯健之兒則婦女宜服精神丸以生强健之子成他日之軍國民童子入校肄業即有體操一科尤宜服精神丸若老人如昔之廉頗黃漢升輩雖當時無精神丸而精神矍鑠千古播爲美談則今日既有精神丸凡有老當益壯之思想以期爲國宣猷者更安可不服精神丸故援筆作尚武精神短篇小說以警告當世男女老幼之有志强國者

上海三馬路中法大藥房識

扁鵲倉公起而繼之逮及漢唐斯道大備宋元明清代有名人典籍爛然蔚爲巨觀最精國粹實惟醫學自清季以來西醫東漸駸駸乎有代興之勢蓋醫學之興衰惟教育爲之關鍵彼西醫者由政府設官職興學校年限成績考察嚴密不及格者不能濫竽充數也國家重視醫學所以能奔走天下之人材咸集斯涂醫道所以日新也今我國則不然政府視爲方技人民鄙爲小道各有師承各分派別自興自衰國家不問略明醫理即出應世藉以糊口幾同營業無年限無成績聰穎子弟不屑學爲間有傑出人材良由好學之士偏識羣書深資歷練而後有成由此言之教育之成敗可覩矣夫我國醫書專究氣化西國醫書專恃形迹人謂中醫長於治內西醫長於治外洵確論也至氣化之病各方不同姑無論重洋睽隔西法不可治華病即使我一國而言已有東南卑溼西北高寒之殊猶幸我國醫書條辨明晰治無差誤彼西醫之學校其教科不及氣化故我國之氣化病而或治以西法者罕有效果且西醫必用西藥倘我

國所產藥材悉歸廢棄則日後財政漏卮亦難數計澤周等庸陋不才何敢妄陳管見但以忝列醫界振興醫學之責義不容辭若今不圖坐視中醫之日衰中醫之日廢已可扼腕且吾華四百兆民命悉懸於外人之手生死之權不能自主天下至可慘痛之事孰有逾此今澤周等爰擬自籌經費先擇上海相宜之處建設中醫學校而以歷代先哲之書遴選其精深者爲課本延醫之高明者爲教員明定年限詳察成績考之合格然後授憑行道濟世庶幾神農黃岐之真傳於以昌明而勿替由是全國推行民命攸賴豈不懿歟學校附近尤當設立醫院聘中醫數人爲醫員俾學生實地觀摩以資造就兼聘華人之精於西醫者一人凡遇病之可用西法者以西法治之學生可以兼通剖解而補中醫之不足醫爲仁術擇善而從不分畛域也謹擬簡章十四條另摺繕呈伏祈大總統賜鑒飭發交部查照實爲德便謹稟

上海中醫學校章程

一宗旨　以昌明中國醫學保國粹而重民命研究

創辦中醫學校呈各部文

一定名　中國藥品尚國貨而挽利權爲宗旨先從上海創辦樹模範而資推廣故命名爲上海中醫學校

一校址　暫設上海英租界珊家園人和里丁宅

一課本　選集歷代醫書之精粹編輯成課爲教科書

一教員　聘請中醫之有學問而兼有經驗者六人

一資格　以品端性敏國文清通者爲合格

一年齡　十六歲以上二十六歲以下

一科目　內科(婦女胎產科附)　外科(喉科附)　兒科(痲痘科附)　傷科　針科　眼科　計分六科

一學期　仿照學校章程每年分上下兩學期而假期亦與各學校同

一考期　每月月考每學期小考年終大考均記分數標榜以資鼓勵而稽優劣

一畢業　普通科四年畢業專門科三年畢業均從附近所設之醫院實習剖解割補凡遇畢業之時由校長預請宿醫名家以及本校各教員逐科考試及格給以文憑自由行醫未及格者留校補習

一經費　本校經費由創辦同人籌認而醫院經費由廣益善堂各董經募

一附則　以上章程如有未盡協宜得隨時改良

△呈各部文

公民丁澤周等爲籌設上海中醫學校擬定簡章具稟立案事竊維我國醫學肇自上古神農黃岐之倫稟神聖之資膺君相之位試驗草木之功用推究脈理之精微扁鵲倉公起而繼之逮及漢唐斯道大備宋元明清代有名人自西醫東漸乃駸駸乎有代興之勢蓋醫學之興衰以教育爲關鍵歐美各國校立專科官設專職年限成績考察嚴密醫學所以能日進也我國則不然官長視爲末技人民鄙爲小道各有師承各分派別無年限無成績略涉藩籬即出應世如此欲望醫道之進步難矣雖間有傑出人才亦

由好學之士偏讀羣書深資歷練而後有成以少數與多數敵未見其能勝也澤周等擬自籌經費在上海設一中醫學校選醫書精粹者爲課本聘醫學湛深者爲教員明定畢業年限嚴核學生成績於學校附近設立醫院兼施診治俾學生實地觀摩以宏造就庶幾神農黃岐之眞於以明昌而弗替謹擬簡章十四條另摺繕成伏祈大部俯賜鑒核准予立案實爲德便謹稟

丁澤周　字甘仁江蘇武進年五十一歲
夏紹庭　字應堂江蘇江都年四十五歲
費　鏞　字訪壺江蘇吳縣年五十八歲
楊　興　字聞川湖北武昌年五十九歲
柯松年　字春喬安徽懷寧年五十二歲
姚贊唐　字樂琴江蘇武進年四十六歲
何　鉦　字懋甫浙江富陽年五十歲
張汝炳　字星若江蘇上海年三十五歲

△內務部批

准政事堂處丁澤周等稟請開設中醫學校謹擬簡章懇飭部立案等情到部當以醫校事關教育抄錄簡章咨行教育部查核見覆之後茲准教育部覆稱查醫校一道民命攸關我國醫學研求至古祇以後世淺嘗輒止遂於古人絕學無所發明良可慨也今丁澤周等欲振餘緒於將湮設學堂而造士兼附設醫院兼聘西醫具融會中西之願殊足嘉許惟中醫學校不在學校系統之內本部醫學專門學校規程內亦未定有中醫各科課程所擬簡章應由本部備查咨覆查酌辦等因到部查該校之設具融會中西之願抱昌明絕學之心教育部既深嘉許本部自所贊同應准備案候該校課程擬定後送部查核可也此批

四年八月十九日核稿　二十三日牌示

△神州醫藥會紹興分會簡章

一宗旨　本分會合全國醫藥界闡發神農聖學保存天產利權爲宗旨

二名稱　定名神州醫藥會紹興分會

三會所　暫設本城諸善弄口鈕宅內

血氣強壯則百病侵最補氣養血者

四會員　凡醫界藥界以及有志醫學者皆可入會為會員其慈善家贊成本會宗旨及捐助經費者一律尊為名譽會員

五義務　本分會會員有遵守會章之義務

六權利　本分會會員有提議決議及選舉被選舉權

七職員　正會長一人副會長二人會計員一人庶務員二人文牘員一人交際員二人書記員二人評議員十五人調查員無定額

八事業

（甲）組織紹興醫藥報

（乙）研究保存國粹及推消中藥方法

（丙）籌辦醫院

（丁）籌辦各科醫學傳習所

（戊）徵求醫藥界通才考訂古今醫籍

九會費　會員入會費洋一元常年費洋一元特別捐量力自認

十選舉　正副會長由全體會員公選之其餘職員用推舉法公推

十一會期　每年開大會一次舉行正式選舉及報告一年成績及收支每逢陰曆朔日開評議會一次其餘職員暨會員亦得列席旁聽及提出事件付議如有特別要事由會長認可先期布告得開臨時大會

十二立案　本分會呈請　地方行政長官立案

十三附則　以上簡章倘有應行增删之處俟開正式大會時再行修改

△紹興分會評議部議事細則

一評議部依據會章以評議員十五人組織之

一由全部評議員用推舉法推定評議長一人

一評議長統全部之議事機要凡決定之議案必須其簽事並領全部而將議決案咨照會中執行

一評議會照會章定陰曆每月朔日為常會有緊要事件提議時除會中付議事件外凡有評議員五人以上之同意得由評議長咨照會中請召集臨時評議會

紀事

一寒署

本分會大會紀事

陰曆二月初十日假下大路藥業會館召集年會先由執行部通函各會員並登紹地各日報廣告至日到者會員四十餘人非會員二十餘人分次入座後振鈴開會由會長胡瀛嶠君報告本分會與醫藥學報社一年之經過狀況次由會計員孫康侯君報告收支帳項次由趙雲標君提議杜兜鈴不堪入藥請醫界研究次由裘吉生君提議去年評議部議決設立藥品陳列所與醫藥書公閱處兩事關於醫藥兩界之進行甚要然議決後至今已日久應請從速實行次投票更選職員次由監票員周越銘君開票由唱票員史愼之君宣布被選人姓氏計醫界裘吉生君三十六票胡瀛嶠君二十六票何廉臣君二十三票徐仙槎君二十票包越胡君二十票陳越樵君十七票錢少堂君十六票曹炳章君十五票高愼生君十二票高德僧君十二票駱保安君十二票陳心田君十票周越銘君十票孫康侯君九票汪竹安君九票鈕養安君八票吳麗生君七票楊質安君四票何幼廉君三票史愼之君三票范

少泉君三票謝幼丹君三票陳广耕君三票潘文藻君二票楊厚栽君二票餘一票數人計藥界宋爾康君八票張若霞君六票周汝楫君四票劉振青君四票孫采香君四票王行恕君四票蔣宗濂君四票沈企周君二票潘文濤君二票餘一票數人次撮影振鈴散會是日天雨鄉間到會者甚少

更選職員姓氏

評議部〇評議長〇何廉臣君〇評議員〇徐仙槎君包越胡君陳越樵陳君心田君錢少堂君高愼生君高德僧君駱保安君張若霞君曹炳章君周汝楫君王行恕君蔣宗濂君沈企周君〇調查部〇調查員〇孫采香君潘文濤君顧杏莊君劉振青君陳广耕君潘文藻君卲復生君瑞芝堂號何幼廉君季吉相君謝幼丹君卲佐清君〇執行部〇會長裘吉生君〇副會長胡瀛嶠君宋爾康君〇文牘員〇周越銘君〇會計員〇孫康侯君〇交際員〇汪竹安君史愼之君〇書記員〇吳麗生君嚴紹岐君〇庶務員〇鈕養安君范少泉君

醫案

幼舟題

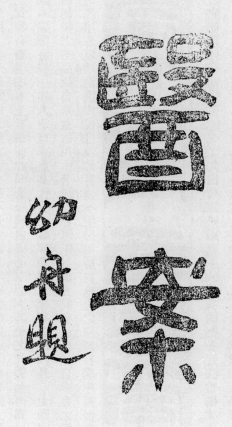

羊毛痧一症。系天地間邪氣。鑽入皮肉手足。頭面胸背。必猝然緊痛。一刻緊一刻。霧時不識人者。且若以燒酒罎泥塊。研碎水調成團。週身滾碾。碾至一時。將泥拍開。內有絲如羊毛者。方是。萬無拖延一月之理。鄙人前後所進兩方。無論其適當與否。服後即能食便通。痊愈後而去。鄙人不敢自信爲確然之方。故錄其始末。以供海內外博學高明之士。以研究之。知必有以益我者。

霍亂醫案

楊燧熙

宣統二年秋間。鎮城內中街。呂仁安君之內。年近天命。邀鄙人診治。進其房則薑葱酒氣逼人。望其形神敗不支。自汗淋漓。聞其聲若不接續。問其苦吐瀉不已。心中怔忡。切其脈沉細如無。肢氷音弱。薙髮匠用針多處。並以普通治痧痧丸連服。及痧藥吸入。視其舌苔布甚。少渴常思飲。飲必欲熱。下咽即吐。揉其胸怔忡即定。按其腹則痛勢緩。漉漉有聲。察其指爪枯螺癟。鄙人斷曰。

中虛霍亂也。令先以獨參湯。佐以米飲。接續眞元。痧丸痧藥阻之。葱薑外治禁之。漸漸肢和汗斂。處方用潞黨參四錢。於朮四錢。炙甘草三錢。炮薑二錢。熟附子三錢。烏梅一錢。木瓜三錢。伏龍肝八錢。蘆穄稭三錢。當道草一株。二劑諸恙較平。再劑其病若失。後以六君子歸脾養生神香附子秫米等湯。出入化裁。調理二星期。即康健如初。按此症原因各別。療法極夥。經以中氣不足。洩便為之變。邪在上則吐。在下卽瀉。在中則吐瀉交作。內傷寒。外傷暑。內伏熱。外伏寒。更有氣鬱積勞食滯風淫火迫濕擾燥傷蛔蟲房勞憂愁喜怒悲恐驚等。再參考地之南北。審愼立方。其效無不如鼓之應桴。

腫脹治驗　前　八

客歲十月中旬。有一幼孩抱來診治。年近八齡矣。面浮色暗。舌苔薄白。喉如水雞聲。咳則喘促不甯。平寐則呼號不已。胸膨腹脹。臍平筋露。囊部光亮。兩腿浮腫。診脈沉滑。重按少神。便瀉溲痛。口渴欲熱。由輕至重。已旬日矣。閱

中國近代中醫藥期刊彙編　第一輯

報價

新報	册數	報價
全年	十二册	一元
半年	六册	五角五分
零售	一册	一角

代派或一人獨定十份者八折五十份者七折郵票抵洋九扣計算空函恕復

舊報	價目
一至十三期	五角
十四至十七期	三角
十八至四十四期	八角

郵費：中國加一成日本台灣加二成南洋各埠加三成

廣告價

	地位	價金
一期	一行	二角
	一面	二元
三期	八	折
六期	七	折
一年	六	折

本社啓事

本社代售及發行書目均刊在各期報中茲又新由甬江寄來陳氏疫痧草一書附時疫白喉捷要吊脚痧方論二種歸社發行每部一厚册定價洋二角書到無多購者從速又若霞氏各種藥品與和濟藥局喉證藥庫皆係中華國產仿照新法製成之靈效藥本社現均代爲發行凡願在各外埠認爲分發行者價可另議函詢即答

本報下期要目預告

論文●醫書宜貴舊本翻刻論……（張汝偉）陽氣衰於下則爲寒厥陰氣衰於下則爲熱厥論……（黃眉孫）代論△重刊研經言序……（袁桂生）

學說●通俗咽喉科學……（張若霞）乳吹妬乳治法……（邵復生）草藥圖考……四（裘吉生）推廣曹氏麝香辨……（何廉臣）

問答●答十八……（陳心田）

雜著●塔涯軒醫藥漫錄……一（高潔儒）董陽先生施醫記……（闕名）襍疾記聞……（張汝偉）

古籍選刊●醫學薪傳……（歸安凌曉五先生遺著）

醫案●社友治驗錄……臌脹治驗、……續（楊燧熙）鼠疫初起一二日尚未起核與外感發熱有何分別說……（黃眉孫）

專件●紹興分會評議部議事細則……續○政府公布傳染病預防條例

凡有遠處寄稿再於臨印時增入

第六年第三冊
原五十九期

紹興醫藥學報

丙辰七月
神州醫藥會紹興分會發行

本期之目錄

紹興醫藥學報社代售及印行書目

關氏精選集驗良方	二册	四角
疫症集說	四册	八角
鼠疫抉微	一册	四角
傷寒表圖序附	一册	四角
傷寒論章節	一册	四角
傷寒方歌	一册	四角
叢桂草堂醫草	二册	三角
喉痧症治要略	一册	五分
雅片煙戒除法	二册	三角
痰症膏丸說明書	一册	一角
醫學會會員課藝	二册	四角
看護學問答初集	一册	一角
吳鞠通醫醫病書	一册	二角
理瀹駢文摘要	二册	四角
重訂醫醫病書	二册	五角
濕溫時疫治療法	一册	二角
存存齋醫話稿初二集	二册	三角
傷寒第一書	六册	六角
醫方簡義	四册	三角
王孟英四科簡效方	四册	八角
潛齋第一種	二册	二角
新醫宗必讀	一册	三角
重訂廣溫熱論	六册	八角
感証寶筏	八册	一元二
馬培之醫論	一册	二角
一至四十四期醫藥學報		一元六

論文

一廉心

流通醫藥書籍有限公司進行事畧（五）

（公司章程及第一至第四次佈告事略均在各期報首）

南寧蔡星三君附二股計洋十元已匯到當掣回明信片爲據俟收股單公定印出奉換○常熟張汝偉君來函錄下

謌海虞鹿豕溷跡醫林去年提倡公司擬成草稿蒙我　裘公贊成其事轉瞬半載效果可冀惟是書價作股公司實受損失五十八期報中凌潘二君論之已詳謌雖不敏敢進一言爲諸君忠告謹附補簡章五則列下丙辰五月廿六日張汝偉啓事

（一）本公司自投股以來書價作股者一概作爲存欵自公司成立後起息如不願作存欵者待五千股招足後即作爲額外股

（二）本公司本爲濟世起見並非謀利性質投款諸君幸勿以息微利薄坐視旁觀不顧公益是爲至要

（三）本公司暫行股單准陰歷七月中一律完備發出待完全成立再易以正式股單

（四）本公司一千股招足後擬再續招一千股爲額外豫貯金以便添辦擴充之用

（五）本公司每逢陰歷年終報告帳目一次盈餘虧折以公大衆而維信用

廢止五行生尅之平議

朱阜山

神州醫藥學報第二十六期袁君桂生有擬廢五行生尅之提議。僕聞之下。絕對贊同。祇以公務繁冗並無何等之意見表示之。近閱該報第二十八期報載東君子嘉之來函。適與袁君相反對。東君亦近今醫界中之錚錚者。曾看過幾本新醫書。欲以隻手挽世界潮流之趨勢。故不憚穿鑿附會。將五行生尅與西醫學說會而通之。猶唐容川先生之著中西匯通醫經精義同一手筆。不知西醫學理乃科學的。五行生尅乃哲學(假定爲哲學)的。科學的能實驗。哲學的祇理論。二者無能會通者也。僕不敏。請以抽象的理論而評論之。若欲具體之辯論。俟之異日。

僕未曾下筆之先。欲提出三大要件。曰、保存國粹(粹者專一不雜也、所稱國粹、乃我國自古相傳專一不雜之精華、並非連糟粕而保存之謂也)曰挽回利權。曰保護民命。此三者在我醫界諸君子所一刻不能忘者也。欲達其目的。須觀察世界醫學之大勢。化除中外之畛域。連合多數之同志。平心靜氣之討論。去東西之糟粕。吸中外之精華。然後與世界角逐於競爭之場所。始克有濟。祇知我國古時之學說。雖糟粕亦精華。舍此以外。雖精華亦糟粕。倘此種妄自尊大之謬見不化。除連篇累牘金木水火土之空論。雖持之有故。言之成理。惟有受二十世紀之天演淘汰於他人無與也。試思東西各國。乃後進之邦。何以日强一日。進步無已時。不過凡發明一新理。日事研求。施之實用而後已。我中華乃文明先進之國。何以日弱一日。國將不國。總以高譚玄妙。不尙實際使然。此無可諱飾者也。我國醫界不欲生存於二十四紀則已。如其否也。當漸輕視哲學的而趨重科學的不可。金木水火土者。猶代數學中之符號也。或以天地人代之。或以甲乙丙丁代之。或以ABCD代之。此種符號。究與代數學之理論有何等之關係乎。中國醫學之所頽敗至此者。專尙空譚。不務實際有以致之也。而尙欲保存此種渺渺茫茫之五行生尅無稽之談。與世界科學的醫學相角逐於二十世紀競爭之場。眞南轅而北轍焉。醫學之五行生尅之說。與儒學之八股之害人之深且大。同一分量。八股興。而中國無眞實文學之人。五行生尅之說。甚而中國無眞實醫學之人。曩時海禁未開。中國人以空想之醫學治療中國人之疾病。不效付諸運命。不過每年於寃死簿上多列若干名而已。自歐化東漸。挾科學的醫學以俱來。與我國空想之醫學相激戰。若我醫界仍不悔悟。日日妄自尊大。不事實在研求。不數十年。惟有束手待斃耳。現在我國的醫學。猶干戈也。西洋的醫學。猶鎗礮也。我國未與各國交通時。無國際上之交涉。盡可以干戈防禦國內。誠措置裕如也。今既不能拒絕交通。總有國際關係之事務發生。偶有決裂。勢必開戰。兩軍交鋒時。我以干戈。他以鎗礮。孰勝孰敗。此不待智者而後知也。若不決然改計。猶以干戈爲利器。此時惟有慘遭屠戮耳。欲求取勝之道。不得不棄干戈。開設製造廠。養成機械師。竭力研究之。仿造之。造出較精之鎗礮。俟再開戰釁。其制勝也必矣。中國之醫學。欲求勝東西洋者。亦猶是也。僕固亦保存中醫之一人也。僕爲此言。非敢以非難東君。實欲大聲疾呼。喚醒我醫界諸君子也。故敢九頓首而正告我海內醫界諸君子曰。保存固有之國粹。吸收西學之精華。眞實研求。無分畛域。共冶一爐。

庶幾於前者提出之三大要件收完全美滿之結果。五行生尅之論無事喋喋為也。

醫書宜貴舊本翻刻論

常熟張汝偉

吾邑陳子子準。博士弟子也。其論藏書之法。引餘姚盧太史之言曰。凡書所以貴舊者。非舊本無一誤也。近時之本。曾經校勘者。非不賢於舊本。而專輒妄改者不少矣。舊本之誤。猶可循其字之形與聲。而得其真。若近時則率意改之矣。此舊本所以可貴也。旨哉斯言。可為求學者定一指南耳。雖曰人惟求舊。器惟求新。惟書則載古文辭。風俗禮儀。教化行政之本在也。讀其書則知其事。使書偽。即事妄耳。然風俗禮儀教化行政。數百年中。必有名賢傑出。為國建鞏固之基。修圖治之本。考之者既多。尚不至於盡贋。剏事雖萬變。理無二致。聖賢之敦風俗。明禮儀。修教化。行仁政。亦本於一理而已。故書或有偽。而理無偽也。惟醫藥一書。出入生命。關係重大。且古之視醫。列入九流之內。士之好自為者。不屑為之。而醫書古奧。如素靈甲乙經金匱傷寒論輩。非窮年累月。深研細索。不能得其源流。然如素靈合纂。已改真相。叔和編次全失面目。後之人又復東移西掇。妄改僭昜。古字之音諧不講。句讀之讀法不明。殊不知失之毫釐。謬於千里。豈可妄逞臆說。以爲明確哉。惟是書不古。舊所見所聞。即盡屬藻飾。又烏能得其眞理。卽後賢如張氏路玉。喻氏嘉言。徐氏洄溪。王氏夢隱。輩傑出以淵源之學。貫一氣之理。可謂集大成矣。然書多僞板。誤字尤多。一部眞傳。百金索價。視如古董店爲奇貨。有力者購之。以置高閣。無力者則終歸於不見正耳。竊謂欲興醫學。亟宜求最古之醫籍。校正翻刻。不許妄更一字。其註選一二家最精當者。刋之。仿通行四書五經之讀本例可也。余年幼寡學。見聞旣陋。經濟又拙。有志不逮。爰貢一得之愚。以告當世之肆力於學者。而有志於道者。其亦樂所聞而有所興起歟。

陽氣衰於下則爲寒厥陰氣衰於下則爲熱厥論

星加坡考取同濟醫院第三名黃楣蓀

物必先腐也。而後虫生焉。人必先有致疾之由也。而後病侵焉。一陰一陽。衰微實甚。嗟彼二豎。即乘衰而入。以發爲厥症。所謂陽氣衰於下。則爲寒厥。陰氣衰於下。則爲

陽氣衰於下則爲寒厥陰氣衰於下則爲熱厥論　四四

熱厥。其所由來者漸矣。予恨不得以一人而生十目。遍讀中外百家之書。將內經之旨。仲景之言。歷代名賢之著作。總匯而發明之。使彼陰陽二厥之由來因二氣之衰於下之故。標出精義。立爲千古不磨之法。則如奏韶樂之九成。舞武功之七德。非今日風簷寸晷中所能終曲也。玆故僅言大略三端。以就正焉。

一曰當詳其發厥之原因也。夫丹田氣海關元諸穴。皆精氣所聚。陽氣衰則眞火弱。火弱則寒厥生焉。陰氣衰則眞水虧。水虧則熱厥生焉。水火二氣。雖由於腎。及其衰也。先由於足。宜探其本原而治之。無論人有老少。質有强弱。病有久暫。細心體認。其何以發爲寒。何以發爲熱。其氣之何以衰。幷何以陰陽二氣。皆衰於下。而爲厥症原因。所宜研究者一也。

二曰當辨其寒熱之偏勝也。人之一身。寒熱平均。病無從起。一有所偏。由下至上。從而發厥。自足五指起。漸衰而上。至股至肘至手。由手足而及胸腹。由下焦而達中上二焦。爲寒爲熱。皆乘陰陽二氣之衰。從而昏厥矣。故仲景一書。其治陽厥也。在太陰。

有用大柴胡者矣。在少陰。有用小承氣者矣。在厥陰。有用大承氣者矣。而治陰厥反是屬太陰。用理中湯。屬少陰。用四逆湯。屬厥陰。用猪胆汁湯。所謂寒者溫之。熱者清之。補其偏即所以平其病也。所宜研究者二也。

三曰陽厥陰厥。毫釐千里。淺嘗者流。一或不愼。方藥亂投。誤人性命。悲夫。然則何從辨之。亦辨之於外見之症而已。陽厥則唇焦口燥。小便濃赤也。陰厥則唇淡口和。小便清白也。陽脈沉而實也。陰脈沉而細也。陽厥之舌。由黃而黑燥也。陰厥之舌。雖黑而有精液也。陽厥之咽痛腹痛。口鼻氣溫也。陰厥之咽痛腹痛。口鼻氣冷也。陽厥多喜飲冷水也。陰厥多喜飲熱湯也。陽厥發黃。明如橘子也。陰厥發黃。暗若薰黃也。此分別寒熱之法也。明夫陰陽二氣。所以衰於下之故。更將寒熱二厥。分晰精微。庶不貽誤也。夫所宜研究者三也。

知斯三者。以治陰陽二厥。方有把握耳。嗟夫。僕承祖父業。研究斯道。以迄於今。七千餘日夕矣。所論陰陽二氣。皆衰於下。自足指始者。每細心考驗。撲厥由來。累欲著書立說。以申明之無如風簷寸晷中。未能層層辨晰。僅粗言大略而已。得毋貽笑大方也乎。

當表不當表與當下不當下症分別診治論

鎮江楊燧熙

表者。表散其在外之邪也。仲聖之白虎湯。即取其辛寒苦甘表散其在表之熱邪也。今之醫家。往往泥於初病宜表散一語。而用荊防麻黃羌活前桔蘇杏等類以治今之時行喉痧痦疹。往往動手殺人。朝飲藥夕營葬者多矣。於是有好善之士。刻白喉忌表抉微一冊行世。以補偏救弊。爲功不小。惜其論中教人辨症之法不傳。遂有當表不敢表之弊出焉。著書立說。最爲難事。予最喜愛詳於辨症之書。以其示人活法。不致死於句下也。今爲病者分別診治之脈象左大右小。人迎浮緊者。傷寒也。舌苔薄如米飲豆漿敷白而不見微點者。傷寒也。雖無寒熱頭痛。皆宜表散症也。用世醫習用荊防前桔蘇杏麻黃羌活等法。汗之可也。若人迎浮大而緩。舌白如上式。用藿香正氣散汗之。若舌如米粉舖紅者。風熱也。桑菊銀翹之屬選用。若浮大而數則白虎湯竹葉石膏湯選用。如人迎不浮左小右大是無表症。又焉表乎。如病在裡而治其表。是猶妻病而藥其夫也。如當表不表。失表則邪陷於裡。陷入少陽半表半裡。不治則深入陽明。陽明結則當下不下。過其候而無下症可據矣。當下不當下。仲景東垣鞠通皆有精論。茲不贅述。

雜說一

王以鈞

綜傷寒金匱二書之治。昔人以爲六法而已。然六者之中。若溫若清若補益。雖參附椒逮之屬。前後絡繹。倘非與症之氷炭。從未有逡巡四顧而避之惟恐不及者。吐下二端。已有然有不然矣。而瓜蒂蜀漆甘遂大戟之倫。良工善用。什伯之中。尙覯一二。其忌之無比而堪噬者。則二書之內所慣用發汗之麻黃。戰戰兢兢。如臨大敵。甚者幾以鴆毒而視之也。查麻黃一味。本經以其主治風寒欬逆等疾。故列之中品。與桔梗旋覆之類。迥乎不同。而氣味輕清。善走膚表。又宣散諸品之所未及也。仲聖繼作。

本湯以外。則有若越婢若青龍。其餘或輔之以連軺赤豆。而濟之以厚朴射干。因物付物。源源未已。乃不意今之懸壺之士。名誦聖師之言。而數典忘祖。相率成風。一若醜類惡物之不可以入藥者。吾非謂麻黃之盡人而可施也。其有難用。仲聖且自言之矣。顧其症均發於攖瘄。見衄或失精之後耳。今之病家。既未患此三者。而因噎廢食。畏首畏尾。坐令諸氣之憤鬱。外邪之內陷。毛竅肌絡之閉塞不通而死。捫心自問。其謂之何。嗟乎。南宋以前無論矣。即卑之無甚高論。如金元以降。河間之熬膏以治風。而東垣之連者合芎以已血疾。或遇暑月及老弱。則又有盧晉公之佐以人參而張隱菴之代以蘇杏。藥到病除。載在醫案。何今之臨診處方。以此自命者。竟蒙蒙昧昧。而不一考之也。而妄作聰明之聾。或醋製或蜜炙。其事之變本加厲。更出人意計之外。不知此物之通心。捷於遠志。其解表也。越乎荊荷。而入咽以後之豁痰開鬱。無微不至。又與龍腦麝臍之飛揚走竄。一體同功者。說者曰。麻黃則然矣。與麻黃之工力悉敵者。厥有細辛。其性之相反而又相湏者。附子一物。實亘擘也。曰烏兎哉。自陳氏之創爲細辛之用。不過一錢。多則氣閉而死。於是膽小如鼷之流。下筆手戰。亦與麻黃等。不知此物之配以五味。多多益善。絕無所礙。否則如當歸四逆之加木通同用。苦味勝辛。亦未見有升提之過而致變者。附子之應愼與否。又在生熟之分矣。生者。麻烈未除。性含巨毒。誠非造次之可妄予。而今之售者。大率泡製以後。毒勢已減。用之失當。亦不過重眩脹悶。甚者或如厥陰篇之所謂厥深熱亦深耳。無識之徒。豈辨菽麥。道聽塗說。遽渾而言之曰。一片入口。百竅迸血也。倡予和汝。大言不慚。其疾視之心。且甚於麻黃數倍。一齊衆楚。舉世滔滔。雖軒岐復起。亦奈之何哉。

附記

麻黃之發汗通竅。略知醫藥之人。僉能道之。獨通血脈一事。稽之古昔。如大明本草。雖著其功。子母秘錄之產後腹痛下血不盡一方。亦深知而力用之。然以詢之近日醫生。識者殊鮮。余每用此治婦女感冒。凡五十以下。無論少長。經水立至。其不至者。祇數年前之一孕婦。爾吐衂累日。百醫弗效。以聖師手定之本湯予之。再加竹茹半

紹興醫藥學報 第六年第三冊

夏等味。一劑血止。再進六服。亦無他變。蓋量敵而進。有病則病受之也。第此亦破釜沉舟。萬不得已之計。每見風寒欬逆。服該藥一二劑後。下焦陽氣。勃不可遏。宅心不正之輩。往往多致遺泄。此亦昔人通州都動沖氣之一證也。至若細辛之烈。固聞者之所色駭。然經方中如烏梅丸小青龍等。用之實多。唐代諸賢。儘有與藜蘆硫黃之類合劑者。近人失音痧瘴之治。亦多借重。惜數分而止。未敢稍溢耳。餘如附子之回陽救逆。前古名醫虞天民張景岳輩。曾極口稱之。茲不復贅。即或病勢錯雜。上熱下寒。則瀉心諸湯之遺法具在。溫涼並進。相得益彰。一切葛藤。迎刃而解。亦何必緦緦然過慮該藥之欺其病哉。

雜說二

不見夫世之求治者歟。數診不愈。怨誹輒起。曰夫夫也挾術居奇。以疾爲市。任令人之呻吟床席而不一動心焉者。驟而聆之。以爲近世業醫之輩。抑何忍心害理。不近人情至此。徐視所以。則今之醫家。無論初診覆診。其處方下藥。大抵皆浮泛淸淺之品。連篇累牘。前後一轍。不覺失聲歎曰。清之濯纓。濁之濯足。莠言之至。非盡無稽。其亦碌碌因人之儔。有以自取者乎。繼復覘之世之名高望重臣門如市者。固數語即了。不暇試究因等而下之。一鄉一井之微。稍明斯理者。亦復取決須臾。絕無商榷。經年之痼疾。而圖救於頃刻之間。難起之沉痾。而擬去於立談之際。此即扁鵲倉公之復起。亦戛戛乎難之。上焉者驅馬高車。迎門以待。而賓主握手之後。浮議半之。其專心致志而思窮夙因除新感為事者。則臨診之與擬方彈指之時耳。以此而言。治與彼之所謂門診者何異。且夫超乘之旅。苦鮮勁兵。急就之章。恒多率筆。此雖為文學之暨軍事而言之。而揆之醫術。正復相似。余嘗以北周徐氏之十劑而求之。今日若燥若洩若宣若重。譚虎色變。不必復置喙矣。餘如輕滑通補之屬。宜若可以當機立決。勿再猶豫。乃仍逡巡畏縮。情見乎詞。懼麻桂萸附之峻。而更蔥姜舍石膏芒硝之重而仗銀花荽仁者。相望也。下喬入幽。不顧聲名之驟減。而降志辱身。苟求無過者。其平日命意。大率類此。間有一二傑出之士。欲挽頹風。略施整頓。則衆口鑠金。疑謗

紹興醫藥學報 第六年第三冊

蜂起。甚者營道同術之人。亦隨俗而共笑之。黨同伐異。其極也必至良工色沮。志士心灰。舉凡畢世之擬方者。如塵羹。如土飯。無一出類拔萃之藥而後已。植之既久。除之實難。撥厥由來。蓋莫非審症未的。倉猝議治之所致也。而病家之於醫士。其踵門求療者。爲勢所拘。旋入旋出。固難深怪。所最異者。存亡危急之秋。望君如歲。而入室以後。亦復隨俗浮沉。不使視疾之人。從容問切。而反覆推求。其有縝密之倫。偶露持重之意。則腹誹背笑。無所不至。自作孽。不可活。飲藥加病。亦天道人事之所必至者。善夫司馬子長之言曰。時勢之流。相激使然。鹿洲藍氏曰。始也人心。蒸爲風俗。繼而風俗。中於人心。氣運遷移。每况愈下。出乎爾者反乎爾。彼醫家之於病者。無小無大。不計其術之驗否。而長慮却顧。一味敷衍。亦曷足怪哉。

附記

余嘗以傷寒論之自序。按寸不及尺。握手不及足云云。及千金大醫精誠論中之不得於性命之上。率爾自逞俊快。邀射名譽數語。以告醫友某君。某君曰。是則然矣。然前醫之能孜孜矻矻。精益求精者。蓋賓主莫逆。水乳交融。正如世俗之所謂包醫耳。施之今日。其疾之治與不治。姑勿深論而捕風捉影謗讟已興。設身處地。能乎不能。前輩載耕軒先生。亦與余言漢唐名家。誠多峻劑。然亦見症既確。故任勞任怨。放膽直前。今人識見。強半不及前人。而診視之時。又苦忽促。所謂疑則少嘗之事過乎愼。要亦難加深責。余因思及吾越前哲勉亭陳君之治。雖經方古劑。隨手拈來而審視周詳。下筆愼重。亦一時之所莫及。稍有牴牾。便翻身入內。檢對諸書。小心翼翼。惟恐千慮之內。或留一失。又愼疾芻言曰。古之醫者。一疾未愈。痛自刻責。博訪窮搜。力求所以除病之術而後已。不禁效楚威之對莫敖曰。此古之人也。今之人焉能有之。及韓文世有伯樂然後有千里馬二語、慨焉興歎。非特爲醫界之同志。致惜而實見病家之見小欲。速自誤誤人。其目擊心傷。有不能自已焉爾。

代論

惜分陰軒醫案序

惜分陰軒醫案序　　五四

種族之强弱。關於醫學之優劣。野蠻部落。藉神權以療治。即有擬方藥亦簡單。戶口日漸縮減。故泰西各國。行推崇干涉二義。醫術月異而歲不同。吾國醫學。較泰西發明最早。醫籍汗牛充棟。不無瑕瑜互見。迨漢倉公著診籍。本以所學驗之所治。詳而載之。不涉虛搆。爲醫案之鼻祖。雖後之繼起者。代有發明。大都述驗爲多。周君小農。別字伯𡶕。幼而聰慧多疾。王父達三公。尊甫莘農君。疊命學醫。及長。親炙於張聿青先生之門。深探此中秘奧。繼而應滬上慈善之役。警署之職十餘年。實驗既多。除署方存根未及錄副外。將其筆記所謄確有見地及曲引旁通者。彙而成帙。余經在醫報讀其著述。他山攻錯。極生景仰之心。甲寅來游梁溪。今夏得親丰儀。謙光道貌。晉接神怡。眞醫界中錚錚君子也。夫醫術之不進步。亦人自畫之耳。誠能同懷此志。臨證之際。病情之轉變。藥味之質性。悉心研究。凡治療而獲效者。彙登詳載。積月累年。合衆流以成巨觀。補前人之不逮。爲後學之津梁。功不在盧扁下也。今周君所記。業已付刊。有目共賞。毋俟余之贅述。丁此醫學爭競潮流。彼崇慕西術者。不得謂秦無人爲。

民國五年歲次丙辰孟夏月 無錫縣司法辦公處新安古黟王壽芝謹題

惜分陰軒自序

事由神解。不涉言詮。唐許胤宗氏之揭櫫也。然宗此旨爲禁方言之則可。若夫救應得失。非錄驗無以徵信。治案權輿。於左氏及史記倉公傳。自謂所診。皆有診籍。即後世醫案之所由昉也。鎮幼而愚魯。在塾僅七稔。學識淺陋。所解殊俚。庚寅冬患喉。繼以足疾。年餘不能步履。先王父始命學醫。家君素好方術。自課多時。負笈訪道。會乙未張聿青師至滬。祝丈蘭舫榮君瑞馨爲之紹介。得親受業。侍診重險者不少。亦既心領而神會矣。畢業後。爲人圖治。及應慈善之役。博施濟衆。敝精勞神者。十餘春秋。承乏上海警署醫治者。三閱寒暑。當是時數十分局。二千餘衆。臨診鮮暇。猶以署方存根。未遑錄。副解除職務後。回里未幾。積勞時發。倦於遠遊。還溯念載治案。百不獲一。僅撫錄日記者。簡直不文。隨筆呈露。或冗蔓而鮮要。或平常而無奇。鄙倍空疏。在所不免。詹詹小言。殊爲大家所不屑道。未宜與文章鉅公潤色鴻業並論。然以膚末之見。不無一得之愚。因本東萊氏傳愈衆病愈白之旨。聊作反約之意。以就正於有道。共相質證云爾。

民國五年丙辰首夏無錫伯華氏周鎭小農識於惜分陰軒

重刊研經言序

莫枚士研經言一書。余從丹徒楊霽青先生抄得者也。全書四卷。凡一百五十餘篇。多釋經辨誤之作。實有發前人所未發者。陸九芝陸心源二家序中。已詳言之。余諷誦再四。覺此公之學養却優。不獨其疏證經義。獨具卓識。即其評論今世名醫。如謂葉天士臨證指南。於溫熱脾胃最精等處。皆極平允之論。以視黃坤載陳修園輩之一味泥古。抹煞先賢者。其相去爲何如耶。跡其生時。適當洪楊割據。天下大亂之時。故雖經鏤板。而所傳未廣。余曩讀世補齋醫書。即知有先生此書。而四方尋覔竟未得見。後承霽青先生賜覧。因得錄一副本。私心欲廣其傳。以公同好。故於醫學扶輪報。神州醫藥學報中。皆擇尤刊布。誠以維持絕學。非廣爲流布。不能收效。今年春。紹興醫藥學報社。擬刊醫藥學叢書。以存國粹。貽書相囑。欲將此書刻入叢書中。因即將所錄副本。郵寄付刊。夫表彰前哲。刊刻遺書。原爲吾儕醫家之責。不足深論。獨是莫氏作此書時。即當洪楊割據。天下大亂之時。而今日貴社刻此書時。又値天下大亂。禍至無日之候。豈天心不仁。降此鞠凶。旣塗炭其人民。復肆虐於醫籍耶。抑刦運有常。洪楊距今。已六十年。前造此因。今日應有此果耶。然而風雨如晦。雞鳴不已。貴社諸君子之用心。亦良苦矣。丙辰首夏。江都袁焯記於京口。

醫藥論文序

自經史而外。著述之家。車載斗量。然其書或傳或不傳。即幸而傳矣。其人有見有不見。原其故。則皆剽竊古人之唾餘。咬嚼字句之錦繡。務求娛耳目。饜人欲而已。求所謂言足以裨世道。足以風化者。蓋絕無而僅有。此所以著作愈多。而其可傳也益鮮。吾友 裘君吉生。浙之紹興人也。精盧、扁之術。懷物、我之心。與諸同志創辦紹興醫

醫藥論文序　五八

藥學報。勉力主持歷有年所。乙卯秋。又大加改良。迄丙辰春。已出十二册。其論文居百分之三十。裘君又綜合一年之中。編輯目錄。便人拆訂成書。而拙著亦蒙採入附驥尾而名益顯。謬有餘幸也。雖然。抑有說焉。敢與諸同志一討論之。夫醫藥學爲最切日用之事業。醫藥學昌明。其衛生術必精。衛生術精。則身體可獲康强之益。爲父母之身體康强。則其所生子女亦必堅實。夫國種既强。人人可以自立。人人可以自立。則國必富。國富民强。而謂其國不蒸蒸而日上。吾不信也。此醫藥學之關係既如是。而醫藥學之研究。固不可不日精也。此卷醫藥論文。皆是名賢傑著。獨攄心得。酌古今之宜。參中外之化。各呈己見。各奏己能。集腋成裘。以成大觀。其言足以經世。其理可比金針。無詞句之藻飾。去華麗之外觀。溶畛域之見。摒嫉妒之心。開誠佈公。以邁至道。吾同人與有責焉。國富民强。論功行賞。吾同人與有榮焉。傳世行後。以冀不朽。吾同人與有望焉。吾同人勉乎哉。謬因之益崇拜裘君之善主持也。爰書顛末如是。非敢爲序云。時丙辰年夏五月常熟汝偉張謬識

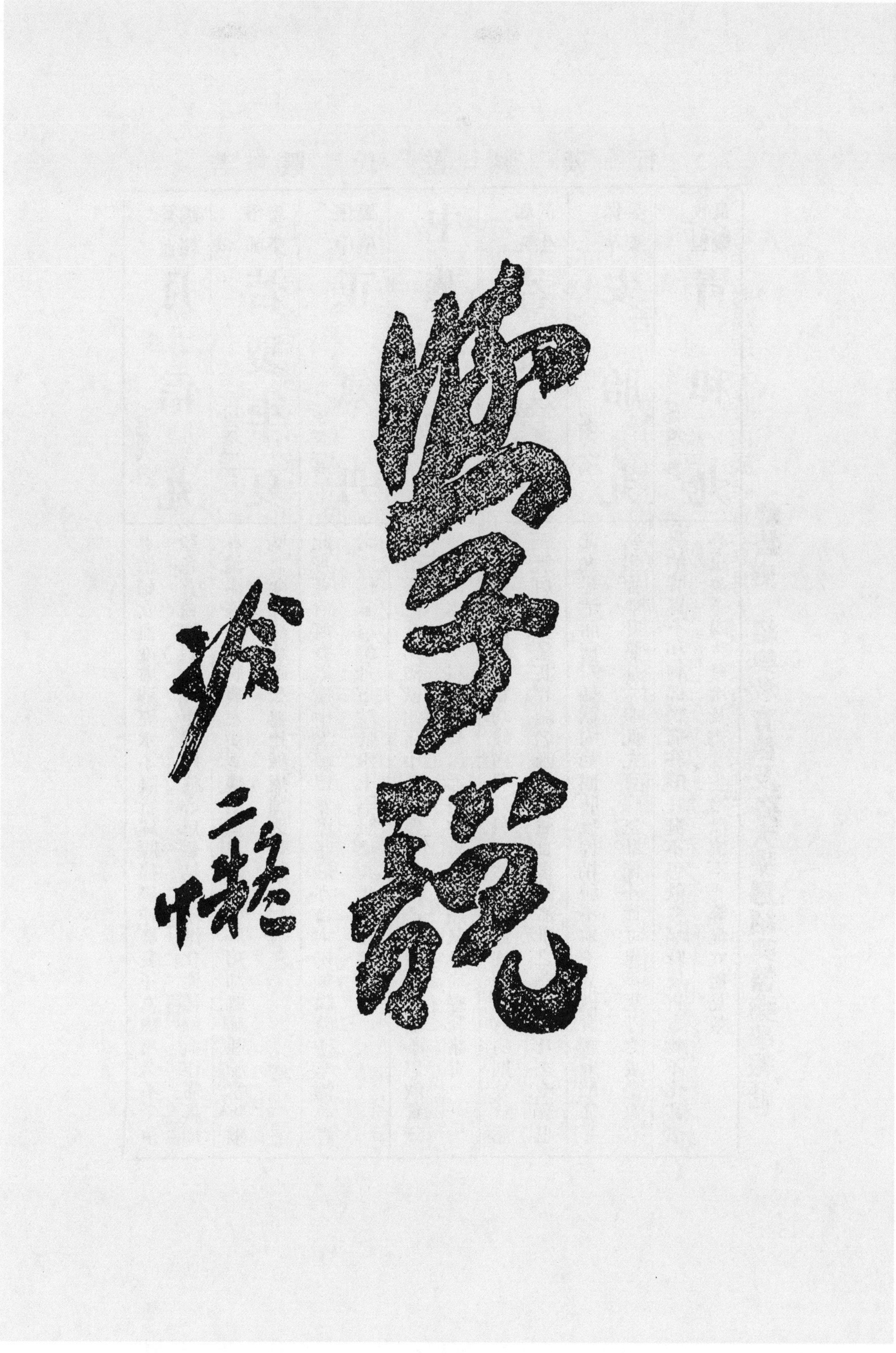
醫學說

若霞氏監製發行

養血調經 月信丸（定價八角）

專治婦女血液虛弱經水不調行經腹痛經逆經衰子宮虛冷久不受孕顏色蒼白癥瘕血塊下腹疼痛心思鬱結胃不消化產後餘血作痛諸症

療肺聖藥 若製半夏（定價一元）

專治濕痰燥痰風痰寒痰老痰結痰臭痰肺癆肺瘍肺癰肺腫肺水咳嗽喘息嘔吐諸症神效無比誠療肺之聖藥也

懷中要藥 正氣丹（定價一角）

此丹專治瘟疫瘴癘中暑感冒霍亂諸痧赤白痢疾氣膈呃逆卒倒心胃諸痛結氣宿醉舟車眩暈水土不服傷食牙痛等症

中華千金丹（定價一角）

專治霍亂吐瀉溜飲頭痛中暑中寒昏倒惡心眩暈心胃痛不思飲食氣鬱食傷水土不服酒醉昏迷赤白痢舟車害癪氣牙痛癰腫諸毒

起死回生 若製寶丹（定價一角）

此丹扶正抑邪性和功峻內科外科俱治或搽或食隨宜有病則分途諸經無病則各呈其效馳名既久經驗良多誠濟世之慈航護身之至寶也

保孕要藥 安胎丸（定價八角）

此丸常治胎前一切諸病如四肢疲倦精神不寧不思飲食腰疼酸痛子宮出血嘔吐諸症常服此丸可保無胎漏小產之患誠保孕之要藥也

牧製良藥 胃和丸（定價八角）

專治脾胃不和胸部脹痛呑酸吐涎不思飲食嘔吐反胃食物不化甚者心腹並痛四肢發冷及恣食生冷泄瀉不止等症立能見效

經售處 紹興教育館及各大藥房紹興醫藥學報社

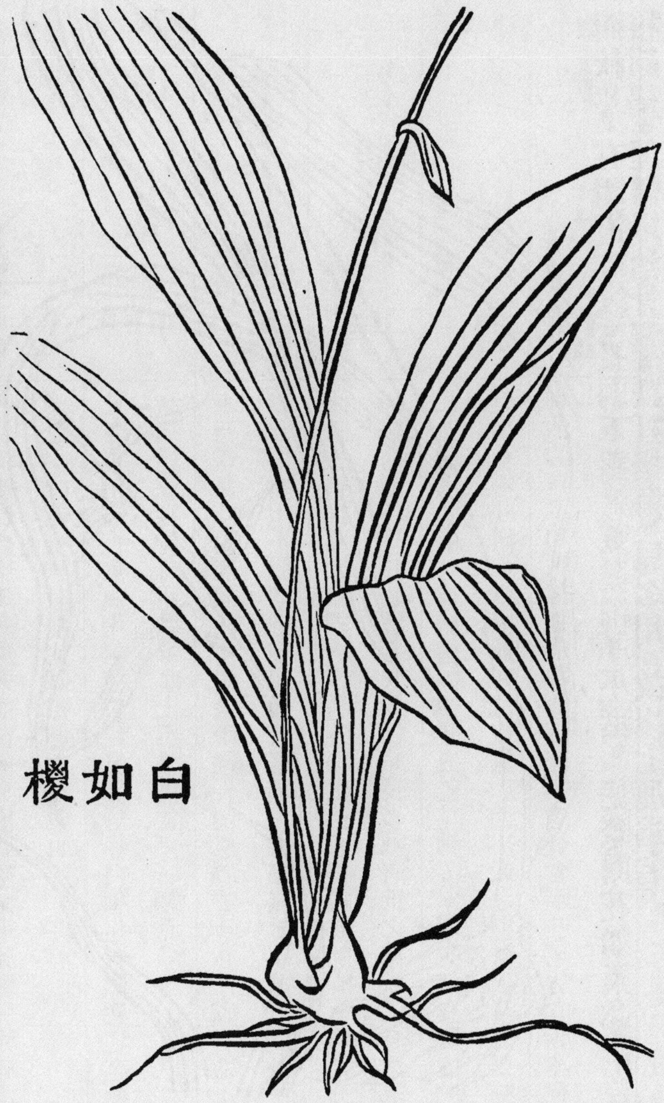

白如椶。一名仙麻。江西湖南山中多有之。狀如初生椶葉。青白色。有直紋微皺。抽莖結實。如建蘭花實。獨根。土醫採治風損。婦科敗血。

草藥圖考

七厘丹

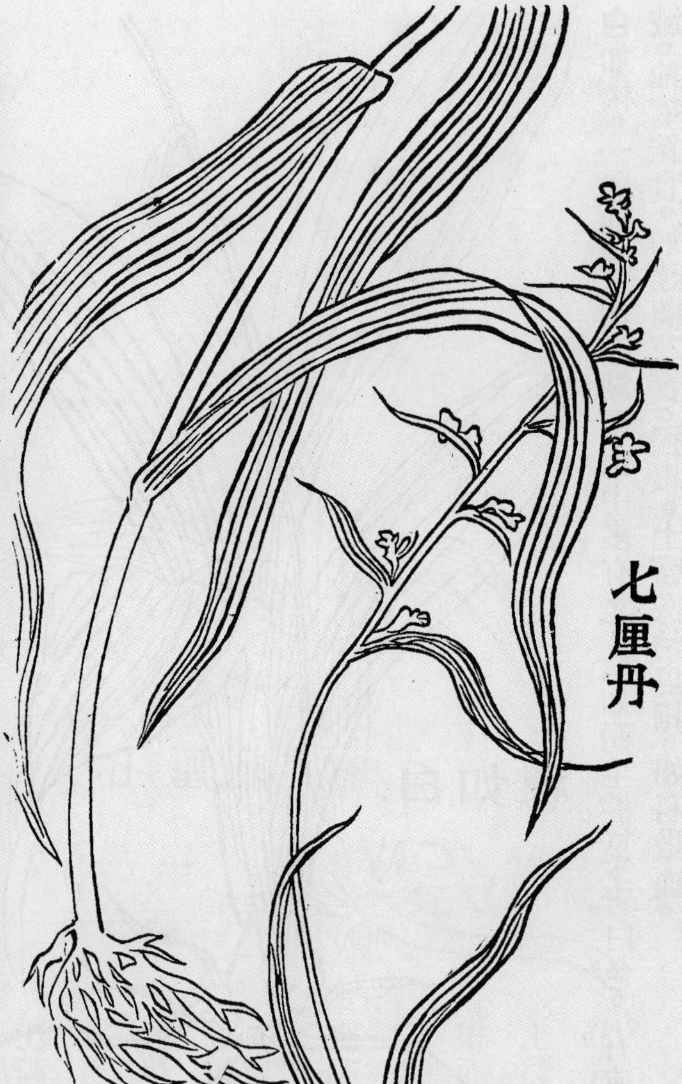

七厘丹。南安廣信山中有之。春時抽莖生葉。似蘆而軟。葉有間道直紋。長弱下垂。夏發細葶小葉。葉際開花如粟。紫黑色。細根赭褐。俚醫以治骨癰。跌打損傷。总多用。故以七厘爲名。

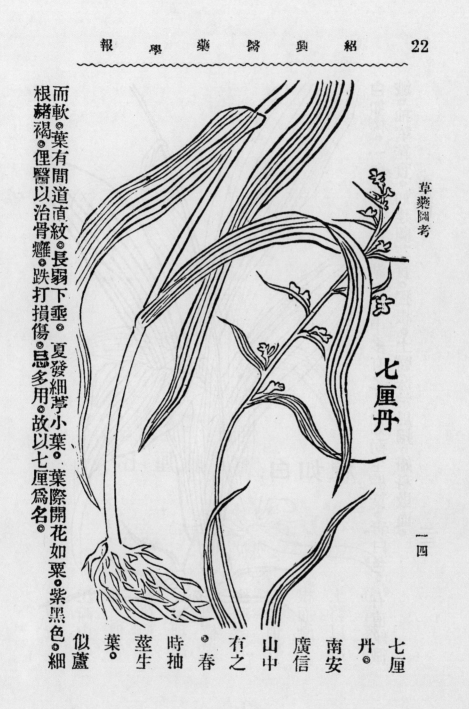

草藥圖考

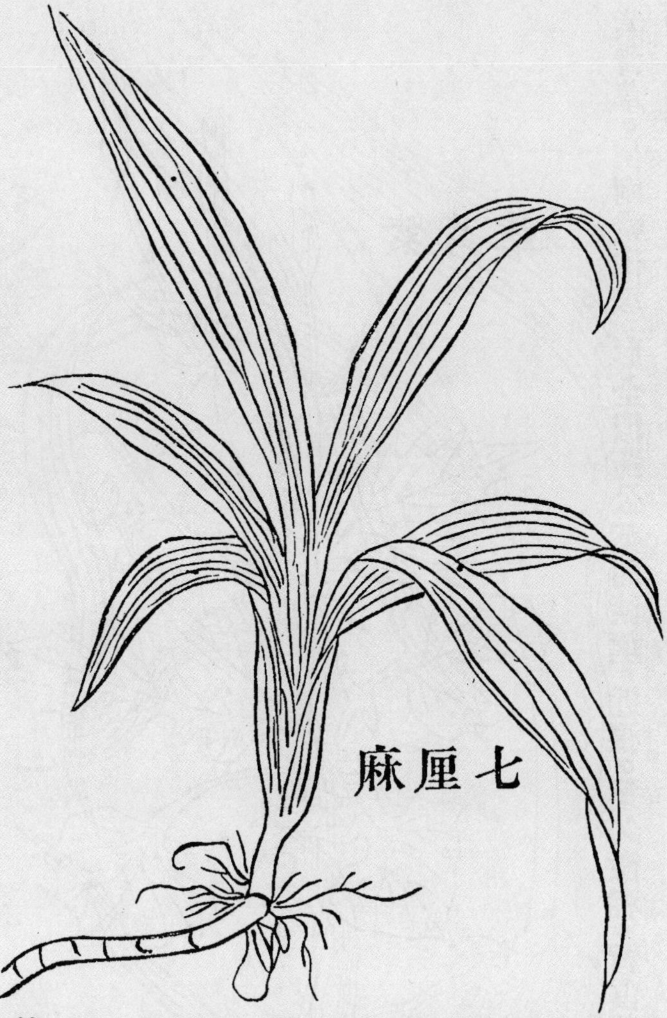

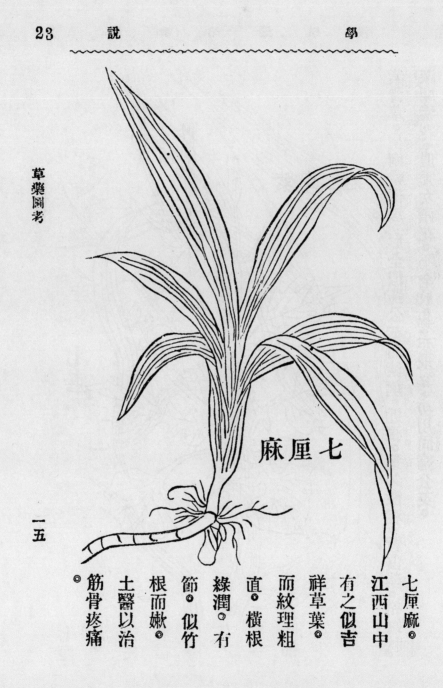

七厘麻。江西山中有之似吉祥草葉。而紋理粗直。橫根綠潤。有節。似竹根而嫩。土醫以治筋骨疼痛。

紫背草

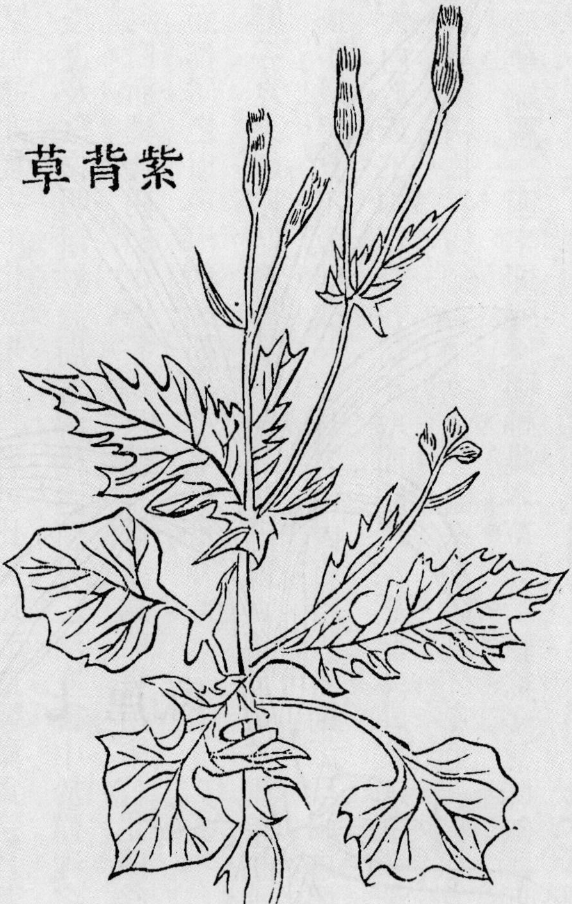

紫背草。生南贛山坡。形全似蒲公英而紫莖。近根。葉乂微稀。背俱紫。梢端秋深開紫花。似禿女頭花。不全放。老亦飛絮。功用同蒲公英。

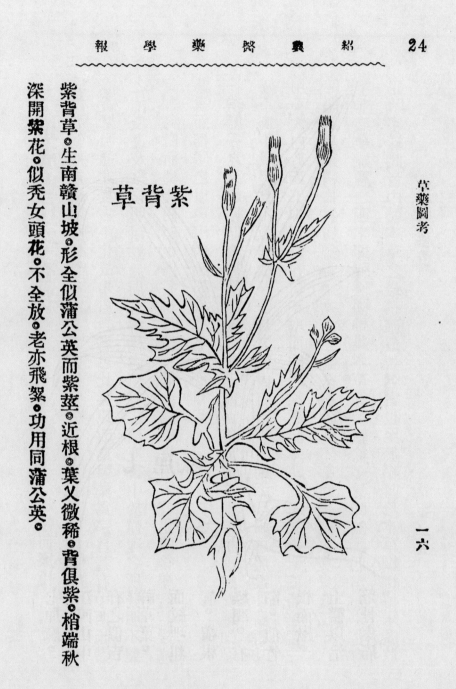

推廣曹氏麝香辨。

越醫何廉臣

香港曹錫疇君。前在中國醫學會。與予爲同社友。書札往還。時相討論。見其學問淵博。識見明通。非食古不化。故步自封者可比。素以改良醫藥爲宗旨。著有中西匯參之治疫書及藥物明辯、纍於周君雪樵處。瀏覽之。治疫書中。於醫理多所發明。不襲前人科臼。而藥物明辯中麝香辨。反覆推闡。多爲前哲所未言。足開後學智慧。爰述其說而推廣之。以與海內精研藥學者一商榷焉。

一、辨麝香之果否墮胎。查麝香下胎之說。已幾百年於茲矣。師弟相承。婦女咸知孕婦不獨不敢服。且不敢嗅。故凡膏丹丸散內有麝香者。則云孕婦忌服。遂使麝香功用不大白於天下。本草具在。何不取而閱之。徐靈胎本草經百種錄云。麝香辛溫。主辟惡氣。殺鬼精物。溫瘧。蠱毒。癇痓。去三蟲。久服除邪不夢寤魘寐。原文只此二十八字。並無孕婦忌之四字。即陳修園神農本草經讀。較徐多氣味無毒四字。亦未嘗有犯胎字樣。此皆中醫本草之最精確最著名者也。至於李時珍本草綱目。博采廣收。

未免蕪雜。其采入名醫別錄一條。始見有墮胎二字。別錄爲陶宏景所著。將本草加至七百餘品。其論說遠不及本經之純。諸家仍之。遂爲墮胎之作俑。然其采日華本草一條。則又云納子宮煖水藏。止帶下。如此則補胞聖藥也。何得指爲墮胎乎。更將西書互參。如孔繼良譯撰之西藥略釋。言其功用。如壯腦安神。（顯然補藥）言其主治。凡腹痛抽筋。（治霍亂極佳）作悶作嘔。及乾咳症。服此最效。兼治婦人周身不安。氣虛血弱。頭昏目眩。（疔瘡門合雄黃硃砂治眼花）心跳肚痛。（犯胎藥能如是乎）胃不消化。月經不調等症。（據此不獨不傷胎且能種子）其服法每用一分至二分。日三四次。洪士提反之萬國藥方。言其功用能解轉筋。行血。言其主治爲病人虛弱。心悸。久噯氣。由此觀之。所謂下胎者何在。每見用以下私胎者。服至八分一錢。仍無影響。一而再。再而三。猶屹然不動。可見墮胎之說。斷然不確也。

二辨麝香之善治中風。嘗考古方用者甚多。分量亦重。如宋嚴濟生治中風不省。用至二錢。此等胆識。直駕西醫之上。自東垣學說出。用者日少。遂使良藥見疑。況病莫起。深可惜也。試述其說而辨正之。東垣云。風在骨髓者宜用。昌按四肢骨髓與脊髓迥不相同。中醫不分。惟西醫各立名目。查四肢骨髓油質居多。而脊髓則屬腦也。中風原屬腦病。如云脊髓猶可庶幾。若謂四肢骨髓則謬甚。又云風在肌肉用之則引邪入骨。昌按中風本屬腦病。腦居骨內。何用引為。麝香乃壯腦之藥。以之治中風病甚合。且芳香逐穢。開關通竅。固正攻邪。兼而有之。反謂引邪入骨。豈不冤哉。又云如油入麵。故用自屬不合耳。昌按此喻似謂易入難出之意。經云。飲入於胃。游溢精氣。旁輸於脾。脾氣散精。上輸於肺。通調水道。下輸膀胱。水精四布。五經並行。西書謂水津入胃。胃內微絲血管。吸攝入血。觀此兩說。自當無微不至矣。何止如油入麵乎。他如嚴用和謂中風宜用。是為實中風邪者設。法若非中類中（指虛中言）。甯堪用乎。此說雖似折中。仍未諳麝香功用。蓋麝香乃壯腦補神之品。非中類中。何須顧忌。

三辨麝香之極能止嘔。法見張子和儒門事親。子和喜用吐法。向有吐不止者。則用以止之。惟時醫鮮用。故少見多怪。余初用時。不獨病家不肯服。而藥肆聞入服劑亦不肯賣。止得引古證今。詳爲開導。并將通用方之重用麝香者示之。始得釋然。而近年則司空見慣。甚至婦人女子。亦能用之。此無他。以其效驗之速也。西醫用皮膚針將嗎啡射入皮內以止嘔。不經臟腑。間道入血。頗爲直捷。然仍不如麝香之確有把握。余經用數年。不驗者絕少。惟服至兩次者有之。故一切內外等證。凡有嘔吐者。無不神效。其服法用正川麝一分。清余吞下。約十五分鐘久即行。服藥定必止嘔。切勿以湯藥同服。反爲不應。甚者須用滾水同研。俟麝香溶化。即行與服。或加燒酒數滴研勻。滾水冲服。或用麝香酒亦佳。此須平時預備。如將麝香一錢浸燒酒三錢。每酒三分。計有麝香一分之力。用時加水冲服。此西醫製法也。頗爲利便。余喜用之。總之中醫議論。每多臆斷。如能以西書互參。更覺高人一着。凡遇有無可質證之處。則以西書正之。爲近時讀藥書之秘訣。此皆曹氏之原著也

推廣曹氏麝香辨

然產處之優劣。藥品之眞僞。尙未甄別。爰述丁氏仲祜之言曰。麝係鹿類。香氣遠射。故字從鹿射。一名射父。又名香麞。其形色與氣味。或爲粒形。或爲塊形。色紅而棕。別

具一種大氣息。能達至遠處。並可深入物內。用手撫之。如有油膩味、頗辣、苦、而可憎。本草綱目。所列諸家之說。多有不實。西人動物學論麝性。較爲鑿鑿可憑。因譯之以爲格致之一助。麝體大如山羊。性畏人。慣獨居。惟於秋間聯羣而處。互通聲氣。喜食樹木根皮枝葉。後二足長。強於前二足。疾奔如飛。且奔且躍。上唇內有長牙二枝垂露於外。處近皮毛作灰色。毛尖則微黑。或微黃。尻禿無尾。蹄小而有甲。色黑。此獸之所以貴。在香囊。囊在臍前。中有香囊。容不滿一升。本草綱目謂其容一斗五升。實屬虛誕。重約一兩六錢。囊中有管。有時香由管出。管中有毛。故香中亦雜毛。囊爲硬皮所成。長而圓。惟雄麝有之。雌麝則無香。堅實味大。人鼻既不能耐。其產處中國之滿州、四川、玀蠻山谷。及中亞細亞之山。與西藏各地。從雪山起。至天山止。又從兩山直至中國之交界處。故有中國麝香。俄羅斯麝香。印度麝香之別。西國常出售之麝香有二種。一爲中國者。一爲西伯利亞者。其上品者則從中國運來。而中國產麝香之處。必在冷而高山最多之處。如雪山等是。至印度所用之麝香。亦有從中國運來。又

推廣曾氏麝香辨　七〇

西藏交界與印度西北山內產麝香甚多。察其優劣、首推中國、西藏、次推俄國西伯利亞。近因價昂、故多有作僞者、內雜鼻煙、血塊、鉛、銕、鏻、等、然欲入僞料、必先剪破其囊、有迹可循、機關易破、又有將香囊置於濕處、圖增分兩、後置箱中、則易於霉爛、香質因之變壞、故藥肆所售之麝香、內有異質、務宜細辨、入市購此、不可不察也。（按近更有人造麝香、氣味與眞麝香近似、作僞者每攙入散香中拌和混充、甚至有研細辛夷淨仁攙入散香中以假充之、尤不可不察）

合二說以觀之、一則辨藥性之功用主治、一則辨藥品之產地優劣、其說詳贍覈實。力埽流傳虛妄之弊、力闢奸儈作僞之非、可謂發明盡致精確不磨者矣。吾國有志研究藥學者、能仿此實行研求、悉心參考、不狃於新舊門戶之偏心、疆域異同之成見、務求確實明瞭、有裨實用、由一而十、由十而百、由百而千、積少成多、彙編一籍、以存吾國藥學之精華、而爲醫藥兩界改良之模範、庶幾日漸進化、知所取舍、不爲古人所欺、自能隨症用藥、而不誤人也。

紹興醫藥學報 第六年第三冊

乳吹妬乳治法

邵復生

乳房陽明所屬。乳頭厥陰所屬。乳母不知調養。忿怒鬱悶。故厥陰之血不行。竅閉而汁滯。陽明之血沸騰。故熱甚化膿。亦有乳兒膈有滯痰。口氣焮熱。含乳而睡。熱氣吹入。遂成結核。名曰乳吹。治法於初起時。便須忍痛。乳間揉令稍軟。吮令汁透。自可消解。失此不治。必成癰癤。嬰兒未能吮乳。或遇兒口氣吹入。或斷乳之時。捻出不盡。致令乳汁停蓄。兼與血氣搏。始而腫痛。繼而結硬。甚且手不能近。則謂妬乳。又乳吹在產前結核。名謂內吹。在產後結核。名謂外吹。並宜芷貝散。 芷貝散 白芷一錢 川貝母一錢 天花粉三錢 金銀花三錢 皂角刺一錢 炒穿山甲一錢 歸尾二錢 瓜蔞仁三錢 甘草節一錢 酒水煎服 產後宜勤擠乳汁。不宜令乳汁蓄積不去。便結惡汁於內。引熱結堅。掔痛大渴引飲。乳腫急痛。手不得近。以成妬乳。治法應橘皮散。 橘皮二錢。去白。麪炒。爲細末。麝香研少許。酒調二錢服之。一服即效。二服可愈。 外治熨法 並治乳吹妬乳。連根葱白搗爛。鋪患處上。用瓦罐盛灰火。蓋葱上一時蒸熱出汗即愈。

誤吞火柴救急良方

尤輔慶錄

蒲公英三錢。浮萍草三錢。赤小豆三錢。綠豆衣三錢。小川連一錢。淡豆皮三錢。生甘草一錢。用綠豆粉煎湯代水。約一兩。須快服爲妙。

此方見蘇州市鄉日報上登的。

蛤什蟆攷

記者

蛤什蟆。如蝦蟆。而足長。南中視爲補品。市上售者。價亦甚廉。余喜食之。顧此物不見於前人記載。或謂產於海。非也。近人魏聲和鷄林舊聞錄記甚詳。因節其言以餉博物君子。蛤什蟆產吉林東南長白山。係谿谷中。遍體光滑。尻無竅。并不辨其雌雄。土人云。雄者値山中新雨後。腹生涎沫。雌雄常黏合。雖力劈之不解。即其交尾時也。飲而不食。無排洩器。寒霜既降。輒膨脹。死。剖之滿儲黑粉如石灰之屑。惟兩肋具肥膋。瑩白。有脂肪質。烹食味鮮美。或謂此物。飲霞水而生。故蛤什蟆所在山必產霞。

通俗咽喉科學序

古人云。千方易得。一效難求。故有極效之藥。莫不以極效之方爲枕中秘。餘姚徐君友丞越之慈善家也。謂施藥不若施方。能發起而公諸世。於是奇方爭出。彙萃一時。戊申秋刋印成册。名曰衞生叢錄。見滬浙報章。廣行分送。余卽以函取。披而讀之。其生理衞生普通之學術。藥物分配治療之功能。與戒煙救急等方。悉皆完善。誠將吾老病之國民。轉而成强健之種族。疾苦永免夫同胞。偉哉、徐君濟世之熱心。可謂至矣。自後、余與徐君。爲書函交。嘗以楮墨介紹。往來研究醫方。閱二三寒暑。恨一面未曾。然深心契而想望也。今夏、吾越喉症盛行。徐君函囑於余。令余輯書。以備刋行。愧余寡見聞。鮮克有濟。曷爲地方造幸福。爲同種示康衢。然又不敢辭諉。乃輯成一卷。以答同志。而供斯症之治療。與斯症之預防也。蓋咽喉爲呼吸之門戶。又爲消化最要之機關。此傳染卽發炎而成危險之症。且傳染性者曰。爛喉痧。歷死於斯。何止什伯。一人傳染。一家繼之。漸及於一鄉一邑。蔓延各處。毒害彌窮。其傳染力之速。過

通俗咽喉科學序　二

此莫甚也。小兒及孱弱之人。病之而死傷更速。即年壯血液充盈。亦每有治不如法相率死亡。令人慘不忍聞。噫。預防之法。固不可不講也。嘗觀古之治法。有可表忌表之說。執一而治。不無貽誤。然初起之時。表之不無功。已遲之日。表之不無害也。又如强壯者可施以表。衰弱與小兒。固當忌表也。古人之喉症方書。汗牛充棟。名目繁多。每難採擇。此篇、首言咽喉之生理衛生。次言喉症之預防。喉頭之檢查。咽喉症受病之原因。治療之各法。皆竊取古今簡易學術而成之。稿既脫。付諸梨棗。幸附叢方之後。忝同肘後龍宮流傳於世。以中西學理。爲喉科寶筏。獲全功。樹大德。非徐君而歸其誰歸。余不能文。不能揚徐君之善。爰誌顛末於簡端。

宣統二年秋編者識

例言

一 本書術語悉用我國通行名詞我國所未備者間採譯名

一 書中詳述咽喉之生理衛生及咽喉病之原因症候療法均用淺近學理文言即不知醫者亦可照法施治

一 本書所用參考書中外古今共二十餘種必比較詳核而後編入

一 書中藥方之後每附外國之普通藥方名曰特方特方中之藥品均吾人可自製者採用既易效驗亦確且藥性和平決無危險之虞

通俗咽喉科學目次

通俗咽喉科學

小金山房叢書
張拯滋若霞編輯

咽喉之生理

咽喉。咽喉爲咽頭、喉頭、組合而成。咽頭。下接食道。爲消化器之始起部。喉頭。在氣管之上端。爲呼吸器之總機關。

咽頭　咽頭。即口腔之內部。上接鼻孔。上壁爲口蓋。左右由歐氏管通入兩耳。接於舌根之處。兩邊各有扁桃腺一。

喉頭　喉頭之搆造。由軟骨、與筋肉、及聲帶、集合而成。軟骨之主要者。曰甲狀軟骨。爲喉頭之前壁。形如函狀。後部廣開。曰環狀軟骨。爲接連氣管之軟骨輪。曰會厭軟骨。能使空氣自由出入。飲食之時。關閉喉頭。使食物送入食道。筋肉。使能各軟骨之運動。聲帶。生於喉頭內壁。能使顫動發聲。中央爲聲門。爲發聲之機官。

凡人身內皮與外皮相接之處。上部爲鼻孔、及口腔。其皮質之精細紅潤。較別處爲

最含血亦較多各腺津液出而潤之故名曰液膜或謂涎膜其組織則爲內層與外層外層硬而無血無感覺內層軟而有血有感覺

咽喉及口腔之攝生

房屋宜清潔宜流通空氣塵埃之空氣有病菌等混在之患故宜避之切忌急食與有刺戟性之食品勿忘齒之洒掃宜常用清水漱口以清潔其口腔

咽喉病之預防

凡遇同室及鄰里有咽喉病發生時除施行上列之攝生外再宜施行本病之預防法

（一）食物宜清淡有刺戟性者宜忌

（二）節酒

（三）不宜多用腦力

（四）忌吸煙

問會

表君題

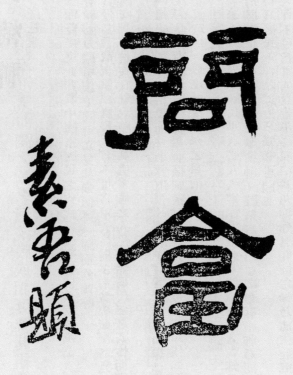

短篇小說　尚武精神

烏都都　蓬　蓬　蓬蓬蓬

開步走　立正

糾糾桓桓之士魚貫而入操場此非我中國軍國民之尚武精神乎假使中國四萬萬人人人有軍國民之體質無事編練勁旅有事効力疆場則中國可立見其強何難一躍而爲頭等國

雖然軍國民之體質豈易言哉天賦跛瘸殘疾者不可爲軍人作弱多病者暮氣深者旦氣牿亡者亦不可爲軍人是故欲強中國國民非培養旦氣驅除暮氣使多病之人化爲無病作弱之人轉而強壯跛瘸殘疾者一變而爲彪形大漢虎賁少年方可

天佑漢族世界第一總統牌精神丸出現補怯弱救虛損凡體羸多病者皆治之而振已敝之精神復混然之元氣凡所謂暮氣深者旦氣牿亡者服精神丸而振刷精神其奮發有爲可操劵以俟即跛瘸殘疾之無可救藥者服之或亦可希冀於萬一以達壯身愈疾之目的

烏都都　蓬　蓬　蓬蓬蓬

國民軍來了國民軍來了雖世界上國民軍未必人人盡服過精神丸然欲中國人盡知兵使他日一躍而爲頭等國以期吐氣揚眉者正不可不人人盡服精神丸蓋精神爲辦事之母有精神乃能辦事乃能人人有軍國民之體質而皆得爲國民軍擇藉武力以強我祖國也

或曰婦女童子老人皆不可爲軍人豈皆不必服精神丸抑知有壯健之母乃能生壯健之兒則婦女宜服精神丸以生強健之子成他日之軍國民童子入校肄業即有體操一科尤宜服精神丸若老人如昔之廉頗黃漢升還雖當時無精神丸而精神矍鑠千古播爲美談則今日既有精神丸凡有老當益壯之思想以期爲國宣猷者更妥可不服精神丸故發犨作尚武精神短篇小說以警告當世男女老幼之有志強國者

上海三馬路中法大藥房識

答十八　陳心田

下利日夜數十行。已及二年。治將就痊。因飲水多。而致溺澀。利劇。肢腫。腹皷。幾而投五淋丸。溲暢腫消。脹鬆。食進。利減。惟左季脇上下一條。軟而拒按。以健脾袪痰鎭氣法治。無效而卒。是否認爲脾腫。何法施治。咨爲詳覆。

大凡通訊問病。必須明細。方可診斷。否則不免疑是。滋歉仄焉。夫脾腫必氣喘。脇痛。身盡痛。實也。若百節盡皆縱。虛也。何則。脾之大絡爲大包。在淵液下三寸。布胸脇中。出九肋間。灌漑五藏。今用鎭氣。是否因氣喘故。別無現狀。祇言季脇輭而拒按。未便認爲脾腫一也。夫季脇在章門之區。雖脾經由隱白起而止大包。其府舍。腹結。大橫。腹哀。爲經過之地。與季脇却相近。究不若章門爲最近。今既定軟而拒按在季脇。似不能認爲脾腫又一也。且核腹哀。大橫。府舍三穴。係陰維與足太陰之會。又會期門。至天突廉泉而終。章門與期門。又係足少陽。厥陰。太陰。陰維之會。章門直季脇肋端。主病腸鳴。食不化。脇痛。心痛。嘔吐。腹腫如鼓。賁豚積聚。以爲寒在下焦之故。似不能牽認爲脾腫又一也。骨空論曰。眇絡季脇。引少腹而痛脹。刺譩譆穴。按眇謂俠脊兩旁空軟之處。今季脇軟而拒按。是否引少腹痛脹。岐伯謂腎俞五十七穴。積陰之所聚。水所從出入也。故水病。下爲胕腫大腹。上爲喘呼不得臥。蓋腎爲胃之關。關門不利。聚水爲患。今得小溲暢。而腫脹漸消。飲食稍可。下利亦減。與脾經變化關係似遠。與陰維眇絡關係相近。蓋陰維主一身之裡。病經兩年。雖愈不痊。悵然失志。不能自收維持。有以致季脇拒按。此解剖上最難明了。如中庸所謂莫顯乎微。莫見乎隱之一端也。至治療之法。認證既明。用藥自易。

再此證確認爲脾腫。亦未可知。不過

原問。尚欠證明。故仍祈

海內高明者。有以解答。

醫藥界近聞

和濟藥局夏秋要藥八種

消暑七液丹

專治暑熱暑濕暑風暑咳暑瘵暑厥深秋伏暑瘧痢泄瀉痧脹霍亂紅疹白痦黃疸淋濁噤耳火眼等無論火邪在氣分在營分悉以此丹主之（每塊洋二分四釐）

消暑清快露

專治溫熱中暑受濕痧脹霍亂觸穢惡心胸膈飽滿肢體酸軟一切時行等症既可代茶亦可作引平時常服可免時疫傳染之患（每斤二角五分六釐）

立消痱子粉

夏暑熱蘊皮膚遍身痱子奇癢刺痛或紅腫潰爛并治面斑汗斑蛇丹疥癬纏火等症即用此粉盛入夏布袋內頻頻撲擦立能消解（每袋二分）

滲濕四苓丹

專治風濕寒濕茶濕酒濕濕溫濕瘧濕疫濕痢濕腫濕毒濕鬱濕滯濕霍亂及水土不服等症悉以此丹治之每服一塊照引單送下（每方二分）

急救雷公散

專治陽症中寒霍亂吐瀉轉筋腹痛肢冷脈伏汗出淋漓舌白不渴每二分用薑汁調入臍眼內外蓋生薑一片用艾火救七壯自能溫通臟腑不致傷陰一時即愈居家旅行皆宜預備（每瓶洋一角）

霍亂定中酒

專治寒霍亂上吐下瀉或不吐不瀉腹痛如絞甚則轉筋自汗脈微欲絕即用青布蘸此酒揉擦四肢至手足溫為度另用此酒半瓢白糖一錢開水沖服（每瓶洋一角）

沉香百消麯

此麯寬胸開膈行氣消積善能消氣消瘀消痰消食消水消酒消積消脹消滯痢消痞塊及一切積痛等症即此麯泡服藥到病除奏功甚速（每方洋一分四釐）

樟腦精酒

此酒祇能外搽切勿內服專治風濕入絡骨節疼痛及霍亂轉筋手足拘攣并跌撲損傷瘀血作痛等症用此酒浸洋紗布搽擦患處立能止痛舒筋（每瓶洋一角）

（開設紹興縣西橋南首）

慈善家聘醫施診

清水鄉丁巷村離城十餘里距柯鎭亦七八里而戶口頗爲殷繁附近各地均無醫家値玆夏令民間難免疾病患之者非遠道求診不可以病人而僕僕道途往返求醫似此溽暑天氣非但難期其愈往往反致加劇此實該村居民之大不便也玆聞該村有慈善家傅紳大寅有鑑於此特捐資聘訂中醫吳文英君每日在該村施診以惠病家而資救濟功德殊不淺也願該醫生其善體斯意毋負傅紳一片熱忱也可

警察注意公共衞生

紹屬城區一帶積習相沿垢穢當途埃壒滿地實爲衞生之大害邇際夏令炎炎溽暑火傘當空疫癘叢生尤以淸潔道路爲公共衞生之要端縣警所巡長吳耀有鑑於此日昨特飭淸道夫加意整潔勤加掃除並在大路各處要衝繁熱之區添設淸道桶爲整理街道之補助是亦警察應盡之義務也

時疫流行之可慮

城區團基巷徐姓小兒年可十餘齡於十九號早晨起忽然頭痛身熱喉間作痛延至數小時即目瞪口呆不省人事迨及傍晚竟一命嗚呼矣又東雙橋河沿周某之女某姑年將及笄於前十八號晚得病其症候亦與徐姓小兒一樣亦於十九午後斃命識者爲係時疫流行究不知若何險症也

漓渚發現虎列拉

偏門外漓渚毛央嶺地方有勞三十者於日前忽罹虎列拉症頗危險時發嘔吐暴瀉腹痛雷鳴四肢厥冷六脈俱伏雙手均現黑色斑點螺紋已癟即請該處內科醫生沈達夫診治謂此病乃三陰中寒毒所致陽氣已衰擬用附子理中湯加來復丹等藥治之二劑即痊該處小埠張氏婦亦罹是症狀甚危險亦延沈醫仍用前法治之一劑即痊

按吾紹常有一知半解之病家見附子而自行減除至殆反咎醫方深可慨嘆

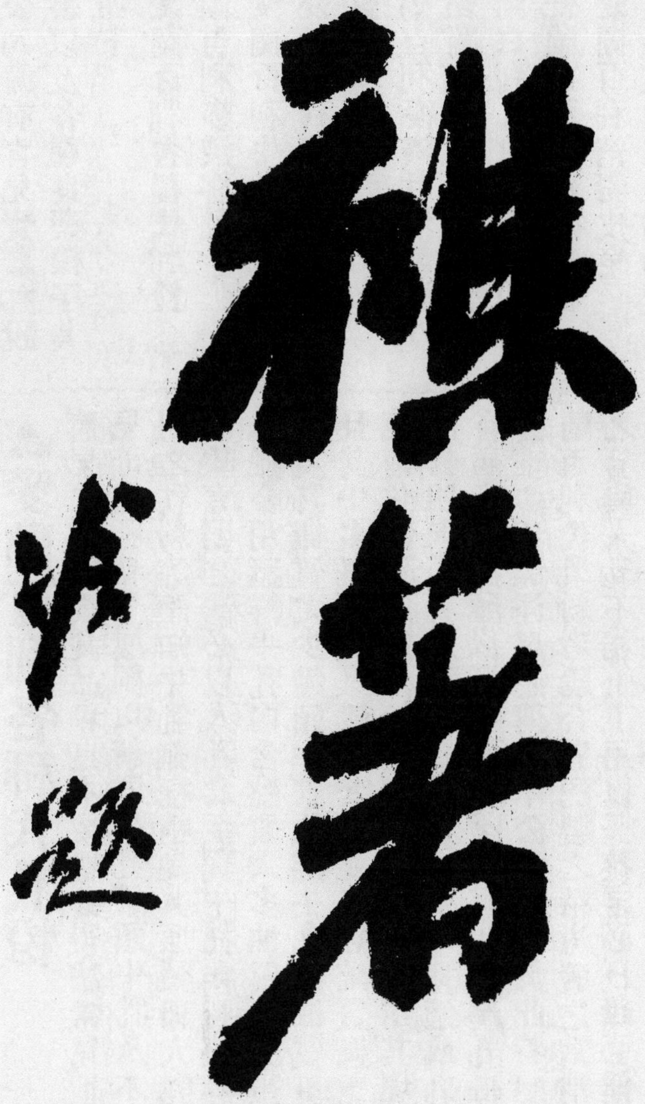

本公司備有育兒寶鑑并說明書以及各種良藥樣子其名如下

愛蘭百利各種代乳粉
愛蘭百利麥液餅乾
愛蘭百利牛乳嗝咕粉
愛蘭百利代食粉
愛蘭百利麥液
愛蘭百利麥液甘油燐礬汁
愛蘭百利麥液亞燐礬汁
愛蘭白利乳白鯊魚肝油
愛蘭百利麥液燐礬汁
愛蘭百利消毒皮皂

以上各樣如誠心試驗分文不取請函致可耳

愛蘭百利各種代乳粉

育兒之道首要食品精良次要喂養得法常見世俗兒母之乳稀少屢飼以新鮮牛乳罐頭牛乳及不適用之乳粉等詎知牛乳雖極精良其原質與人乳不同故育嬰之法必以人乳爲至寶牛乳非製煉得宜殊難合用蓋鮮牛乳內含酪質太多油質略少蛋白質及乳糖質尤少罐頭牛乳比鮮牛乳其油質更少且其中多雜糖質又難保其不變也矧酪質過重不克消化糖質過重易於受病二者之不適用其理顯而易明夫人乳爲育兒之至寶故不待言適或乳母有病乳汁淡薄以之哺孩亦不適宜間有用乳母撫養惟多不潔淨反足傳染本公司有鑒於此特製愛蘭百利代乳粉考驗合宜配製之精滋養之富消化之易與人乳不相上下用以喂孩定必日臻强健

英京愛蘭漢百利西藥公司分設上海廣東路四十號便是

禦疾記聞

張汝偉

變患之來。每出人意外。防之所不及防也。若不窮研細索。則死者含寃地下。而其義理終不能顯白於世上。無以使天下之人。悟防微杜漸之宜。豈不悲哉。苟能明其所以然。則其人雖死。而其理已明。其功即可傳於後世。則其死也。猶生。昔有某甲者。夫婦宿稱和好。而某甲經商於外。在外日多。在家日少。一日甲自外歸。其妻即趨而奉之。蓋以夫子久客而歸。未免有情。即自樓上去。取素吸之水烟與之。及夜分。某甲忽死。次日某甲之父母。即訴諸縣。以爲是婦謀殺也無疑。於是徧施毒刑。拷掠備至。堅不供認。其官乃詳詢其歸後至夜分時。作何狀。食何物。一一參之。曰。得之矣。是必烟筒爲害也。蓋某甲出外。已及三年。此水煙筒。從未吸過。一時雖滌。難洗其沉毒之氣。乃取煙筒剖驗之。果有一物。如蜈蚣狀。紅其首而多其足。尙蠕蠕而動也。某甲之吸其毒而死。可無疑矣。及案結局。而其妻亦不勝其苦矣。曰吾寃已明。吾將從吾夫於地下矣。乃自投繯死。使當時其妻而即死矣。此理亦不得明。此寃亦不得洗。是以此案決。此理明。而後之人鑒之。於用物起居。其可稍加之意乎。此余所謂變患之來。每出人意外。卽此也。爰筆記之。以告當世。

董陽生先生施醫記

闕名

董先生者。董奉之流亞歟。曩者耳其名。奇之。世居上虞西門外四十里許董家山。字陽生。恒產數百畝。授長子田。俾析居之。子不善持家。不數年家貲蕩然。先生喟然曰。老誖。固念子孫者。奈不賢。羸金奚益。與其爲子孫揮霍。何如予善用之乎。平素流覽方書。乃專肆力於醫。精治瘍術。爲人療。并給以藥。效者多。求治日繁。定章每歲二月起。單日施診。雙日休息。仲冬杪停止。咽喉急症。昏夜與治。親疎貧富。誓不取貲。淸季光緒壬寅癸卯年。予爲姪家事。數往其鄉。特往訪之。相見如故。性情和易。語言爽直。見求診者踵相接。旁人爲予言。多時常百數人。案頭瘍科書數種。取閱之。有數處以墨圈其端。詢之曰。此

塔涯軒醫藥漫錄

古越高潔儒輯

引言

僕生性不文。未嘗學問。豈敢自詡心得。筆之成書。以炫惑後人。第客秋解館。荒齋兀坐。岑寂萬分。遂取架上蠹餘醫藥諸書。隨手翻閱。凡有可以補世俗之不逮。及堪爲後人之金鑑者。抄之撮之。積久竟成卷帙。自知文理粗鄙。狗尾續貂之誚。在所難免。而愛我者。以用爲覆瓿。未免可惜。爰不自量力。檢付報館。知不值識者一粲。

民國五年歲次甲寅季春下浣潔儒高發廉自識於蠡城塔涯書屋

暑衣

夏日汗透衣。切不可於烈日中曝。若將乾而大雨忽至。即爲收納。則烈日之毒。即錮於衣內。如遇觸暑汗出時。偶一衣之。則暑以引暑。其毒立中。證候全

塔洼軒醫藥漫錄 二

類傷寒。若誤作寒治。必致發狂譫語。再誤投參耆桂附。陽以益陽。未有不至口鼻流血不已者。

沈氏遵生書云。夏日曝書曝衣。暑氣未散。隨即收藏。至秋冬近之。其氣亦從口鼻而入。入而即發。此暑氣伏於物而觸於人者也。其病或霍亂吐瀉。或洩痢腹痛。或瘧發寒熱。醫者皆當細詢其因以爲治。甚或有身熱而手足厥冷者。則甚危矣。

洄溪雜俎。有婦人因聞其兒自遠至。更衣見之。時方冬月。凡所更衣。皆夏月所暴而藏者。婦方有娠。胎爲暑毒所中。激而生煩。腹痛脉伏。熱極似寒。諸醫誤認作寒。參附併投。病益煩悶而死。

草藥

草藥恒與正藥并生。誤用之。爲害不淺。今就其爲害最烈者言之。斷腸草往往與柴胡幷生。採取時必得揀淨。方可入藥。故自來醫家開方。於柴胡上。必加一凈字。今之醫者。方上不但不加。問之亦均茫然。良可嘆也。

洄溪雜俎。英州僧某。往州南三十里掃塔。有客船自番禺至。舟中士人携一僕。僕病脚弱不能行。舟師憫之。曰吾有一藥。治此病如神。既賽廟畢。飲胙頗醉。乃入山採藥。漬酒授病者。其藥入口。即腸胃作痛。恍如刃割。遲明而死。士人咎舟師。舟師恚。卽取所遺藥酒服之。不踰時亦死。蓋山多斷腸草。人食之輒死。而舟師所採之草。爲根蔓所纏結。醉不暇擇。徑投酒中。是以及於禍。則知草藥不可妄服也。

煤毒

煤氣最毒。炭氣稍輕。人苦受其薰蒸。必如夜臥夢魘。不能復覺而斃。故凡多然煤炭之家。房中宜置水一盆。并使窗戶有透氣處。則煤炭氣雖盛。不能爲害也。

養生雜記。中煥炭毒。心口作嘔。或即暈倒。急擣生蘿蔔汁灌之。或清水亦可。

陰陽症

陰陽症。即仲景傷寒論所謂陰陽易是也。易者即交易之義。男病而女與交接相染名陽易。女病而男與交接相染名陰易。男相染則陰腫入腹絞痛。女相染則裡急連腹及腰胯皆痛。此因淫情不禁。陰邪得以投其隙。移禍於不病之人。頓令一身之精氣。皆受慾火之害。故犯此症死者。兩手足指甲皆青黯。或青紫。甚則頭面及遍身皆紫黯。緣血敗精脫故也。

論藥誤

徐靈胎徵君醫學源流論云。有病固當服藥。乃不知醫之高下。藥之當否。不敢以身嘗試。莫若擇至易輕淺有益無損之藥。以備酌用。如偶感風寒。則用葱白蘇葉湯取微汗。偶傷飲食。則用山查麥芽湯消食。偶感暑氣。則用六一散消暑。其法最良。其藥亦賤而易辦。特錄之以補世俗之不逮。

醫案

幼舟題

吸烟成癖精力就衰記憶不敏

韋廉士大醫生紅色補丸如何治愈汪利生兒科醫生之煙癖

世業推拿幼科汪利生醫士自幼隨父來申行醫已歷三十餘年

汪醫生亦效其餘諸大名醫深信韋廉士大醫生紅色補丸爲可靠之要藥因此丸曾經治愈彼之虧症且亦藉此戒絕煙癮其來函如左云

余素來吸煙成癮因而面黃肌瘦且逐日行醫事甚繁瑣胃口甚劣夜難安睡腰背酸痛眼目暈花虛汗淋漓心跳氣促悶煩健忘醫藥遍嘗轍未奏功適遇余友李子琴兒力勸余購服韋廉士大醫生紅色補丸服後卽覺少瘥胃口全進精神稍振肝陽亦平於是耐心連服數瓶腰痛眼花頭暈諸恙悉去精力驟增絕不再思吸烟從此得脫黑籍且精神爽適面色紅潤心甚快愉也

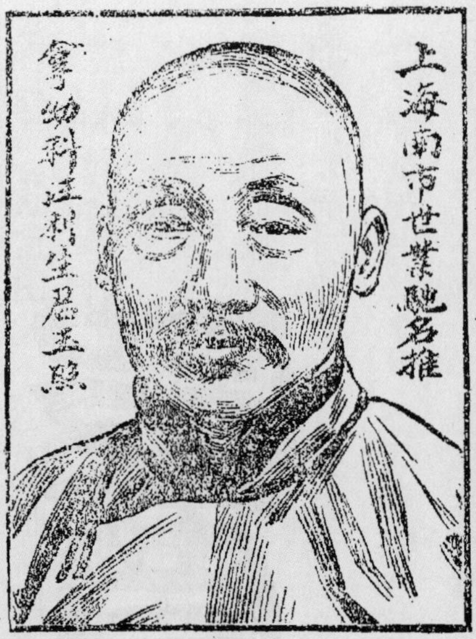

韋廉士大醫生紅色補丸之奇功往往先由醫生自己服用見效之後施及病人故竭力代爲介紹也凡由血氣軟弱血液淡薄腦筋衰殘所致各症莫不奏功專治以血薄氣衰　諸虛百損　少年斲傷　胃不消化　瘋濕骨痛　山嵐瘴癘等症及婦科各症尤著神效凡經售西藥者均有出售或直向上海四川路九十六號韋廉士醫生藥局函購其價每一瓶英洋一元五角每六瓶英洋八元郵力在內

來方用五苓五皮枳朮保和舟車等品。繼投單方。俱皆罔效。余問病有幾月。伊云兩月餘。夏間曾有瘧痢否。渠云有之。利下赤白。週時數十次。吾郡婦人。素屬迷信。求服仙方多次。利遂止。詢是烏梅甘草訶子牡蠣銀花石膏黨參黃耆等品。飲食由此不進。先脹後腫。腫甚則咳。水漿不入。燧曰。邪阻於脾爲脹。水流於經則腫。土位受困。有礙散精而少升令。何能上歸於肺。肺失肅淸。少下降通調之職。不入膀胱。而浸泛脾胃三焦膈膜腠理之間。致溲疼便溏囊腫。腫脹咳嗽之所由來也。然小兒雖屬純陽。至此時陽不化氣。氣不化溼。蘊而不泄。前曾雜投酸甘兜澀辛凉辛寒甘溫等。遂致陽無宣運之機。氣有閉塞之害。故濕凝於上。即現不寐痰嘶面浮不食等症。燧用苓桂朮甘加製附片。二陳杏蘇。佐桑皮枇杷葉橘絡等。服數劑諸恙覺平。脉象漸起。惟不寐喘嗽溏甚未痊。再以秫米半夏湯交加散華蓋散合劑。連服數日。幸能得手。後又以異功散加和曲穀芽當道盤龍二草。頗獲效機。即以鯽魚烏魚甘溫和中之品。以善其後。

鼠疫初起一二日尚未起核與外感發熱有何分別說

粵東黃眉孫由星加坡寄稿

星洲時有鼠疫。無定時期。但少傳染。非若他處之有時候。傳染迅速也。有某甲者。家有疾病。皆請余診。一日其妻發熱頭痛。身體拘急。値余不在寓。改請他中醫。他醫不知爲鼠疫也。云太陽症。以九味羌活湯加減治之。一劑後。病覺沉重。乃請某西醫治之。亦不知爲鼠疫也。用退熱藥水。令分三次服。不料服至一次。病更沉重。復請一西醫治之。仍不知爲鼠疫也。云是大熱。另服藥水。亦無見驗。合家惶急。於是其妻令夫來請余診。夫以病已危急。更醫多人。恐余嫌怪。乃易以某中醫。依舊不知爲鼠疫也。云陽明症。以白虎湯加減治之。服後其熱不退。兩足已不能行動矣。其妻大罵中西醫。并罵其夫不來請余。時已昏暮。其夫俟天色微明。請余往診。余以路遠。欲俟朝後出門。其夫

專件

介紹名著一

廣溫熱論一書爲戴北山先生原著經陸九芝先生刪定何廉臣先生重訂并附以經驗古今方案而印行者其辯伏氣溫熱與新感溫暑及傷寒之鑑別裨益於感證之診斷猶行海而執有羅盤也醫家病家均宜人手一編獲益良匪淺鮮每部六冊定價大洋八角本社及各大書坊均有寄售

介紹名著二

越醫何廉臣先生重訂印行之感證寶筏係歸安吳坤安先生之原著先生爲姑蘇薛葉兩大名醫之高足其學問經驗胥集於是著而辨傷寒與類傷寒如劃鴻溝而立疆界洵不愧爲感証之寶筏故出版後風行一時每部八冊定價大洋一元二角本社及各大書坊均代發行

一無論由評議部提議或有會中付議事件均須按期議決惟必具有理書一通

一議事時由會中派書記員將評議員到數及姓字並評議事由議論情形決定可否詳記議事錄

一評議員議事之可否權以一人為一權可否之數相等時以評議長加入一權為準

一議事時以評議員全部過半數到者方得開議

一議事時評議長缺席須推定臨時評議長以代之其責任亦歸臨時議長自行擔任及簽字

一評議長及評議員於常會時缺席連接上三次者應由會中另行推補

一凡遇大會常會或臨時會時評議長員均於臨時取消與普通會員同其權限

一評議會開會時其他職員與會員均無議事之權

一此項細則之修定或增刪時須由全部過半數之通過

◎傳染病預防條例（三月十二日公布）

第一條　本條例稱傳染病者謂左列各症　一虎列剌　二赤痢　三腸窒扶斯　四天然痘　五發疹窒扶斯　六腥紅熱　七實扶的里　八百斯脫　前項各款以外之傳染病有認為應依本條例施行豫防方法之必要者得由內務部臨時指定之

第二條　地方行政長官認為有傳染病豫防上之必要時得於一定之區域內指示該區域之住民施行清潔方法並消毒方法其已辦自治地方應指示自治區董行之　前項清潔方法消毒方法由內務部定之

第三條　已辦地方自治區應設立傳染病院隔離病舍隔離所及消毒所　傳染病院隔離病舍隔離所及消毒所之設備及管理方法由地方行政長官以單行章程定之

第四條　當傳染病流行或有流行之虞時地方行政長官得置檢疫委員使其担任檢疫預防之事務並執行舟車之檢疫　於舟車執行檢疫時凡

乘客及其執役人等有患傳染病毒之疑者得定相當之時日扣留之　於舟車執行檢疫時發見患者得使就附近各地方設立之傳染病院及隔離病舍治療其有感染病毒之疑者亦同該地方若無正當理由不得拒絕

未施行檢疫之舟車若發見傳染病患者或有感染病毒之疑者準用第二項第三項之規定若在監人出獄患傳染病或疑似傳染病者亦同　除前四項規定外關於檢疫委員之設置及舟車之檢疫規則以敎令定之　檢疫官吏及醫師得用免票乘坐舟車但以持有執照者爲憑

第五條　地方行政長官認爲爲傳染病預防上之必要時得施行左列各款事項之全部或一部

一施行健康診斷及檢查屍體之事　二隔絕市街村落之全部一部之交通　三凡演劇賽會及一切人民集合之事得限制或禁止之　四　衣履器皿及一切能傳播病毒之物得限制其使用授受搬移或廢棄其物件　五凡能爲傳染病毒媒介之飲食物或病死禽獸等肉得禁止其販賣及授受或廢棄之　六凡艦船火車工場及其他多數人集合之處得命其延聘醫師及爲其他預防之設備　七凡施行清潔方法及消毒方法時對於自來水源及井泉溝渠河道廁所汚物及渣滓堆集場得命其新設或改建或廢棄或停止　八當傳染病流行時得以一定之時日禁止其附近之捕魚游泳汲水等事　九得命令自治區或由該官署施行除鼠方法及關於鼠之設備　建築物因傳染病毒之汚染難於施行消毒方法者地方行政長官得爲特別處分　因執行前項處分得使用必要之土地但須報由地方最高行政長官咨陳內務部　依第二項第三項規定之處分致建築物或土地之所有者受損失時得準用土地收用法之規定酌予備償

第六條　依前條第七款第八款對於市街村落之全部或一部停止其所用之水或禁止汲水時於停止或禁止期間內應由自治區供給其用水

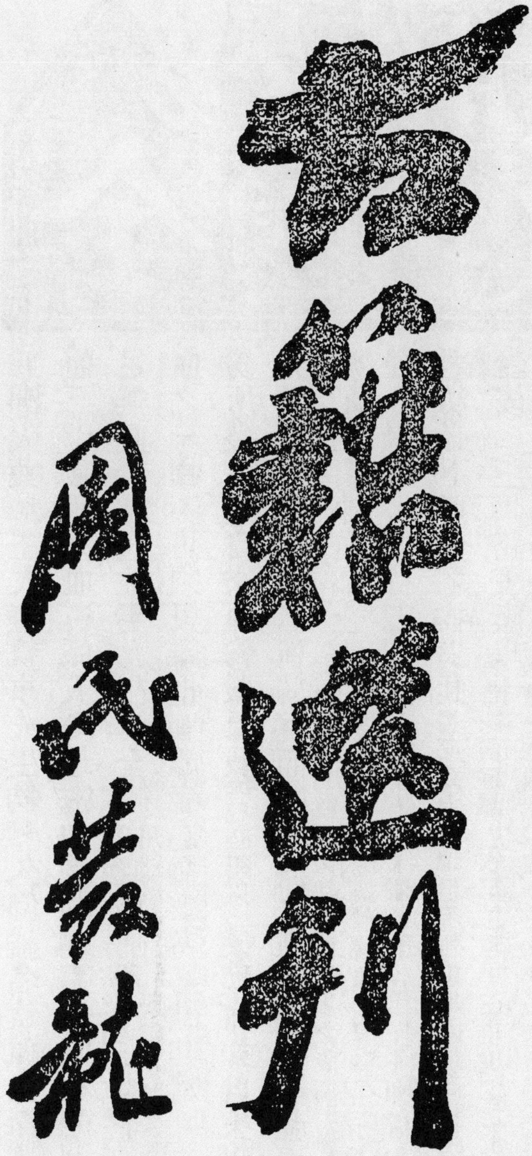
古籍選刊

男女生育全賴血氣

五洲大藥房主人暨執事先生鈞鑒久仰盛名欽佩良深樂業醫三十載研究血質係人身最密切之關鍵手無血不能握物足無血不能履地男女生育全賴血氣孩哺乳汁亦倚乎血是血之一物不可須臾離也樂臨症遇血虛者必勸其購　貴藥房所製人造自來血常服信我言者服後果獲血如自來水之充盈不愧自來血名稱其實而婦女飲之廣嗣小孩體強而少病足證自來血爲上上補品爲特贅頌數語藉作證書希即照登各報俾得廣行五洲冠蓋五洲庶人人能知自來血係男婦老幼必不可少之物焉此上敬頌

壺安　三馬路安康里十三世婦幼科鄭樂山鞠躬 舊歷五月廿二日

人造自來血 係一種美味濃液之飲料　服法 每飯後用一調羹開水十倍沖服

總發行所上海四馬路五洲大藥房照原函抄登

醫學薪傳弁言

壬辰之夏日長如年及門諸子進而請益僉謂吾師飼鶴亭中藏弆醫藉奚啻萬卷平日仰承提命犄涉厓畧第脉精微本草浩博某等資質魯鈍管窺蠡測茫無下手處敢乞指示俾有遵循老人遂不揣譾陋仿劉歆七畧編排目錄區分十類取便初學不遺淺近肄業所及庶識先後兼以四庫提要鄭氏通志畧崇文總目及諸史藝文誌摘錄醫家書目出以相視古今名賢著述竭盡平生心力道契儒先功存利濟原期藏諸名山傳諸其人乃多歷年所雲烟變沒不知凡幾通人不能舉其名畢世不能覔其業醫稱小道特宋人武斷之言耳今之所舉爲老人七十年中曾經過眼兵火之後猶可購求者備錄如左若久從湮沒無可搜訪故家秘藏未易窺見挂漏之譏誠知難免且其中有彙入叢書附列名家專集者自毋庸一一著錄惟旁徵博引無關誦習拾遺糾謬致失偏頗更有拾人牙慧鈔綴成編自享敝帚亦災梨棗槪不羼入若輩志圖上進力矯凡庸必多讀

弁言 二

書而加以臨證閱歷既深甘苦自悉時師惡道幸勿效尤欲速則不達尙口乃致窮程伊川先生曰醫不讀書縱成倉扁終爲技術之流非士君子也東坡先生之言曰學書者紙費學醫者人費勉之勉之九月九日折肱老人漫書

醫學薪傳

歸安淩　奐曉五纂　　及門諸子參閱

提綱

素問二十四卷（晉全元起注）（唐王冰注）（明馬蒔注）（國朝吳崑注）（張志聰集註）靈樞十二卷（明馬蒔註）難經五卷（周秦越人）（元滑壽本義）（明王九思集註）（國朝徐大椿經釋）傷寒論十卷（漢張機仲景）（宋朱肱類證活人書）（金成無己註）（明方有執條辨）金匱要略六卷（沈目南注）（國朝徐彬忠可注二十四卷）（程儀洛註）（周揚俊三註）

醫雖方技。實肇黃岐。靈蘭闡秘。苞符洩奇。聖作名述。極深研幾。垂教萬禩。拯救羣黎。是乃仁術。濟衆博世。壽人壽世。運啓昌期。

右爲醫家之五經。學者上口諷誦。悉心參究。乃稱有本之學。惟文辭古奧。義理元微。較儒門四子六經。尤難通解。必須麤通文理。本有師承。再擇後賢注釋善本。參稽考訂。庶幾融會貫通。窺測旨趣。比來醫籍如汗牛充棟。終不能越其範圍。徐靈胎先生謂其理精妙入神。非聰明敏哲之人不可學。至哉言乎。

挈目

內經知要二卷（明李中梓士材）續素問鈔九卷（明汪機石山）類經三十二卷（明張介賓景岳）醫經原旨（國朝薛雪生白）素靈類纂（國朝汪昂）傷寒微旨二卷（宋韓祗和）傷寒補亡論二十卷（宋郭雍）傷寒百證歌五卷（發微論二卷附宋許叔微知可）傷寒心鏡一卷（金張從正子和）明理論三卷（金成無巳）續明理一卷（明陶華節菴）傷寒六書六卷（前人陶氏）傷寒續論遙問（明徐行周道）傷寒全生集（明何㦤）傷寒來蘇集（國朝柯琴韻伯）傷寒論翼（前人）傷寒補天石（國朝戈存橘）傷寒大白　傷寒貫珠集（國朝尤怡在涇）傷寒要論二卷（國朝郭治）傷寒類方一卷（國朝徐大椿靈胎）傷寒論本義二十卷（國朝魏荔彤念

報價

新報	册數	報價	舊報	價目	郵費
全年	十二册	一元	一至十三期	五角	中國加一成日本台灣加二成南洋各埠加三成
半年	六册	五角五分	十四至十七期	三角	
零售	一册	一角	十八至四十四期	八角	

代派或一人獨定十份者八折五十份者七折郵票抵洋九扣計算空函恕復

廣告價

	地位	價金
一期	一行	二角
	一面	二元
三期	八	折
六期	七	折
一年	六	折

誌謝

桂林分會惠賜醫藥淺報兩份上海總會惠賜日日新聞一份合此鳴謝

更正

本報五十八期論文門且休館醫案弁言中誤字校正於下

頁	行	字	正	誤	漏
三七	四	十			心
三七	四	十二	物	濟	
三七	八	八	喉	咳	
三七	十一	廿七	察	案	
三八	七	十二	二	三	
三八	十	三二	獲	或	
三八	十二	三	元	五	

聲明

本社通訊處於去冬已遷於紹興城內北海橋凡外埠寄函務祈直接書明該地址交敝社收可也

本報下期要目預告

論文●投稿之利益說……（張汝偉）讀傅氏女科石室秘錄書後……（俞鑑泉）論醫報宜慎登告白……（張汝偉）時疫一得論……（王壽芝）

學說●通俗咽喉科學……（張若霞）避暑要錄……（張汝偉）

問答●問二十……（杭州王基倫）問二十一……（蕭然陳作藩）問二十二……（蘇州金里千）問二十三……（張汝偉）答十三……（俞鑑泉）答十四……（劉丙生）答十七……（張汝偉）答十九……（陳心田）答十七……（劉丙生）答十八……（劉丙生）答十九……（劉丙生）

醫案●鼠疫初起一二日尚未起核與外感發熱有何分別說……續（黃眉孫）驗案三則……（蔡星三）論咳血之效果……（昆陵尤輔摩）膈食喉痺治驗方二則……（俞鑑泉）

雜著●董陽生先生施醫記……續（闕名）醫林雜錄……（張汝偉）

紀事●江西分會來函并職員姓字錄○改革飲片案

第六年　第六十期　第四冊

紹興醫藥學報

丙辰八月

神州醫藥會紹興分會發行

本期之目錄

救民疾苦

孫文題詞

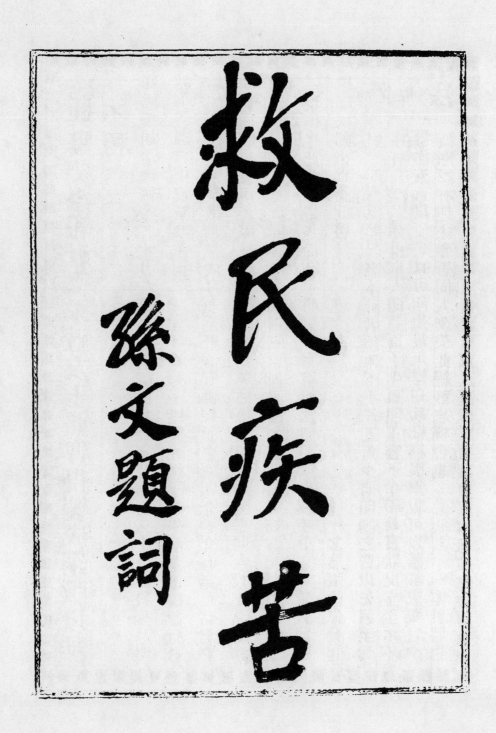

紹興醫藥學報社徵求社友玉照俾得製成銅版以垂

不朽

竊維學如浩海個人之才力有限[illegible]之講習無窮二千年[illegible]科學昌明鼓張言論發揮眞意岐黃國脈醫藥事業繫一線於神州同學[illegible]繼發行於越郡[illegible]討論[illegible]精微時易歲月如流吾儕宜再接而再厲願念神交有素 諸君必[illegible]山遙隔社[illegible]親炙執筆常懷[illegible]醫藥同人投稿諸[illegible]務祈各[illegible]明籍貫[illegible]銅版詳列[illegible]年歲[illegible]況不妨詳記[illegible]屬[illegible]傳從此[illegible]迢遙而合[illegible]可晤對一室宿所欽仰即無異握手平生[illegible]共聯袂郵來爲荷此啓

常熟張汝偉發起

附辦法 一 同人如以玉照見惠本社者須附下小洋五角少補印刷之費以先遞至爲序無軒輊之分也每人印一頁上半頁印玉容下半印籍貫狀況字至多不得逾五百以便半頁可印用最上厚白磅紙精製銅版可以匯訂成集日夕一觀摩頗有趣味幸吾同人勿失此絕妙之機會也

本社特白

懸賞徵文

題目

廢止五行生尅問題之正確解決

答二十（本期報載王基倫君之問）

繳卷

限一個月不拘一題二題每行定三十二字寄紹城北海橋東本報社收

酬例

不分甲乙凡選登本報者薄有奉贈以本社發行之書籍五元至一元不等

大增刊第三

目錄

流通醫藥書籍有限公司進行事畧(六)

(公司章程及第一至第五次佈告事畧均在各期報首)

南京督軍署軍醫科長張相臣君寄刋市隱廬醫學雜著白喉全生集二書○處州松邑何九齡君寄到手批謝映廬得心集二本付刋○松江聶欲方君示有費氏未刋醫案寄來現在校勘中○峽石何心怡君函示有蔣澤久小靈蘭醫案寄刋現在抄錄中○常熟張汝偉君寄到暫行股單式樣邉已付印凡有股諸君請郵寄前奉收洋明片以便換掣股單○桂林神州醫藥會分會黎君來函擔任代招股份並荷於醫藥淺報中登載招股章程○醫藥叢書第一集原定七月內出版現因刻板未齊校對需時尚須展期數旬

廣徵社友

啓者本社簡章（載在四十五期報首）第一條第六條凡各處之投文或投資者組成一團同爲社友一律平等範圍原不限於紹興一隅近荷外埠同志惠函下問入社章程者日有數通又兼醫藥事業之亟謀改革者亦非少數同人之力所能及爰特廣告除以前投文及投資者已經刋入社友錄外（載各期報中紀事門）此後不拘何地同志因有願無力但能介紹投資五元或投文一件亦得與投資投文者同認爲社友至直接投資與投文本社尤爲歡迎

紹興北海橋醫藥學報社啓

醫藥叢書第一集

本社組織之流通醫藥書籍公司股份雖未足額擬先刋行**醫藥叢書**以期孤本書籍先行流通俾閱者先覩爲快茲因**第一集**出版在卽前定半價之限多有未得普及爰再**展限五十天**以惠遠地之主顧

書目

周氏易簡方集驗方合刻
吳鞠通先生未刋本醫案
唐氏日本舊刻本人參考
周氏新著惜分陰軒醫案
羅謙甫先生遺稿治驗案

用中國白連史紙精刻大版中式線訂四厚册加木版裝成一函定價一元六角本國加一成南洋台灣日本加二成郵費書印無多購者從速各處書坊均有寄售

發行處紹興北海橋醫藥學報社及各代派處啓

論文

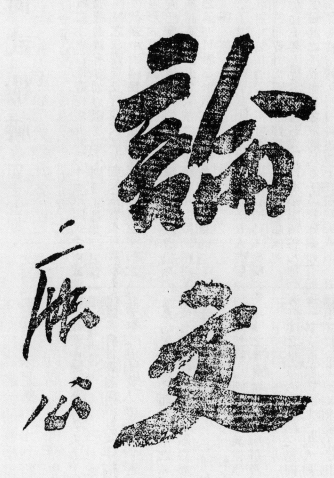

短篇小說 **尚武精神**

鳥都都　蓬　蓬　蓬蓬蓬

開步走　立正

糾糾桓桓之士魚貫而蒞操場此非我中國軍國民之尚武精神乎假使中國四萬萬人人人有軍國民之體魄無事編練勁旅有事効力疆場則中國可立見其强何難一躍而爲頭等國

雖然軍國民之體質豈易言哉天賦跛癃殘疾者不可爲軍人恇弱多病者暮氣深者旦氣梏亡者亦不可爲軍人是故欲强中國國民非培養旦氣驅除暮氣使多病之人化爲無病恇弱之人轉而强壯跛癃殘疾者一變而爲彪形大漢虎賁少年方可

天佑漢族世界第一總統牌精神丸出現補怯弱救虛損凡體羸多病者皆治之而振已敝之精神復混然之元氣凡所謂暮氣深者旦氣梏亡者服精神丸而振刷精神其奮發有爲可操劵以俟即跛癃殘疾之無可救藥者服之或亦可希冀於萬一以達壯身愈疾之目的

鳥都都　蓬　蓬　蓬蓬蓬

國民軍來了國民軍來了雖世界上國民軍未必人人盡服過精神丸然欲中國人盡知兵使他日一躍而爲頭等國以期吐氣揚眉者正不可不人人盡服精神丸蓋精神爲辦事之母有精神乃能辦事乃能人人有軍國民之體質而皆得爲國民軍俾藉武力以强我祖國也

或曰婦女童子老人皆不可爲軍人豈皆不必服精神丸抑知有壯健之母乃能生壯健之兒則婦女宜服精神丸以生强健之子成他日之軍國民童子入校肄業即有體操一科尤宜服精神丸若老人如昔之廉頗黃漢升雖當時無精神丸而精神矍鑠千古播爲美談則今日既有精神丸凡有老當益壯之思想以期爲國宣猷者更安可不服精神丸故援筆作尚武精神短篇小說以警告當世男女老幼之有志强國者

上海三馬路中法大藥房識

投稿之利益說

張汝偉

涓涓之水可成江河積微而著也千慮之中必有一得博採之意也今之人不明此意以愼言爲藏拙之計以多議爲愚好之譏於是噤口卷舌寧受仗馬寒蟬之誚以守知足不辱之戒宜萬百事業有替無升有衰無盛矣蓋無競業樂羣之思想爲空前絕後之謀劃使然也如我醫葯則尤甚耳近十年來中藥之利權喪失固已不堪設想而中醫竟爲政府取締遂致西醫西藥聲浪日高勢力益大吾中醫中藥幾至消滅於無形幸賴熱心諸君子奔走呼號創會行報以一髮挽千鈞放曙光於神州四千餘年岐黃道脉僅使不至絕跡而三年以來各報銷路猶不逮醫藥界百分之一（如吾邑城鄉合計醫藥界不下千人而定閱神州報者不逾十份定閱紹興報者不逾五數）非特無暇展卷抑且排擊其非既無匡救之計議尤敢退讓於西人一若業醫者流只爲一身謀餬口計而已何用乎醫書何取乎醫報嗚呼此醫藥之所以日危也夫國賴民以立民賴教以存教化不行而仰鼻息於他人不死何待謌

投稿之利益說

竊憫近世醫家。泛泛然者固不論。即一二能博貫淹通。有閱歷經驗者。每閉戶著書。寶藏金匱。以傳子孫。不肯刋布流行。以公諸世。竟有及第門人。未獲一覩者。殊不知子孫有賢否。豈能世守家承。而不失乎。卽能也。豈能博施濟衆乎。究其極。仍歸之於泯滅而已。而枉費一世之精力。抑何謀之左也。謂不敏。奉勸海內高明之士。毋視醫報爲浮文。不妨各抒高見。毋以辨駁生傾軋。不妨互相琢磨。毋以一得爲不足取。須知會川可以成流。毋以秘旨而不輕傳。須知世承終難永守。當此競爭劇烈之場。不可無自樹基業之地。如我醫報。即自樹基業之地也。至於構造形勝。如何則鞏固。如何則易圮斷。恃乎諸君子之投稿也。不然。但有基地。而無木石。爲之房屋。則仍一廢地。取之何益哉。海內高明。亦當諒發起者之苦衷。不吝珠玉。發抒偉論。俾成大觀。以成謂之私幸。則蒼生幸甚。萬民幸甚。苟心非鐵石。其必知所從事歟。自後在醫藥界內之人。各有零珠碎玉。即不在其中者。亦必手執一卷。如是則吾中醫中藥。庶幾有望矣。謂不敢嘗西醫西藥。非純但求我同人。勤修其本以勝之耳。

讀傅氏女科石室秘錄書後

俞鑑泉

傅青主先生學問品行。見淸季經世文編。而女科一書。流傳人間。固盡人知之矣。惟讀陳遠公石室秘籙。其症治論說。多與傅書同。而錢松又將二書合而爲一。參以辨症奇聞。有足令人研究者。傅氏女科。先嚴於同治初年。得其書藏諸篋中。後先慈患恙。延醫調治。進藥一百數十劑。且加劇焉。先君子忽憶及傅氏一書。發篋檢查。知症爲赤帶。照方服之。病竟霍然。後凡逢親友之有疾者。查方以治。效每桴應。先嚴奇之。益重其書。赴杭時遍覓坊肆。竟無其本。知書已失傳。於是出資鐫板於紹之傳近文齋。（時同治壬申）書凡上下二卷。又捐資印送。板存刻家。便人刷印。書中有張鳳翔原序。并先嚴重刻序「先父由海寧遷居虞城故序中自稱海昌俞某」近數十年中。石印大行。此書皆由湖北官局板翻印。且增有男科。若陳遠公先生石室秘錄。近見過氏治疔彙要所載有云。「山陰陳君士鐸、字遠公、自言於康熙丁卯夏秋之在燕市遇岐伯張仲景、得傳秘錄、所著有傷寒六氣、石室秘籙、辨證玉函等書、二

讀傅氏女科石室秘錄書後

十餘種、以爲得自仙傳、或嗤其妄、或謂其托言、以冀人堅信耳、予讀其書、用藥立論、非尋常人所得而擬議者、每施其法、無不奏效、遇仙與托言、與不必具論可耳、一觀此知陳書既云得自異人、則非陳心得己出已可概見、且石室秘錄序在康熙丁卯、王士正傅徵君傳云、康熙戊午、徵聘至京、以老病辭、已未授內閣中書舍人歸里、戊午至丁卯已十年、陳方於丁卯時北遊燕市、則陳固後賢、傅書石印本張序在道光丁亥、序中有得錄本於友人處語、想當時亦鮮刊本、則遠公先生之得之燕京者、或爲傅書未刊之本、序文未備、或篇章殘缺、逸名無考、爰編著成書、體裁別出、如過氏所言、以冀世之堅信、有斷然者、至光緒間太醫院院使錢松辨證奇聞之作、亦以二書大同小異、有悉并合、亦斷然者、夫傅之氣節文章、亦不必以醫顯、而陳之石室秘錄、必假名仙傳、不以竊取掠美、存自私之心、其襟懷已加人一等矣、鄙人讀其書其外感症治、頗嫌簡略未詳、內因女科各治、大有發人所未發、足以羽翼金匱、開人心智、誠有如過張二氏及各序之讚美者、總之傅氏女科固傳有其書、陳氏各書原不自名己出要亦多參以一己之精意今錢氏既彙二書作辨證奇聞後賢讀辨證奇聞一書作傳書讀可也作陳書讀亦可也正無庸信口譏其狂妄矣鄙人於泛覽之餘略一審其疑竇竊敢贅一辭於吾道中增一談助云

時疫一得論

黟縣王壽芝未定稿

天地間光熱其長養萬彙者在此其戕害萬彙者亦在此吾亞州位溫帶之間得光熱溫和之度非寒熱二帶太過不及可比居此土者宜無瘟疫癘毒侵害吾人民肢體乃四時遞嬗流行時疫竟如子午潮流歷年不爽時疫之發惟夏序最多發時有輕重之差異前賢司天在泉預定病名劃一藥物徵諸事實往往不驗憑虛猜測未能確明病生原因致啓後人滋疑西醫藉光學發明菌體自信以爲驪珠探得然一究其枕秘僅能識菌體當然不能識菌體之所以然揆厥時疫由菌體傳播與光熱地氣有密切關係光熱發於日體軌道距離有遠近之分光熱有濃淡之別注射地上與地上濕濁混合朽腐化爲神奇產出一種瘟疫微稚或散布空氣內或孳息流

時疫一得論　六四

質中吸入人鼻觀清道則發熱頭痛神昏混入人消化濁道則霍亂嘔吐泄利雖曰疫者役也有役使衆人之說然種種變幻隨人身體之秉賦陰陽醞釀而成差參不齊之病狀如今年春夏之交無錫發現一種獄疫不佞忝司療治其病初萌怯寒頭腦極痛發熱口渴引飲舌苔全白滑溲赤短脈象三部均急數細按模糊不清療治之方先用銀翹梔豉等湯重其分量服後頭痛如故忽而鼻衂如注及口內鮮血涇湧成盌成盆見之令人心悸不佞按其脈象如前急用釜底抽薪法方用鮮生地一兩生石膏五錢連翹殼三錢生山梔錢五分淡黃芩錢五分丹皮錢五分淮牛膝二錢淮木通錢五分生大黃二錢白茅根二兩鮮藿根二兩以上二根先煎水再下藥煎服後大解熱退鼻衂嘔血諸恙悉平又同時一病體虛溫邪夾濕痰之症人扶坐起卽昏厥眼珠上翻搦搐方用佩蘭葉一錢竹二靑三錢炒丹皮二錢焦山梔三錢法半夏二錢五分炒象貝三錢靑連翹三錢黛茯苓四錢淮木通錢五分鮮菖蒲根七分京赤芍二錢石决明一兩玉樞丹三分分二次冲服一劑卽厥止熱平又同時

一病溫邪深入口渴舌中黃糙方用大元參五錢生石膏一兩鮮生地一兩天花粉三錢銀花五錢甘中黃一錢後下風化硝二錢五分生大黃二錢淮木通錢五分鮮藿根二兩服後熱不減大解未下第二日改方用大元參六錢研玉蘇子三錢鮮生地一兩打大麻仁三錢銀花六錢青子芩錢五分生石膏一兩後下元明粉二錢醋炒大黃三錢炒枳實錢五分貫仲錢五分白茅根二兩鮮蘆根二兩青竹葉廿片服後即下黑糞熱解後之傳染者病情相似均前法出入投之輒效若西醫之冰袋冰塊麥角越幾斯等品療治中醫之下法必俟舌苔黃糙腹堅硬恐不償事者幾希而其中羣居相對彼此傳染體質不同或夾痰夾濕夾滯病狀不同而轉變互異隨症用藥活潑潑地西醫一逢時疫急急隔離消毒執一定之藥而治疫症名同而實不同之病故死亡藉枕每歸咎於疫菌之猛烈勝於毛瑟鎗萬桿而不識其撲滅未得變化之法亦半由習西醫者不能讀吾往聖古奧之醫籍習中醫者不識旁行之歐文至語言不通門戶冰炭誠能溝通而融會之自有一堂携手磋商棄瑕用瑜之一

日此不佞河伯之言。而海若之竊笑於其旁。實不暇計及耳。願宏達者進而教之。是幸。

氣寒氣涼治以寒涼行水漬之氣溫氣熱治以溫熱強其內守必同其氣可使平也論

鎮江楊燧熙

唐啓玄子謂寒方以寒。熱方以熱。溫方以溫。涼方以涼。是正法也。是同氣也。行水漬之。是湯浸漬也。平謂平調也。若西方北方有冷病。假熱宜溫方以除之。東方南方有熱疾。須涼方寒方以療者。則反上正法以取之。明元臺子謂西北寒涼者。其氣寒涼。而人多用熱。當治之以寒涼及行水以漬之。東南溫熱者。其氣溫熱。而人多用寒。當治之以溫熱。皆當內守強固。必同其四氣以治之。則可使病之平復也。若西北二方有冷病者。借東南溫熱之法以治之。東南南方有熱病者借西北寒涼之法以治之。是反其正法以治之耳。 景岳子云。西北氣寒氣涼。人多食熱而內火盛。故宜治以寒涼及行水漬之法。謂用湯液浸漬以散其外寒也。東南氣溫氣熱。人多食涼而內寒生故宜治以溫熱又必强其內守欲令陽氣不泄而固其中也天氣地氣有陰陽升降治病亦有陰陽升降用合氣宜是同其氣而病可平矣　脩園氏謂西北之氣寒涼則人之陽遏鬱於內故當治以寒涼行水漬之者用湯液漬浸以取汗開其腠理以使陽氣通暢東南之氣溫熱則人之腠理開而陽氣外施故當治以溫熱强其元陽固守於內是閉者開之開者閉之氣之升長者收而存之氣之收存者升而散之必使其氣之和同而始平也王氏所解正治反治之法實應變之方馬氏與張氏所解略同均參以內因之旨陳氏專主陽氣開闔之理似亦可通云

代論

吳氏醫案序

醫之有案猶國之有史也治國者鑑於古代治亂興衰之故而後知所以爲政理民之道爲醫者察於昔人起痾拯危之神而後知所以治病用藥之方蓋皆積所經驗

吳氏醫案序　六八

以傳諸後世而資其師法者也其爲書顧不重哉淮陰吳鞠通先生醫聲震海內蓋不特葉氏之高弟抑亦仲聖之功臣也生平著述有溫病條辨醫醫病書及吳氏醫案諸書而醫案尤先生畢生精力之所薈萃今條辨既傳布全國爲世寶貴而醫醫病書亦已由本社刊於去冬獨醫案一書向鮮傳本偶有鈔錄藏者亦秘不示人遂使先生數十年經驗之良模不獲見知於世寧不惜哉三十年前余曾向下灶胡氏處假錄一通常置案頭用資師法友人見者均嘆爲良書轉相傳鈔幾於日不暇給同社友吉生裘君有刊行醫藥叢書之舉欲將此籍收入之以廣其傳因詳加校讎而付之夫傳播古籍以嘉惠後學吾人之責也若謂表章先賢則吾豈敢至案中有用量過重處僉謂刊時可删去此余期期以謂不可蓋刊行古書須存古書眞面併後學得窺遺澤凡書內之或是或非應在讀者各自加其主見倘妄行編次隨意割裁不若自行著作何必借古人之名而減古人之實逞一己之私而貽後人之憾耶

丙辰二月後學高德僧汝賢謹序

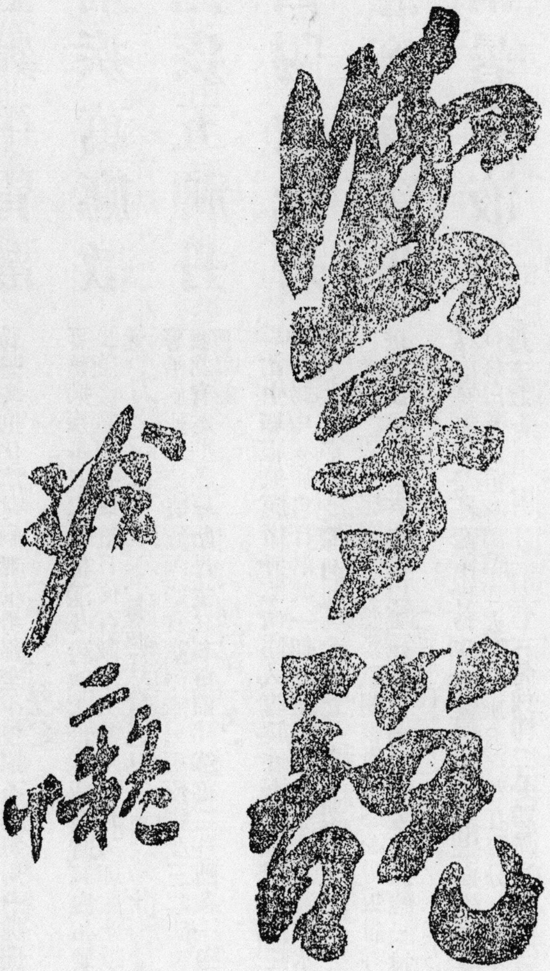

（五）夜中安睡以九點鐘爲度
（六）多食雞蛋減食他物
（七）遠房幃
（八）避衆人雜居之處
（九）病者之手巾衣服不得與健康者之口鼻接近
（十）病者之飲食盃盌宜先浸於石灰乳中殺滅其菌類再以清水洗滌之
（十一）病者之痰涎宜吐入石灰乳中
（十二）忌飲不經沸度之水

喉頭檢查法

檢查順序　受病者宜直對光線椅坐使大開其口再挺出其舌或以手巾固持其舌但强牽引之則起疼痛宜注意之若舌背隆起則用舌箆壓下診視之時須留意聲帶扁桃腺口蓋及咽喉各部之色澤狀態與呼吸時之聲帶運動及閉鎖時之聲

門。閉。鎖。等（尋常咽喉內部呈紅色聲帶呈白色）。

舌箆之製造及消毒

舌箆。以角製爲最。其形狀可隨意製造。綜以壓下舌背隆起部爲宜。施用於病者之後。有。黴。菌。附。着。宜以。火。酒。浸。十。分。鐘。或浸入。石。灰。乳。內。亦可。然後以清水。洗淨。否則。恐。有。傳。染。之。虞。

爛喉痧

爛喉痧。又名白喉。或爲纏喉風。靈樞爲猛疽。法名醫貝肋多諾。言人之爛喉痧。與啞瘴喉風等症。西人名之曰假皮痧。因所生之皮。非眞皮也。東名實扶的里亞。

（原因）此症之原因。由於爛喉痧黴菌。（東名實扶的里亞桿菌）傳染而發。一千八百八十四年。有醫生名欒弗勒氏。發明此黴菌。最易沾染。犯者極爲凶險。一人有病。合家染之。漸及於鄰里親族。浸灌蔓延。全境受累。甚至醫生臨證。亦有傳染之虞。凡

中國近代中醫藥期刊彙編 第一輯

患此症者。其液膜多受毀敗。毀敗後。生有假皮。微菌即繁殖其中。否則無從受病也。幼孩傳染最多。老壯者略少。因幼孩液膜多軟。軟則易於毀敗。傷風咳嗽。液膜受傷。而微菌乘機竄入矣。

咽喉氣管液膜。與食管液膜。易生微菌。其他處所。雖亦能受病。然不如咽喉之多。微菌學家分此症爲三種。(一)微菌但生一處。或在氣管或在食管。(二)微菌毒質。布及全身。(三)病來極速。難於防治。甚者。症候危險。然有幼年、壯年、與精力強弱之別。幼年精力不充。易於受病。壯者稍可支持。若微菌但生一處。不在他處蔓延。則百人中生得其半。微菌之毒。布及他處。全身病之。則百人中但死十人。若病來極速。卒然而起者。百人中死者九十人。人之一生。又能受病數次。預防宜愼也。

白喉微菌。皆生假皮之下。假皮爲絲紋質。色灰白。薄甚。水中不能消化。如他處苟無假皮。則微菌不生。故以假皮痧名之。

患此症之後。不但喉痛。或竟渾身疼痛。因微菌之毒。生發極易。流及全身也。若以兎試之。兎之液膜未破不生假皮。菌毒竟無可布。及傷其膜。種菌其中。而病作矣。

（症候）傳染後。一二日間。不呈特別之形狀。及至桿菌繁殖之時。則體溫漸升至四五十度。咽頭及扁桃腺、等處。則發焮赤腫脹。覺有微痛。生白色或帶黃色之假皮。飲食咽下困難。併發咳嗽。鼻流黏水。聲音嘶嗄。頭痛。呼吸困難。痛甚、則呼吸之困難愈甚。胸廓極爲苦悶。喉間發似笛聲。且日輕夜重。甚則全體發生紅斑。體溫升達極點。精神衰弱。昏迷如睡。則難治矣。

（治法）古時之治法。有內服外治等劑。內服則有催吐、促瀉、退熱、諸法。有以焮赤腫脹之處。則用刀針刺之。西醫之治法。除此數法外。亦頗少良策。維近時新發明之血清療法。最爲有效。然過其時期。亦屬難治。

（藥方）

元參　生地　各三錢　生白芍　生大黃　各二錢　芒硝　枳殼　木通　石斛　生甘草　各一錢（杭州劉氏方）

右水二盞。煎六分。去滓。入芒硝溶化。症輕者、日服二劑。重者、日服三劑。 促瀉

生地 一兩 麥冬 六錢 白芍 丹皮 浙貝母 各四錢 薄荷生甘草

各二錢

右水三盞。煎取一盞。服。(養陰清肺湯)

(加減)大便燥結。數日不下者加大黄二錢。芒硝二錢。 胸下脹悶者。加厚朴花一錢五分。焦查二錢。 小便短赤者。加木通澤瀉各一錢。知母二錢。 燥渴者。加天冬二錢。馬兜鈴三錢。 而赤身熱者。加銀花四錢。連翹二錢。

粉葛 金銀花 生地 浙貝母 各二錢 薄荷 五分 生甘草 八分 木通 八分 桑葉 二錢 淡竹葉 一錢

右水二盞。煎取六分。日服二三劑。 宜於輕症

龍膽草 生梔子 各二錢 元參 八錢 大生地 二兩 馬兜鈴 三錢

板藍根 瓜蔞 白芍 各三錢 川柏 一錢五分 生甘草 一錢

右水四盞。煮取一盞。日服二三劑。宜於重症

蟛蜞　四錢　麝香　二分

右研末。置膏藥上。左痛貼左腮下。右痛、貼右腮下。兩邊俱痛俱貼。閱五六時。揭去膏藥。有水泡。用銀針挑破之。

老蒜　一瓣（獨子者更佳）

右搗如泥。用法同前。

鮮土牛膝根

右洗淨。搗汁。重湯燉溫。含嗽。

鮮萬年青根

右用法同前。

雄黃　煅白礬　各二分　飛硇砂　膽礬　各一分　硼砂　元明粉　各一錢

冰片三分

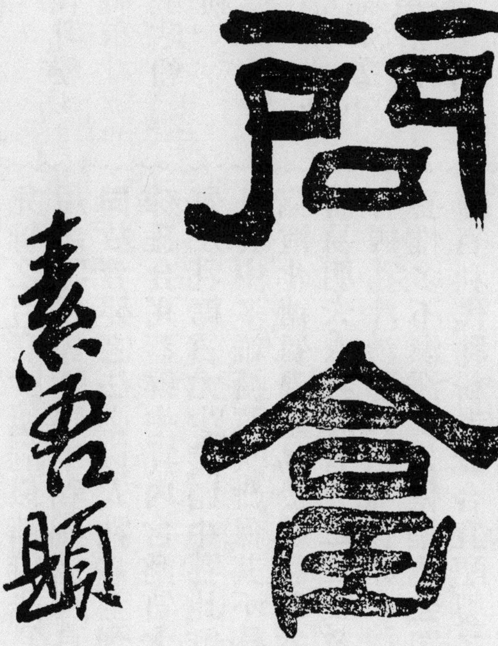
問會

本公司備有育兒寶鑑并說明書以及各種良藥樣子其名如下

愛蘭百利各種代乳粉
愛蘭百利麥液餅乾
愛蘭百利牛乳嗝咕粉
愛蘭百利代食粉
愛蘭百利麥液
愛蘭百利麥液甘油燐礬汁
愛蘭百利麥液亞燐礬汁
愛蘭百利乳白鐵魚肝油
愛蘭百利麥液燐礬汁
愛蘭百利消毒皮皂

以上各樣如誠心試驗分文不取請函致可耳

△愛蘭百利各種代乳粉

育兒之道首要食品精良次要喂養得法常見世俗兒母之乳稀少屢飼以新鮮牛乳罐頭牛乳及不適用之乳粉等詎知牛乳雖極精良其原質與人乳不同故育嬰之法必以人乳為至寶牛乳非製煉得宜殊難合用蓋鮮牛乳內含酪質太多油質略少蛋白質及乳糖質尤少罐頭牛乳比鮮牛乳其油質更少且其中多雜糖質又難保其不變也矧酪質過重不克消化糖質過重易於受病二者之不適用其理顯而易明夫人乳為育兒之至寶故不待言適或乳母有病乳汁淡薄以之哺孩亦不適宜間有用乳母撫養惟多不潔淨反足傳染本公司有鑒於此特製愛蘭百利代乳粉考驗合宜配製之精滋養之富消化之易與人乳不相上下用以喂孩定必日臻强健

英京愛蘭漢百利　西藥公司分設上海廣東路四十號便是

問二十　杭州王基倫

行局所的外科手術時。所需之痲醉藥。不用西藥寇加因。而以中藥代之。究須何項適當之藥劑。始能奏痲醉之目的也。應請研究瘍醫者及藥學家指示之

問二十一　蕭然陳維藩

鄙人籍地蕭然。現寓紹城。因民國二年冬季發生一種奇疾。初患時目爲之瞶。知覺亦隨之而失。約一時許。甫知身臥於地。起而俯察身體。並無何等痛楚。惟覺弱難支持而已。三五日後。精神復元。自信體質尚强。以爲無甚緊要。詎知是疾竟成沉痼。或二閱月一發。或一閱月一發。迨至目今。甚至十數日一發。五六日一發矣。比年來遍延中西醫士。有爲係痰迷心竅者。有謂係腦筋關係。有謂係羊癲病。總之百藥分投。一無所效。然詢諸目擊鄙人發時形狀。皆謂目翻上而筋脉抽。橫倒泥中。雙手搥胸。雙足拷地。痰塞咽喉。及白沫吐盡。漸漸而蘇。想　貴報醫藥博士咸集之所。不無秦緩其人。　敬求慨然麈賜良方。　俾

鄙人得出苦海。而登天堂。蛇雀有知。豈敢忘德。如荷俞允。仰即　賜教。或刋諸貴報。是所拜禱。

問二十二　蘇州金里千

僕習醫半載。學識淺陋。近讀內經至平人氣象論。有寸口脉中手足上擊者曰肩背痛一條。注中於手足上擊四字。未曾詮釋。豈寸口脉中。搏動太過。如手足上擊乎。抑別有眞詮乎。末學小子。殊屬不解。因見　貴報有醫人問難一門。爰特摘出。就正　高明。想　貴社多博雅宏通之士。諒必有以教我也。如蒙不棄。幸甚盼甚。

問二十三　常熟張汝偉

友人某君。患痰飲症有年。初起時口角流涎而已。旋因患痧子後。神識遂至糢糊。兩手牽動。茶飯必賴人扶持矣。偏服化痰熄風清氣之品。凉如犀羚大黃石膏。猛如礞石胆星。熱如附子肉桂。甚至癲癇丸亦已服過。毫無效驗。至於半貝杏橘之屬。服之已爛。嗣後請西醫拍醫生診之。亦云無法可施。目今流涎益多。兩手牽動益烈。神色時清時糊。肝火易旺。有時坐臥終日。有時行止不甯。大便時溏時結。小溲清長。惟體素壯肥。尚未成婚。豈陽旺氣鬱不泄之故耶。抑別有所以。望 海內有道之士。惠然教我。賜以良方。俾友人得服之霍然若失。則感德無涯矣。

問二十四 張芝靜

僕素患兩腋狐臭之疾。垂三十餘載。百般治療。終鮮效果。一至炎夏。令人憎厭。自慚形穢。甚爲抱鬱。近閱 貴報設有問答一欄。啓闢後學。惠益病家。曷勝欽佩。披誦之下。喜從天降。爰不揣冒昧。將病原錄呈。求 貴社賜示良方。倘蒙霍然而愈。不啻再造。想 貴社素抱濟世主義。仁慈爲懷。斷不以微疴見却。則幸甚矣。

問二十五 崧厦曹伯潘

五月中旬。有沙地一農人。來診。年約三十左右。身軀豐偉。面色紅潤。毫無病容。診其脈。兩手沉緩小弱。視其舌薄膩微黃。詢以有否胃滯胸悶腹泄等症。曰均無之。詰其究竟。則曰我之病。無怪乎先生之不知也。我曾於三四月間。向各名醫處診治。均不識病源。服藥無效。今聞崧鎮施醫。故徒步來此。病自正月杪患不寐起。已四閱月。從無熟睡片時。一也。胸下臍上之間。似有一圈。大如升籮。沿圈跳動微痛。中則無恙。二也。所出大便色淡白不黃。並無臭氣。三也。此外飲食行走如常。不過氣力較弱已耳。余以不知病源。難以書方辭。病者堅求能睡爲方。竊思中氣不足。溲便爲之變。胃不和則臥不安。此症經四月不睡。尙無眩暈。心悸。失血等症。且脈來小弱。總是脾胃虛弱。中氣不足爲大端。勉書歸脾湯加半夏秫米而去。嗣於十月間。適遇該病人於市。詢其病愈乎。答云已服紫河車三具而愈矣。此症果大虛症乎。抑別有原因乎。而其胸下沿圈跳動微痛。莫知其所以然。敢請指教。不勝幸甚。

問二十六　崧鎭曹伯藩

本年六月初。有呂埠顧姓男子。年約四十餘。面目微黃。手足略腫。診脈軟滑。舌黃膩潤。問以寒熱。胸痞。肢酸。溺赤。等症。有否。曰近日果患此症。告以不過內蘊水穀之積。外感時令之濕所致。爲書開泄氣分。滲利水道之方。當可漸愈。病者曰。我大虧症也。先生知之否。詢其何以大虧。則曰前三四年。屢患遺滑。今則下部止。而精從喉來矣。聞之不禁愕然。余曰精從喉來。實聞所未聞。見所未見。汝所出者。非精也。乃濕痰也。渠說。若云濕痰。何以一念色慾。即覺四肢酸癢。由總筋會衝任而上喉間。吐出黏膩腥臭。與精無異乎。鄙人答以現感濕邪。且從表治。俟服兩劑後。再診可也。隔兩日果來復診。面黃足腫已退。便亦清長。脉轉洪大。詢以平素有否耳鳴。心悸。盜汗。口乾。等症。曰無之。不過患此已三四年。徒覺神疲力倦耳。爲書愼精鎭攝方劑而去。至今不知其如何。此症究竟是精是痰。抑精果能從衝任上溢乎。敢請賜敎爲禱。

答十三 俞鑑泉

玉宇無塵。新月初上。飽飯黃昏之後。庭中閒步。空氣淸和。心怡神曠。仰觀心斗炯炯。銀河在天。凝眸注視。若斷若連。不接不離。非雲非霧。橫於天半。思耿耿銀河之句。鵲橋夜渡之言。信乎天果有河耶。瞻顧籌緒。忽覺恍然有悟。曰此殆太極圖中一曲劃乎。自東北蜿蜒至西南。其大氣淸白之界限。陰陽交互之環紐歟。此鄙人於數年前所悟及者也。竊思天道之微。本屬難窺。黃河倒影。豈果眞理。此意蓄諸胸中。亦已多年。今閱貴報裘君問十三。婦人半身浮腫一則。思天河爲二氣環紐之交。合人身左右氣血之分。敢一伸其說焉。夫人身一小天地耳。經云。陰陽者天地之道路。又有內陰外陽。背陽腹陰諸說。若人身之左右。亦如天之東西之分。考天道東南爲陽。人左應之。西北爲陰。人右應之。左體爲陽。血爲陰。而治左者必顧其陰血。蓋左象東南。屬木火。氣本有餘。故火須水濟。木賴水涵也。右體爲陰。氣爲陽。而治右者必顧其氣分。蓋右象西北◎屬金水◎氣本不足◎故水須氣化◎金爲氣鑰也◎其或氣病及血◎血病及氣◎左病見右◎右病見左◎是知人生陰賴陽生◎陽賴陰長◎陰陽二氣◎互根互宅◎人身左右◎ 既象東南西北之分◎而任督之間◎卽爲左右陰陽二氣之出入交互◎亦猶天之有河◎爲二氣環紐之處◎惟體象既有左右之分◎氣血亦有偏勝之弊◎故半體發現之症◎載籍甚多◎若此婦之症◎固屬尠見◎大都此婦之症◎其病根必在於血◎見症或在左半◎ 其年餘五旬◎血已向衰◎ 推之女體陰虛陽浮之面腫◎男子陰虛氣陷之足腫◎上下左右◎理固可通◎ 即或有外邪之留襲◎總亦不外陰血之虛◎其能截然分界者◎思此婦平素體瘦◎有餘於氣◎不足於血◎半身之氣◎橐鑰尙密◎乃能截然分界耳◎鄙人亦曾見一婦人◎年病均相若◎惟不截然分界◎知已血氣兩殘矣◎數月卽逝◎至如何治法◎ 未敢懸揣◎況裘君高明◎早在洞悉其中◎鄙人管測症情◎并悟天河爲陰陽二氣環紐處之理想◎合此症象◎更屬信然◎以請大方家之一商榷也◎此答◎

答十四

劉吉人丙生氏

此症五十六期報原文未得。但就陳君心田答函中病症而論。愚見以爲病根在胃。而不在肺。此乃陽明胃熱冲肺之咳嗽。誤服溫燥。吐血極易。遍體作燒。便溏喜嘔。是其症也。短氣者。熱極似虛也。粉紅色黏黃腥。皆胃之黏膜腐潰也。如係肺之粉紅黃腥。必不能持久至星期復周也。午前顴赤。陽明火灼也。午後心冷。熱極似寒也。下部尤甚。胃氣逆而不降也。脇胸燒熱而痛。膈膜連網板油乾脆也。全體灼然。陽明熱甚之本象也。 吐血很多。 先鮮紅後紫黑成條成塊。陽明氣血俱多也。心慌氣喘。熱耗血傷氣也。仰臥痰盛。氣息不通。熱逼血液上壅也。痰隨臥出。胃內之潰瘍不小也。上竅乾燥。陰液已被火傷也。 不喘不慌。吐血雖少危候也。陽明胃病。最能持久延長。前脈忽大忽小。午後細數。火熱內灼之象。今脈來關上。滑小數急。三部沉空。皆火熱久伏。精液血汁。大受損傷。非塡補精血。沉降胃火。不可。必仿照鞠通專翕大生膏。用血肉有情之

中國近代中醫藥期刊彙編 第一輯

味厚者。塡補陰精。以防其孤陽外越。增液承氣。降火止血散瘀。使血液囘稀。仍歸故道。大黄。或酒炒。或酒浸。或酒洗。或生用。大約必服至兩許一劑。方有大効。黑條黑塊。皆由大便而下。方有生理。否則。死後尸身。仍變爲靑蓮色也。謹供管見。伏乞　王陳二先生糾謬。

答十七　張汝偉

據邵君所述。僕心有所悟。敢貢一得。以備採葯。是婦瘧邪雖經治愈。餘熱留戀未淸。失足投河。撈起無恙。惹水濕束縛餘邪。走入經絡。所以暫無他故者。不啻爐焰正熾時。當頭一碗冷水。其勢暫避。其水濕亦竟遂之而入。及後勞力神疲。正氣不攝。而沉蘊之餘熱。與新客之水寒。同時俱發。所以諸證蠭起也。服柴胡湯。升提少陽之氣。兼淸濕熱。而水邪愈逼入。餘熱愈鬱抑。肝旺則肺不肅。所以口渴喉痛。熱蘊則胃不淸。所以神昏譫語。旋以凉肺淸神法治愈後。而見近患之牙牀不齊以下諸恙者。熱雖淸而未盡。寒愈鬱而不揚。矧牙爲脆骨。腎爲骨餘。雖陽明少陽諸經。亦有經過。而病因實已入少陰之經。以寒濕互阻故也。當其失足投河時之寒邪。尙未發越。而又廣投凉藥。以寒助寒。宜其如是。謹擬一方以備採用。

蜜炙麻黃五分　川桂枝五分　煨綠升麻七分　酒炒川芎七分　大杏仁去尖打三錢　元參炭三錢　細生地三錢　鹽水炒絲瓜絡一錢五分　益元散包三錢　姜竹茹一錢五分　生熟苡仁各三錢　葱白五個拍　白酒一杯冲入

答十九　陳心田

是非之心。人皆有之。羞惡之心。人皆有之。本報設問答一端。豈徒以是非羞惡爲然耶。葢人命至重。學問無限。不得不公共研究。以窮其眞相。病者知所矜式。醫者知所軌循。是則是。非則非。不肯以因循假借。而爲迎合諂諛者。職是故焉。德和當羅君之問。從噓起而患鼻不聞香臭。起居飲食。舒暢如常。原屬輕易之症。何致至今一載。猶無愈期。甚矣。吾道之不講也。瞎說賺錢。能無自媿◎鼻無鼽涕腥穢◎腦未病也◎無窒塞欬嗽◎肺未病也◎用蒼耳散◎透頂散◎宜乎不中◎鼻爲肺之竅◎社會所公認◎獨一醫創爲脾竅◎與以理脾◎得片時而通臭◎旋即如故◎吾始信此醫之可師◎殆必有所根據◎繼而聞之◎直欺世盜名絕無學問經驗之一流者◎何可師也◎雖然◎服理脾藥◎有時而通◎其故安在◎葢吾人鼻得聞臭◎所藉以迎香一穴◎迎香◎爲手陽明大腸經旁支別出之絡◎大凡鼻塞不聞香臭◎可刺迎香◎上星◎百會◎禾髎◎水溝◎風府◎大淵等穴◎水溝◎近鼻孔陷中◎與督脈◎手足陽明之會◎手陽明之支◎從缺盆上俠口鼻◎又交於足陽明者◎所以理脾胃之葯◎似中非中◎有手陽明絡脈相會之關係故也◎其實仍屬隔靴搔癢◎今病無鼻塞◎獨不聞臭◎與上星◎百會◎禾髎◎風府◎大淵等穴◎無甚關係◎但認迎香水溝◎兩穴爲重◎葢絡脉傳註◎周流不息◎亦由本經聯貫之所從出◎行氣血◎通陰陽◎終而復始◎末由停也◎今不聞臭◎因噎而起◎誠以手陽明支絡氣逆不宣所致◎欲通之◎莫如刺迎香水溝兩穴◎如惡鍼◎

以藥宣本經之氣自愈。此答。

答十七　鎭江劉丙生

此婦之痛。實由腎虛所致。呵欠時。頰車作響。此骨衣乾脆也。牙關如無骨而輭。此腎主骨。齒爲骨餘。腎氣所司也。牙牀上下不齊。齦肉宣腫也。胃有實熱也。喉間小舌失常。或短縮。或左右牽引。或腫大也。言語不清。腎氣不足。舌腦筋强也。愚意用猪腰子湯。(白煨)(服時加淡鹽)每日一付。但飲湯。以重補其腎。再間用增液承氣湯以泄胃土之實熱。外用雄鼠脊煅炭存性。龜板煅炭存性。研細擦牙。百日當可復原。是否有當。伏乞鈞裁。效否請登報。以供研究。

答十八　劉丙生

此症由下利而起。二年未愈。必其大腸有痰熱結滯。久而不愈。釀成癰膿。陽明主肌肉。肌肉被熱蒸灼。故成宣腫。再大腸有結滯。壓迫迴管。亦有遍身浮腫者。然其皮色。與水腫濕腫氣腫不同。水濕之腫。皮色如發麪。爪甲色淡白◎氣腫◎色如白羊脂玉◎陽明熱腫◎則色有血印◎爪甲紅紫◎雖至末候◎血色不華◎然背光視之◎則青蓮之色自見矣◎左季脇輭而拒按◎即大腸下迴癰膿凝結處也◎若能用調胃承氣湯◎微加排膿之白芷◎下去膿結◎尚可生痊◎最忌健脾祛痰鎮氣◎若膿潰於內◎存於組織夾層之中◎則非手術剖去之不能救也◎此症近年甚多◎丙生治愈者亦不少◎不信愚法而死者亦不少◎但死後尸身必呈青蓮色◎此死後之調查所經驗者也◎

答十九　鎮江劉丙生

德和當羅◎問婦年三十八歲◎由舊歲五月間◎因多嚏而成鼻聾之症◎愚意鼻燥則多嚏◎蟲症則鼻痒◎痒則嚏甚◎嚏甚◎則腦筋震動◎其不聞香臭者◎病在腦◎無鼻塞流涕◎呼吸舒暢◎其病不在肺脾可知◎宜但治其腦可也◎辛夷細辛等入腦之藥◎太熱散◎不可用◎宜用太倉薄荷油◎用圓頭骨針◎醮油少許◎日點鼻孔二三次◎緩緩取效◎再用薄荷椒梅湯飲之◎並以湯潤鼻孔◎二三月可復原矣◎

湯方。用開口花椒十四粒。烏梅肉半個。生甘草一錢。泡飲加薄荷油二滴入內。是否有當。伏乞鈞裁。效否亦祈登報。以供研究。

答二十二　　裘吉生

陳君之恙。斷定爲癇證。說明如下。中國之學說。有五腑癇。六畜癇。風癇。痰癇。驚癇等之別。要皆因病狀之稍有不同而命名。故見之者懸擬爲痰迷心竅也。羊癲病也。無非因本症之作。必有痰涎滿口。或發聲失常者。東西國之學說。分重證。輕證。重證者。或有前兆。或無前兆。突然卒倒。筋肉搐搦。大聲叫號。反躬直視。口噴白沫。稍頃始復。輕證者。一時間意識昏蒙。亦有全不省者。至論病之原因。東西國說謂是遺傳。凡父母爲酒家。及母體懷妊時受驚愕。或精神過勞。爲大腦皮質之機能的反刺戟所發。叅諸中國古說。自素聞千金泊乎萬氏錢氏。亦無不曰稟諸父母。並腑氣不平爲素因。腦笑關係之說甚確。故治法亦惟安腦爲效。

醫案

幼舟題

西醫董典五之幼女未育以前如何情形

吉林長春西醫董典五君所生幼女已經一載精健異常因其夫人於未產之前服用韋廉士大醫生紅色補丸故也且彼自己亦於未育幼女之前服用此丸治愈痼疾而獲康強也其來函云

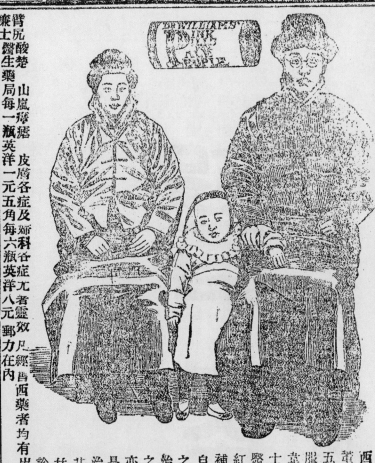

西醫董典五君服用韋廉士大醫生紅色補丸自己之症治愈之後亦以是丸治愈其妻并就診者

鄙人於前清宣統三年充雙城府防疫局提調任大責重事甚繁瑣以致食不甘味寢不安枕三月於茲及防疫事畢因操勞過度遂致積勞成疾晝則頭暈夜不安寐食不消化四肢倦怠身體日見瘦弱遍延名醫調治病症終未能減余移勸服韋廉士大醫生紅色補丸幸余從其勸迨服完二瓶居然飲食有加夜能安睡頭痛已止連服此丸及至精神非常靈活身體愈覺康健此後內人秀芝女士於受孕後即患嘔吐之症逢食必嘔又兼兩腿酸痛不能起坐纏綿床褥痛苦難言故余即以韋廉士大醫生紅色補丸按照仿單上所刋孕婦服法而服甫及兩瓶嘔吐頓止連服數瓶非但步履毫無痛苦即臨產亦無困難今小女已經三歲刻下母女均強健異常嗣後余常以此丸療治於就診者均稱得心應手也

韋廉士大醫生紅色補丸係天下馳名補血健腦之聖品曾經療治血薄气衰　諸虛百損　少年斲傷　胃不消化　瘋溼骨痛　臂尻酸楚　山嵐瘴癘　皮膚各症及婦科各症尤著靈效凡經售西藥者均有出售或直向上海四川路九十六號韋廉士醫生藥局每一瓶英洋一元五角每六瓶英洋八元郵力在內

曰。病人焦急。昨已被他罵了一夜矣。懇先生速往。余至該處。細問病情。云病之第一日。身上微寒。寒後大熱。頭痛身痛。手足軟痛。有時驚戰。此首一次某中醫診看時期也。第二日譫語如狂。神思昏悶。渴而不燥。煩擾不寧。此兩西醫診看時期也。第三日身熱焦灼。痰聲轆轆。大便腥臭。驚嚇譫語。翻覆床上。無一刻安寧。此後中醫診看時期也。余細心診切。見目神直視。脈又停止。暴喘大汗。辭以不治。無奈病家哀懇。於心不安。乃執筆凝思。如果傷寒發熱。何以中西醫皆治不愈。正推想間。忽然病人轉側。左足有護痛狀。余恍然而悟。忙命其夫。細看有無起核。脫袴視之。其脚胯下起瘰。圓匾而長。手按則痛。不按則不痛。不特病家未知。病人亦未知也。及發見鼠核。病者始失聲哭曰。吾早請黃先生。斷不至此。平時有病。服先生藥。一劑輕。二劑愈。今命該死。尙何言哉。余一面安慰病人。一面濡筆開方。用治疫藥餌。令渠服之。以博萬一。忽忽而去。及至日暮。其夫復來。曰服君藥後。大便再行。人事淸醒。核暫軟小。能起行動。請先生再視之。余訝其愈之速。同往診看。見病者能坐几上診脉。但嬉笑如癡。言語便捷輕利。尤可怪者。脈亦流利。不似前之停止。惟目神直視。較前更呆。余令照前方服食。今夜當防備後事。恐是迴光返照。非眞病愈也。其家不以爲然。果於是夜十二點去世。愚謂鼠疫初起之一二日。即照疫症方法治之。較有把握。如救火然。早一刻與遲一刻。相去天淵。無如混入於外感發熱一門。挨延日久。則如火燎原。不可撲滅矣。蓋核未發出。止現熱象。無論中醫未知。即西醫亦未知。病家未知。病人亦未知也。諸如此類。余見之屢屢矣。倘同道諸君。另有簡捷方法。於核未起時。可證明爲鼠疫者。乞爲指示。幸甚幸甚。玆將余之經驗處。分別而說明之。

一曰當審其脈象也。凡初起發熱。病在太陽。則有太陽之脈。病在少陽。則有少陽之脈。病在陽明。則有陽明之脈。惟鼠疫身雖發熱。而脉則或沉或伏。或微細。或代止。或糊糢不淸。或緊急而亂。似陰非陰。似陽非陽。此謂脈不對症。遇此脈象。可用黃豆或黑豆。令牛嚼之。外感症則腥。鼠疫症則甜。或取銅錢嚼之。鼠疫則嚼碎如粉。他症則不能嚼碎也。然此爲火疫。故能嚼碎。如他種鼠疫。亦有不能嚼碎者。不可一律概視也。且脈象之大可異者。一日之間。有時沉重。有時清爽。診脈於沉重時期。則敗象畢現。診脈於清爽時期。則脉象又順。如出兩人。頗難下斷語也。常有此症。一日請余診看二三次者。又有此症。爲余親屬。一日爲之診看數次者。故得細審其脈象如此。更有脉宏大壯實。與陽明之脈。了無他異者。此在人之體會入微耳。

二日初病卽昏迷也。傷寒傳經。必二三日至陽明。方有譫語。方有驚搐。及熱深厥亦深。方有昏厥時候。惟鼠疫一得病。即人事昏迷。或多沉睡。或夜寐發驚。或譫語如狂。或心竅如有痰迷。或目珠忽然不順。或面白如紙。或面黑如炭。一言而決之曰。總有昏昏沉沉氣象。且雜症發熱。輕而緩。鼠疫發熱。重而急。此可以意會而得者。尤可異者。人雖昏迷。遇清醒時。又極清醒。令人難以摸捉。與他種發熱。漸漸而來。實有分別。故凡發現此種病候。當急用治疫方法。不可遲緩。慎毋誤作外感發熱頭痛治之也。世多謂此症。一經作風寒發散。即不可救藥。平心論之。亦未盡然。余見有用清涼發散。表裡兩解。以大劑治愈者。蓋病之危急。莫過於疫。本難救藥。作外感輕症治之。挨延時日。遂致沉重。則莫能辭其咎也。余謂鼠疫誤作風寒。猶盲人又復跛足。手持一杯水。緩緩而行。以救輿薪之火也。能有濟哉。

三日當察看身體也。凡鼠疫之朝病而暮死。暮病而朝死。急不及醫藥。尚可諉之天命。至於三日五日方死者。於核未發時。不誤作他病。未嘗無法調治也。中醫治病。半憑診脉。半憑問症。而手足胸腹。未有驗看。不免簡略。凡鼠疫症。核雖未起。亦藏在皮肉之內。未經摸索。何從知之。予察看發熱症候。心有疑難者。必將其兩脇胸腹。及手錍足錍。用力按之。間有生在頸上者。不按不知。若有長匾形式。隱在皮肉內者。約一二日。卽行將核發出。累試不爽。然不細心觀察。極易與燥屎症。癥瘕症。痰核氣症相混。蓋三種症候。發熱有與鼠疫相同。宜一則別之於形色。燥屎則硬而成塊。癥瘕痰核。形圓而微軟。與鼠核之圓扁而長之式不同也。二則別之於時期。燥屎及癥瘕痰核。病久而始現。鼠核大抵不出三日而即發。更宜觀其兼症。自不致妄下斷語也。且又有花柳症之魚口便毒。發生於足胳下。當其發熱。亦與鼠疫相同。詳問病者。方不誤斷。否則因時有疫症。以意揣測。未免貽人笑柄也。若果眞疫症。審爲何疫。當用猛烈重劑。方可救十之二三。爲醫者毋自顧名譽。以平淡藥誤人。養癰貽患。是所切禱耳。其他治疫方法。另詳別篇。茲故不贅。

以上數端。係由經驗而得。雖問有未盡然之處。亦其則不遠。總之要細心體認而已。星洲政府。講究衞生。無論中西醫生。診有鼠疫吐瀉天行痘症。當往衙門報告。如隱諱不報。一經發覺。加以重罰。故中醫每有被罰之事。華人多在商店做工。遇有疾病。共住之人。必環問先生。病勢如何。怕不怕否。如輕症說是重症◎則店家必手忙脚亂◎速令遷居◎倘後日爲他醫治愈◎病者對於先生◎有絕大之惡感◎如重症認爲輕症◎設有不測◎死在店中◎受西醫檢查◎諸多手續◎店家對於先生◎又生怨惡◎至於疫症◎醫生不察◎不令先行遷徙◎以致身死◎衙門知之◎將住店貨物◎硫黃薰過◎方准發售◎衣物亦概行燒去◎幷將共住之人◎遷至沙鎛山◎拘禁一禮拜◎往往令人傾家蕩產◎生意倒閉◎即從寬治◎衙門醫生◎上下使錢◎諸多爲難◎所費不貲◎醫生不明◎害人不淺◎如非時疫◎斷爲時疫◎店家必將病者移入山巴◎無人看視◎親屬亦不敢向前◎何况朋友◎若不病死◎亦必餓死◎且山僻之間◎求藥更爲艱難◎只得聽天由命◎幸而不死◎病者受此寃屈◎必痛心疾首◎以怨恨先生◎更有向先生詈駡者◎先生亦無辭可說也◎尤其甚者◎凡吐瀉發熱等症◎有明明不是時疫◎無如死後驗看◎西醫借端需索◎指爲時疫◎病家亦半信半疑◎反詈先生不能辨症◎則非先生之過也◎予所欲研究明白者◎鼠疫發熱◎未經起核◎果有何法◎可證明爲鼠疫◎不致作

外感醫治。未常非教人認症。功德無量之舉也。如因已有時疫。傳染者多。更遇此發熱之症。其爲時疫。可以意會之。則仍毫無把握耳。南洋之例。凡人死必報衙門。經西醫驗看。方得埋葬。時疫之症。更爲緊要。於核未起時。有何淺顯方法。確鑿證明之。此予所望於同道諸君也。

驗案三則

蔡星山

董翕軒之女。初產連日未生。請滬上西醫。用機器取出男孩。傷尿脬溺溢流。小腹下。熱痛。飲食如恒。經中西醫年餘未愈。西醫要剖解紉治。病人不允。適翕軒旋擬招余醫。因俗冗不果往滬。遂擬一方交翕軒帶與伊女。照服四五次。居然全愈如平素。客歲又產一男子。方用鰾魚肚入小茴香鹽炒二錢。清燉魚肚四兩。爛如膝。 再摻珍珠粉生白龍骨末。 琥珀末。約共三四分一次。 連進四五次。遂愈。隨後隔三五日服一次。 外用生化湯加牡蠣桂枝各一錢。 小茴香一錢。苡米三錢。善後。小腹便時即不痛。

有一農人。年三十一歲。腹大如匏。硬脹。皮色不變。身肥嫩。諸事如舊。但行路勞動。手脚倦軟。問起病原因。飽食死牛肉。已病年半。衆醫治無效。且腹日見大。飲食不減。診脈右關緊沉革。餘平靜。舌苔中黃潤滑。若說是單腹脹症。何四肢飢肉不削瘦。皮膚不黃枯。再三思索。師承氣湯法。不拘成方。用生軍八錢。熟附片三錢。甘遂末一錢。莪朮三錢。琥珀末五分。芒硝一錢。牛黃五分。當歸一兩。紅棗十枚。燒焦皮。囑進二劑。病者一日煎二劑。頓服。下溏糞如糟。黑色。二時久臭不可聞。腹消如素日未病之象。此病雖幸醫愈且速。究出意外。此中功效。終不敢自信。請
高明研究這病。是否單腹脹。乞
賜示南鍼。

南甯警察暗查員舒登雲。年四十歲。素喜飲酒。腹膨脹。多青筋。自心胸上粗大。至心下分叉繞腹。左側高於腹右。夜不安眠。口不渴。確是單腹脹。四肢

瘦軟。診其脉。肝旺弦鬆。心脉弱。腎脉滑。脾胃遲細沉。肺與命門脈。均沉微。服諸醫方年餘。終罔效。此症疑難。本有風濕氣血之區別。寒熱外感內寒之原因。鄙人細尋脈症。茫無一定準的。再四推求。肝主筋。青筋多風生蟲。乃風濕爲蟲萌芽之朕兆。腹又左高。决以風濕爲病源。因用醋鼈甲四錢。生枳實二錢。漂白朮四錢。大戟一錢。當歸一兩。風化硝二錢。蘆薈一錢。巴豆霜八分。槐實三錢。川牛膝一錢五分。蚊蛤二錢。椒目一錢。牛黃三分。乾地龍五條。服初劑。頭覺痲木欲裂。約半時。腹中有水聲。稍鬆軟。進二劑。下黑糞有粘液。坐臥安。進三劑。黑糞後下八寸長紅蟲一條。頭粗圓。尾尖小。蠕蠕生動。脹即軟小。上截平。臍下雖小。尚硬。於原方加減。漸平復。人覺神清氣爽。此蟲是否蚘。抑穿心蟲之謂歟。殊不知確實。請衆名醫指示。以開茅塞。鄙人涉獵前代當時名醫著論。未見述及蟲之形狀。病症之定論。今當研究醫學之盛時。敢錄其證。以質

諸名人。諒不遳鄙人譾陋。視爲不可與言者流爲幸

論咳血之效果

毗陵尤輔麐

蓋聞。東西諸邦之人民。患咳血之症。罕有所聞。推究其原因。無非衛生之潔淨。精神之充盈耳。吾國近年來。一般幼年子弟。患咯血咳血之症。頗多。百藥難得其效。研究咳血之症。實因衛生不顧。精神虧耗而起。大凡人之精神。必須自能知之。有十分之精神。祇能幹七分的事端。不可十分的精神。爲十分之事。以致身體不健。精神困疲。只百病侵犯矣。余前年。亦患咳血之症。聘請蘇中名醫療治。終無一效。終日任事煩雜。身無甯日。後經彭澤陳君。全保。告余其有咯血良方一張。由北京御醫處得來。百試百效。余善其言。以方購藥服之。果然效驗。茲將余病症之始終。告之諸公閱。初時咳嗽痰少。咳出之血。如豆大。每日咳數滴。飲食無味。身體發熱。立只腰酸。坐只背痛。眠只胸左骨

中。陣陣微痛。清晨起床。須吐血一大滴。約五文銅圓大。血色赤。血中搗開。血色鮮明。如諸君與余同症者。以下列各藥治之。余得該藥調治後。身體全愈矣。藥味開列如左。

生地二錢　麥冬一錢　枸杞一錢　靑蒿一錢　白芍一錢　丹皮一錢　川貝母一錢　山萸肉二錢　五味子五分(如痰多用一錢)　蘇子二錢　澤瀉一錢(如遺精用七分)　山藥一錢　白茯苓一錢　鼈甲二錢(醋炙)

上列各藥。用水煎服。連服三服。爲妙。

述膈食喉痺治驗方二則

俞鑑泉

陳修園全書。於膈症治中。採人鏡經說。謂足太陽經水道不行。手太陽經津液枯涸。足陽明經燥糞結聚。陳修園謂膈者。阻隔不通。不能納穀。病在胸膈之間。張石頑謂衝脈上行。逆氣所作。張鷄峰爲神思間病。考昔賢方論。如易思蘭之調氣。繆仲淳之滋液。或開上。或攻下。用凉用濇。治氣治血。名言至理

◎不一而足◎惟病因各別◎病體不同◎患此者難速愈◎治之者鮮中肯◎年前耳食一治法◎有足供吾界之研究者◎辛亥年◎崧廈上湖頭◎連孫泉君◎肝氣大作◎邀予往診◎其人氣體薄弱◎脉形沉濇◎脇下連少腹痛劇◎汗涔涔下◎幾至欲厥◎予先以疏泄厥陰◎繼以調和肝胃◎症漸愈◎爰向予曰◎素苦此症◎前向紹興陳勉亭先生處診治◎今聞伊已逝世矣◎維予最服膺陳勉翁者◎七八年前◎患噎膈症◎一小茶杯之飯◎必一時許◎方可進畢◎近處醫家◎均無效葯◎力疾越紹◎向陳勉翁處求治◎方用麻黃杏仁石膏甘草四味◎以金箔二頁◎辰砂染燈芯四十寸爲引◎方案只脉不起三字◎授方時◎且囑予曰◎此方至多服四劑◎愈後方莫棄◎病作可再服也◎持方回◎畏不敢服◎族人連水堂◎亦素研醫◎持方質之◎搖頭吐舌曰◎此症此方◎實未敢贊一辭◎自思不服藥◎且將餓死◎陳翁高明◎定不孟浪◎乃配藥煎就◎姑服半劑◎以俟消息◎果覺咽物漸順◎氣漸舒◎連服四劑◎病竟霍然◎至今追思活我之恩◎感佩實深云◎予聞其言◎請而求之◎覺管見

所及◎無此方法◎且知連乃陰虧體質◎强嗜杯中物◎吸雅片煙◎必十數日◎或半月◎始一更衣◎且下亦無多◎脉素沉微◎秉體尤然◎家境裕如◎心無抑鬱◎陳翁之治◎殆從經旨三陽結爲膈一語悟入不循俗套別出方治者歟◎因思沈德潛古詩源中古詩云◎山川而能語◎地師葬無所◎肺腑而能語◎醫人色如土◎觀陳勉翁之治◎知世固有可愈之症◎而治不得法者多矣◎

咽喉一症◎內外虛實◎寒熱燥濕◎病由夥矣◎友人姚江羅尤圻向予言◎前在虞城葆元藥材經理◎忽患喉痛◎屢進湯劑吹丹無效◎纏綿數旬◎勉强吞粥◎喉中起黃白色之點◎內科周友蘭君◎於吳醫彙講中◎採得一方◎係當歸升麻鼈甲炙甘四味◎服之◎覆杯病退◎蓋鼈甲散結◎當歸辛散活血◎二味◎能散肝胆之結◎升麻◎別錄治喉痛口瘡◎炙甘緩中敗毒◎調和其間◎此眞一陰一陽◎治喉痺之妙藥也◎鄙人知此方後◎每逢症之同者◎以此方勸進◎或以化裁加減◎效如桴應◎藥之對症◎效果如斯◎二方◎一卽傷寒論中麻杏甘膏湯◎加燈芯金箔◎一即

活人書◎陰毒甘草湯◎去蜀椒雄黃桂枝◎竊謂能讀書◎即飲上池◎善用方◎何必龍宮◎觀二症之治◎益見經義之切◎而古方之運用無窮矣◎

暑溼驗案

李春霖

沈廬山君病◎余診其脉緩滑◎詢其所苦◎曰◎發熱惡寒◎身困胸悶◎飲食不香◎口乾不欲飲◎小便黃濁◎視其舌苔薄白◎余謂之曰◎此症乃暑濕蘊伏中焦◎營衞不和◎爲書方用白蔻仁八分◎藿香一錢五分◎酒炒黃芩一錢五分◎法半夏一錢◎飛滑石二錢◎白通草六分◎靑蒿梗二錢◎佩蘭梗三錢◎荷梗八寸◎詎晚間服藥後◎於夜間一點鐘時◎忽遍身發戰◎至天明未止◎其家人恐懼◎叩門請余往視◎至則病者戰止汗出且睡矣◎葢戰汗也◎戒其家人勿頻頻呼喚◎下午復診◎病勢已退大半◎惟餘邪未淸◎以前方減寇仁藿香黃芩半夏◎餘則減輕分量◎外加生苡仁三錢◎炒藊豆三錢◎太豆黃卷三錢◎生甘草四分◎一劑便霍然矣◎

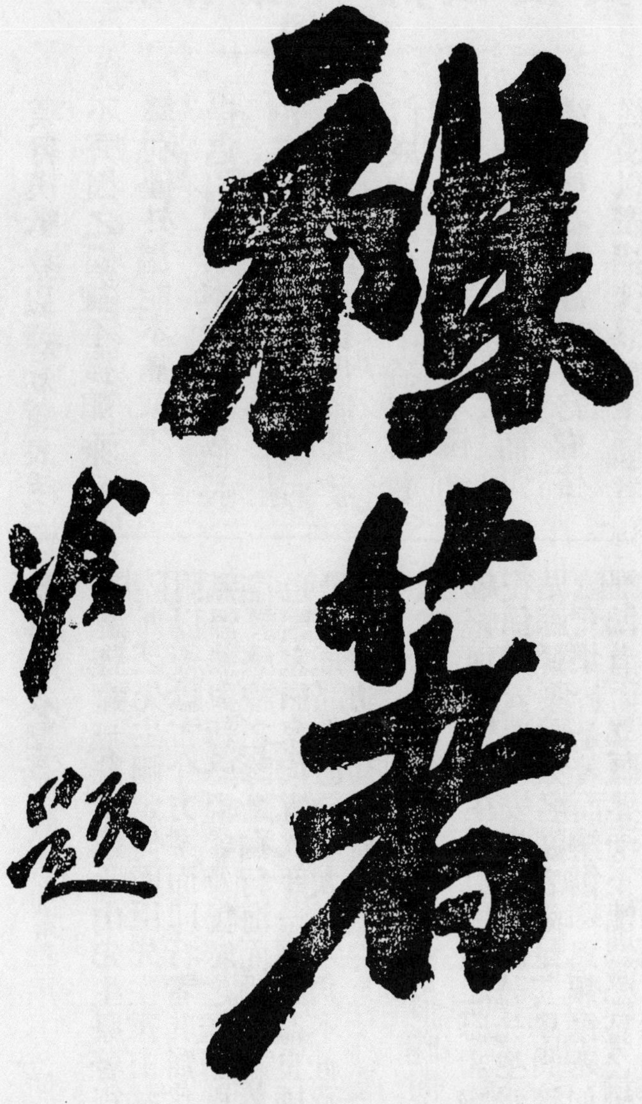

浙紹孟有餘紙棧廣告

業自漢紙蔡以還類皆良莠
不齊因之國貨不振舶來日
繁利權外溢能不痛哉不再
提倡國貨而本紙將衰微莫
測矣本主人有鑒於斯專運
各省本紙雖另拆仍照批發
價廉物美久蒙　各界所贊
許近因商戰時代而本棧尤
特悉心研究選採國貨而弭
洋品如荷　惠顧自當逾格
從優以廣招徠熱忱愛　國者
諒亦鑑及特此佈告

日暉橋南首本棧啓

▲紹介名著一

廣溫熱論一書爲戴北山先生原著經陸九芝先生刪定何廉臣先生重訂并附以經驗古今方案而印行者其辯伏氣溫熱與新感溫暑及傷寒之鑑別裨益於感證之診斷猶行海而執有羅盤也醫家病家均宜人手一編獲益良匪淺鮮每部六册定價大洋八角本社及各大書坊均有寄售

▲紹介名著二

越醫何廉臣先生重訂印行之感證寶筏係歸安吳坤安先生之原著先生爲姑蘇薛葉兩大名醫之高足其學問經驗胥集於是著而辨傷寒與類傷寒如劃鴻溝而立疆界洵不愧爲感証之寶筏故出版後風行一時每部八册定價大洋一元二角本社及各大書坊均代發行

方之佳者歟。曰予於友人家。得其舊藏醫書一簏。乞歸閱之。多摘鈔瘍科。試之屢驗。故敢濟人。兼購坊本擇效者誌之耳。知其善治蛇咬。予問其術。亦得之簏中者耶。先生唯唯。徐出圖數楮。曰此專繪治蛇毒草圖。蠹跡侵蝕。頗有殘缺。圖中莖葉筋絡。稜齒毫芒。細微畢備。形神之肖。案圖可索。予見圖之工。嘆古人之用心有如此。謂予曰。予術猶人耳。惟藥必購諸大肆。金石丹鉛之品。必以水飛去鹹劣之味。新研之藥。含摩擦火毒。日久始用。糝之不痛。其力乃純。乳症等類多火。必須西黃。易於效果。足部瘡瘍。多纏綿者。半由升丹之咎。凡久潰體虛。紅丹樟柏之屬。均須慎用。大要收濕活血。予隔紙藥。必以生豕脂爲膏。兼去風解毒功爾。間見其送止嗽散。胃痛丸。癲疾外治藥。目疾金瘡丹散。咸備施焉。予於瘍科門外漢。先生屢談治法。追思多忘。恐語焉未詳。故不盡述。居鄉爲人排解紛難。嗜酒善飲。不露醉態。左隣董某。富於貲。盜刦其室。隣人聞盜相謂曰。此董先生家。勿誤入。知善氣之感人深矣。夫施醫難。自精醫而施醫更難。先生施醫時。家已中落。幼子弱女。向平願長。先生亦不辭其難。且子之不肖者多矣。誰能達觀如先生者。世固有瘍醫起家。而一藥之秘。對貧病且斤斤昂値焉。以視先生何如哉。先生市名耶。行志耶。吾不知之。而先生之施醫。二十餘年如一日。此固醫界所難能者。先生亦奇人哉。先生吾邑人咸知之。奚俟不文嘖嘖。而景慕之殷。願樂道其實。去年回里時。適遇其同鄉者。敬詢先生起居。謂先生精神矍鑠。飲酒如故。施診如故云。

避暑要錄

張汝偉

丙辰六月某日。謂坐於青齋。焚端木香。執王夢隱霍亂論一卷閱之。慨然相見疫癘之爲禍烈矣。吾亦鬚眉大丈夫。夫天之生我何爲哉。不能於世圖治體。亦當於世謀良方。方不負天之所以生我者也。爰泚筆錄之。以與諸哲學士一研究也。當此夏令炎暑。蒸人。河中之水。熱如沸湯。街上之穢。最易觸鼻。小戶之家。屋宇既不高大。門窗更不通。風入其戶。則廁竈相連。視其物。則腐爛不爽。大雨來則水濕遍地。旭日升則熱。

氣濕床雖銅鐵之質亦易腐矧人身究血肉之軀耶且又饑飽勞役之不時憂慮思懼之迭乘或奔走於日下或露臥於庭中以至寒熱交雜水濕互併蘊之既久一旦疾作或嘔瀉俱至或卒然昏倒一人死而一家繼之由家而沿村由村而沿鎭症情相似所苦皆同流行爲疫也當此之時若有良善之痧藥以弭其端然後就診服藥全其待死之生命尤小也矣釀流行之疫癘其功豈淺鮮哉顧世之人苟安念切因循復因循襲二三成方不復窮思研索分別寒涼所通行者僅開關散玉樞丹紫金錠辟瘟丹行軍散數種而已而此所種尤必購自蘇之雷沐杭之慶餘方佳購者既不便淡之更難遇於是外人乘機而起投吾人之所好爲謀利之良圖以極賤之草料裝華麗之表而廣美價廉樂爲人用沿街喚賣便人去取積久成風併以上諸藥吾中人竟亦齒冷不及矣財源外溢國學淪亡吾中醫藥前途豈不危哉豈不危哉友人姚君謂余曰君等再不亟爲挽救異日地位吾不忍言矣謂聞之慄然而一片救世熱忱如潮之湧遂達於沸點之上奈大廈將傾一木難支廣集衆思共扶顛危

避暑要錄　二六

是所至幸爰憶辛亥之秋霪雨連月水勢陡漲南沙一隅半成澤國水退之後疫癘流行時余年十有八侍診於　師處吾　師取王氏三聖丹重訂配合併定砭服諸法以施貧民用者輒效惟是經濟有限所傳有限知者有限徒使良方湮滅至今無聞而外人所製淸快靈寶仁丹充塞於茶肆街道之間接觸於眼簾耳鼓之前有心人能不悵然刱爲醫藥界者乎今年春夏陰濕寒暄不時疫癘之禍不可不防爰取前年所定之方重加考訂謬不敢沒先生之志不敢卸義務之責亟錄於下以便各處推廣最妙富有資財之藥肆取此數方如法配用裝式標而便人購買併宜仿賣西藥之法廣發傳單說明效能亦叫人沿街喚賣定價低廉效力偉大如是數年消路不懼不廣消路既廣在藥肆當初之虧折有限其結果必可得優勝地位而其維持中藥廣消國貨又可見有國民資格也而救人生命以彌漏巵其利更難僕數也願當道者注意之

三次訂正王氏三聖神化丹　唐均良先生訂正　張汝偉抄傳

（主治）霍亂痧氣　痧氣交作　頭目昏眩　胸痞乾惡　血瘀痰積
濕毒熱喝　將丸研碎　並治疔疽

（藥品）明雄黃二錢　明礬二錢　生甲片挫末二錢　青木香不見火研一
錢　公丁香焙一錢　辰砂一錢　杜蟾酥酒化一錢　益母草灰一
錢　降香屑　樟冰　山茨菇　威靈仙　四味各錢半

（配合）將上藥一十二味如法研極細末再加入
眞當門子五分　頭梅片一錢和勻研細用鮮藿香打汁拌勻滴入滴
花燒酒一匙爲丸每料合一百粒

（服法）霍亂。陰陽水。煎過服。氣阻。藿香香附。寒滯。菖蒲蘇梗。血瘀面黑。紅花蘇
木。血滯面青。益母降香。毒甚。板藍根金銀花。轉筋。木瓜絲瓜絡苡米。寒
甚。紅蓼子細辛。痰多。白芥子萊菔子。觸穢。檀香佩蘭。風濕。蠶砂防風。陰
凝。來復丹同用。濕滯。玉樞丹同用。痛而轉筋。甲片歸尾。腹痛。靑陳皮烏

紹興醫藥學報　第六年第四冊

藥。頭痛。左柴胡荆芥。右前胡桔梗。正細辛白芷羌活葛根。下痛。獨活。如法過服。效驗如神。重者服二十粒爲度。

（開關立效散）（主治）取嚏 開肺 通氣

（藥品）鬧羊化 燈芯灰 蓽撥 細辛 猪牙皂 杜蟾酥 麝香 白芷 百草霜 大梅片 金箔 硃砂

（配合）右藥十二味。如法研末。等分和勻。搐鼻取嚏。每藥一錢。或五錢。搐至得嚏即止。至多不過一錢。

（砭法）背脊中及兩旁兩曲池兩委中兩太陽

（藥品）葱油 蘇合香油 如意油 杏仁油 肉桂油 樟腦油 將各油稱准分兩等分和勻置於瓷瓶用細碗口刮之

（膏方）治寒痧霍亂等急症

生香附五分 公丁香五分 上肉桂一分 舶流黃一分 當門子一分

五味研細和勻摻入陽和膏內貼水分穴

嘔甚於瀉兼轉筋用

古文錢十四枚炙木瓜三錢烏梅肉五分絲瓜絡錢半夜交籐錢半煎濃汁沖入白酒一兩服

瀉甚於嘔手足冷者用

冬瓜子一兩炒苡米萊菔子各三錢生藕一兩地漿水煎服

以上數方皆謬親自經驗確有如矢貫的之喻謬不敢以師傳之方秘而不宣茲特公諸於世俾天下俱知有斯方俱知斯方有斯效旅客囊中尤宜常備離鎮遼闊之家亦當多置以防揮霍撩亂之來以免延醫不及之憾未知樂善好施之士肯從事否更有望海內外高明之士互相發揮以免遺漏而蹈疏忽是所至禱若夫治暑之法河間東垣香巖夢隱俱有專書亦非一言可盡今所錄者一則挽回暑藥之利權一則急救感冒之戾氣者也書既畢無以名是日適小暑遂名之曰避暑要錄

吞鐵驗方一則

崧厦曹伯藩

一日偶訪友人。見案頭有閱微草堂筆記。信手拈閱。載有驗方一則與鄙人親見一事。頗堪印證。爰錄之以備採入。

蔡葛山先生曰。吾校四庫書。坐訛字奪俸者屢。惟一事深得校書力。吾幼孫偶吞鐵釘。醫以朴硝等藥攻之不下。日漸尫弱。後校蘇沈良方。見有小兒吞鐵物云。剝新炭皮研末。調粥三甌食之。自下。依方試之。果炭屑裹釘而出。乃知雜書亦有用也。此書無傳本。惟永樂大典收其全部。余領書局時。囑王史亭排纂成帙。蘇沈者。蘇東坡沈存中也。二公好講醫學。宋人集其所論。爲此書云。鄙人閱此。遂憶及前十餘年。族鄰有一童女。帶鐵釘針。針帶因過緊。用牙咬拔。忽而咽下。遍治不得下。隔旬日。適有沿門搖鈴醫至。請其施治。據云一藥可下。索價二元。稍待半日。須藥肆配藥而來。及至。乃黑粉一包。用米飲吞之。果下。當時不知其何項妙藥。秘不肯示。或者其即本於此歟。

醫林稗錄

引端

嗚呼槍林彈雨風馳電掣而來劇烈戰場奚時可已乎謂寂坐書齋聊課一二生徒圖苟且求安與世無爭之計每當雨霽雲開夕陽將下時正襟危坐手執一卷低徊吟誦輒有遺世之慨也憶去秋迄今不及一載而東塗西抹略有所成去冬重訂囊秘喉書兩卷今春又自述醫學抉微二卷俱已付紹興醫報館中陸續刊行矣今又抄襲陳言彙訂成帙顏之曰醫林稗錄夫稗者苗之秀而不食也饑饉之歲亦足充饑以稗名醫蓋謂才不足以圖正而託之以稗也矧稗官小說本以輔正史之不足而吾醫學問尤深邃淵微久讀內難之經每以文字古奧而易增悶此錄不選於醫籍之上而抄之於諸子百家小說之集以及農夫野老之所談抑且附以按語均以領人興味爲宗旨使於讀經之外診餘之暇略參一二可以悟物理可以怡性情較之讀艷情小說似爲有益故名稗錄非敢謂醫學之即在是也未知世之讀者然乎

否。爰識數語。以弁其首。時在

丙辰歲夏歷春莫南沙張謌汝偉氏撰幷書於壽石居

醫林稗錄目錄 初集

壽石居原本

醫林禪錄目錄 二

紀事

一寒署

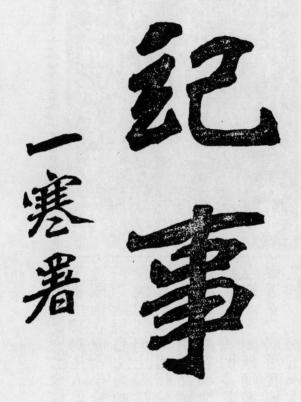

江甯縣署第二科謝殿聲君證明人造自來血確有胃納暢旺神智清爽之效果

五洲大藥房主人偉鑒鄙人體質虛弱前在原籍學校曾向紹興教育館購服自來血頗著功效今來金陵道經滬上復購半打逐日照服胃納漸漸暢旺神智清爽足徵貴藥房所製藥品確有良好之實效鄙人受惠在身愧無以報特泐數言藉表證明並誌謝悃即頌

台綏　謝廷輔殿聲氏自江甯縣署第二科啓民國四年四月廿二號

上海五洲大藥房錄登

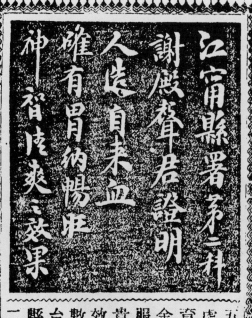

紀孫中山先生題詞

此次孫中山先生蒞紹本會正會長裘君吉生診治同來之胡漢民君病就愈蒙先生親題本會發行之醫藥學報救苦疾民四字本報社已刋入本期報首以誌紀念

江西分會來函及職員姓氏錄

紹興醫藥分會正副會長全體諸同志鑒敬啓者夙仰　鴻名莫由接洽側聞　貴分會組織完善進行迅速所辦月報兩界所登載者無一不從實處着手同人等且欽且愧敝會雖在省會苦於經濟缺乏毫無的欵致生種種障礙故成立數年僅勉辦研究診察兩所以視　貴分會一日千里者大有上下牀之別然値此競爭時代不能不勉爲其難借鏡有資尙祈　敎益所有　貴分會章程及籌備常年會欵詳細辦法務祈示知俾爲圭臬醫藥學報自第一期起務請　賜寄全份報費若干報到即寄出版各書並請　寄示書目多份以備敝同人選購至報中所登去秋　寄敝會之函幷未收到諒已遺失此請　均安

本分會紀事　二三

神州醫藥會江西分會正副會長朱琨　徐啓鼎　曾懷紫及職員公啓

附送敝會會長職員姓名籍貫表

神州醫藥會江西分會正副會長暨各職員表

正會長　朱琨（號俠平前清內閣中書新淦舉人改授廣東東安知縣升署羅定直隸州知州補用知府）

醫界副會長　徐啓鼎（號寶卿前清東鄉舉人指分湖北試用知縣）

藥界副會長　曾懷紫（號丹成清江人本省城內黃慶仁藥棧經理）

文牘員　聶又階　聶伯遠

幹事員　胡少丞　金美如　李穀臣　楊賡甫

庶務員　楊賡甫　龔湧泉

評議長　江鏡清

報價

新報	全年	半年	零售
冊數	十二冊	六冊	一冊
報價	一元	五角五分	一角

代派或一人獨定十份者八折五十份者七折郵票抵洋九扣計算空函恕復

舊報	一至十三期	十四至十七期	十八至四十四期
價目	五角	三角	八角

郵費	中國加一成日本台灣加二成南洋各埠加三成

廣告價

	一期		三期	六期	一年
地位	一行	一面	八	七	六
價金	二角	二元	折	折	折

誌謝

裘慶煦君交到蕭然陳根儒先生著溫熱論箋正一冊知係荷著者惠贈展卷瀏覽覺學說精詳辨論正確洵時下善本也拜領之餘誌此鳴謝並紹介於讀醫書者

本社啓

本社最新出版書

通俗傷寒論 卷上一 每五角

傷科捷徑 全一冊計洋一角

本報下期要目預告

論文●吾國地大物博而荒野甚多宜設法藝種草葯以應世用而挽利權芻議……（張汝偉）少陰症得之二三日以上心煩不得臥者黃連阿膠湯主之論……（新加坡考同春醫社第一名黃眉孫）脈訣云營行脈中衛行脈外請問衛氣之行果從何道說……（前人）代論▲羅謙甫醫案序……（裘吉生）重刻人參考序……（裘吉生）

學說●治腫脹秘方……（俞鑑泉）陽明症發熱其胃枯燥堅硬如塊說……（黃眉孫）痢疾養息法（前人）草藥圖考……五（裘吉生）

醫案●社友治驗錄▲壽石醫案三則……（張汝偉）

專件●政府公布傳染病預防條例……續○桂林醫藥淺報社簡章

雜著●新聞談屑……（張汝偉）伯華醫譚……續（周小農）

古籍選刊●醫學薪傳……二（歸安淩曉五先生遺著）

紀事●祝桂林醫藥淺報詞

遠地寄到臨刊增入

第六年第五六册合刊
原六十一二期

紹興醫藥學報

丙辰九月
神州醫藥會紹興分會發行

本期之目錄

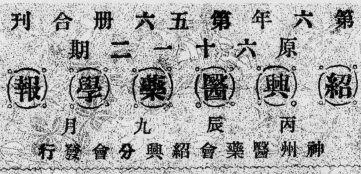

雙十節紀念

共和再造普天同慶回憶洪憲發生本報封面紀年獨不附和際此國人共祝之雙十節私幸自抱清操之本報不可不別有紀念焉爰由本社主任一手密備醫藥書籍〇種廉價折銀五十圓准人投函百通每函附寄郵票五十分并隨己意寫一數目於函中如該數目與本社所備書籍種數中符即將該書如數郵贈如中符者不止一人即以該書匀贈之倘全不中本社亦將所備書籍以百分匀贈投函者以博投函諸公於此雙十節同爲慶幸事如一人欲投二數目須寄郵票一百分多則類推惟限於曾閱本報及曾經投稿本社者有此權利投函期至舊歷十月二十日爲止准在下期報首揭曉閱報暨投稿諸君幸毋失此機位

紹興北海橋醫藥學報社啓

流通醫藥書籍有限公司進行事畧(七)

(公司章程及第一至第六次佈告事略均在各期報首)

蘇州張叔鵬君函來附股三十元詢明有無在蘇用處可以劃匯否則或寄十元之鈔票三紙前日續函云暫作論罷並荷指示公司須先規定章程舉定辦事職員方可金玉之言良承不棄當已答函告明所示兩事均待股東公决一俟股份及半即當照辦○瀋陽彭壽萱君匯到股洋二百五十元計五十股當掣給暫行股單由郵掛號寄去○南京張相臣君函示已荷馮督軍許於醫藥叢書第一集賜序一篇現擬將全書先行刷樣一册寄去轉呈

新輸入藥品 江南

張若霞

(栽培及利用法)江南西名 CassiaOccidentalis.L. 屬荳科植物莖高二三尺葉爲複葉由五對之小葉合成夏季開黃色之花結長莢果實春季下種宜於雜土抽苗後分栽施肥一二次肥料用堆肥或稀薄人糞之尿

按此生葉治毒蛇咬傷與諸蟲螫傷塗布立效又下痢腹痛之際用子二三十粒搗碎白湯送下(用藥劑送下亦可)奏效確實其他煎用能解熱西洋日本各國栽培甚廣(此種子每袋定價一角本社代售)

廣徵社友

啓者本社簡章(載在四十五期報首)第一條第六條凡各處之投文或投資者組成一團同爲社友一律平等範圍原不限於紹興一隅近荷外埠同志惠函下問入社章程者日有數通又兼醫藥事業之亟謀改革者亦非少數同人之力所能及爰特廣告除以前投文及投資者已經刊入社友錄外(載各期報中紀事門)此後不拘何地同志因有願無力但能介紹投資五元或投文一件亦得與投資投文者同認爲社友至直接投資與投文本社尤爲歡迎　紹興北海橋醫藥學報社啓

本社發行大增刊目錄

第一

第二

第三

本社廣告

第六十期徵文因第一題投稿甚多均擬下期報中披露第二題已在本期報中登載者每名奉贈大增刊第三一册本年本報十二册得酬諸君請寄郵票二十分以便按期奉上

前月之報因印工多病不及趕期特將本月提先合刊以答閱者至本年未出六册當於年內三個月中合刊出竣俾將積稿從速出版而閱者亦得先覩也

誌謝

蒙寧波徐友丞先生惠賜衞生雜誌六分及各印刷品桂林醫藥淺報社惠賜醫藥淺報二份合誌於此以鳴謝悃并介紹海內外凡欲索衞生雜誌者請函內附郵票五分寄寧波江北岸毓才學校徐友丞先生收自必按期送奉

本社啓

本社代售

神州醫藥學報　每册二角半

桂林醫藥淺報　每年三年

溫熱論箋正　每册三角

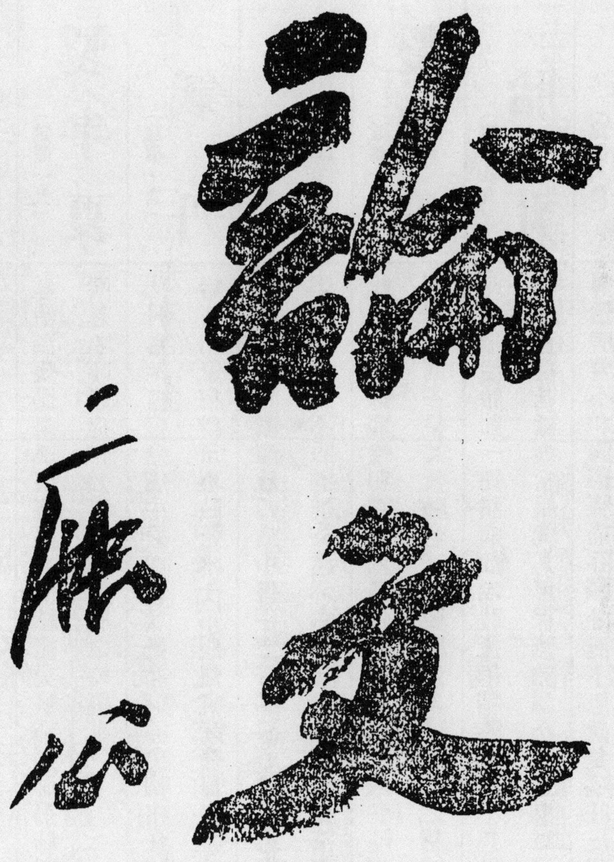
論文

覆新嘉坡黎北海先生書

袁桂生

北海先生有道昨閱二十九期學報得見惠書猥以區區擬廢五行生尅之議辱蒙賜敎查原議係以會員資格據神州醫藥總會章程第十條之規定向會中提出議案請正副會長評議員全體會員公同決定作爲學術上進行之標準原爲待議未定之案此案成立與否及有無利弊均尙待全體會員從長計議非不佞一人所得而去取之也即欲去取不佞一人之權力有限亦未可執途人而强同之也獨恨此案自不佞建議以後忽忽半載而正式發表意見者甚少今執事不遠萬里賜書商榷足見關懷祖國提倡醫學之盛意在不佞亦得一學界鉅子相與研究而討論之亦平生之快事也顧讀執事來書雖洋洋數千言而細按其結穴之處則多與不佞原議相合其差異者亦祗在字句間耳試爲一一申明之執事來書中段有云仲景傷寒雖不出陰陽五行範圍而其中歷詳其面項背胸脇耳目手足口舌胃腸等部分汗水屎尿膿血等物質虛實寒熱併病合病壞病決嫌疑別死生分難易等診斷

覆新嘉坡黎北海先生書

先後緩急等治法每論一病至確至實而其下一段又接曰固知岐黃仲景之書不僅以五行生尅爲言而於病體理由確究實驗云云由此觀之執事來書固深知岐黃仲景之書不僅以五行生尅爲言矣是中國醫學之精微不專在於五行生尅而別有其眞理已爲執事所公認矣今試將此段文字與不佞原議中國醫學之眞理實與五行生尅全不相涉之語兩相比較不幾大同小異乎此執事來書與不佞原議相合者一也來書中段又云竊欲易足下之言曰靈素兩書多言五行生尅然其研究病症治療診斷諸法亦甚多而且精仲景善學靈素傷寒金匱兩書正從病症治療診斷之眞實處用意其於五行生尅之說雖曰有限然亦未嘗無絲毫之關係云云夫既曰研究病症治療診斷諸法多而且精又曰傷寒金匱兩書正從病症治療診斷之眞實處用意固已軼出五行生尅範圍之外而又一則曰五行生尅之說有限一則曰未嘗無絲毫之關係夫關係僅曰絲毫僅曰有限則其無大關係也可知今試將此段文字與不佞原議仲景傷寒論金匱要略全書皆言病理症狀診斷

治法方藥及救誤之法。與五行生尅無絲毫關係。一段。兩相對勘。實亦大同小異耳。此執事來書與不佞原議相合者二也。來書後段又引不佞原議。陰陽虛實爲古人精神上之發明。亦與今日之博物學相合。與五行生尅如風馬牛之不相及。試問素問所謂陽化氣。陰成形。陰在內。陽之守也。陽在外。陰之使也。仲景所論浮大滑數動屬陽。沉澀弱弦微屬陰。以及亡陰亡陽回陽育陰諸學說。與五行生尅有何關係之可言。而執事於此下。卽接曰古說陰陽本有數種。有以名天地者。有以名男女者。有以名氣血者。有以名晝夜者。有以名腹背者。有以名四時者。其名四時者。五行卽屬其下。五行之作用在生尅。無生尅。卽不必言五行。考諸內經義實明顯。足下謂其如風馬牛之不相及。此言他種之陰陽或可。若言四時之陰陽。則尚未爲確論也云云。然則四時以外之陰陽。卽與五行生尅之說。了無關涉。已在執事言外矣。不佞原議僅言陰陽虛實。未嘗指定四時。又歷引素問陽化氣。陰成形。陰在內。陽之守也。陽在外。陰之使也。與傷寒論浮大滑數動屬陽。沉澀弱弦微屬陰。及亡陰亡陽育陰回陽

覆新嘉坡黎北海先生書

諸說則是此之陰陽專指生理病理診斷治法方藥而言而非專指四時之陰陽不待辨而自明矣試又將此段文字與執事之論互相參觀直幾幾乎如出一手矣此執事來書與不佞原議相合者三也來書又云靈素傷寒之精理甚多足下固已能言之而僕更欲貢其一得之愚以相質證如素問陰陽應象大論所云邪風治療之法先治皮毛次治肌膚次治六府次治五藏因其輕而揚之因其重而減之因其衰而彰之形不足者溫之以氣精不足者補之以味其高者因而越之其下者引而竭之中滿者寫之於內其有邪者漬形以爲汗其在皮者汗而發之其慓悍者按而收之其實者散而瀉之審其陰陽以別柔剛陽病治陰陰病治陽定其血氣各守其鄉血實宜決之氣虛宜掣引之此眞歷刧不磨之論雖有最精科學寧易此說內經此類精語甚多不能一一備舉異日倘有暇晷當仿西醫之生理病理治療診斷衞生諸門精集先哲舊說與新說幷行云云據此以言內經一書原有生理病理診斷治療衞生諸種學術在內而非全屬五行也執事固自言之而且欲編爲書籍以嘉會

後學矣試又將此段文字與不佞原議後段所謂以農黃扁景之書爲根據以諸大家之論爲參考以東西新學術爲輔助等語兩相比較實無差異此執事來書與不佞原議相合者四也綜此四端則執事來書全文之大體已略備於是與旨與不佞原議互相發明無大背馳之處即執事來書亦自謂尙無衝突而其間尙不免少有爭執者則執事來書首段羅列素問諸篇與五行有牽涉之文字以證明其有關係而已耳顧以不佞之臆見言之靈素兩書包含萬有無所不言蓋古昔聖人創造醫學之始凡宇宙間之事理物理其有裨於醫學者無不博取兼收觸類旁通以爲取裁之地故其中有涉及五行者有脫離五行之範圍而獨立者亦有雖言五行而其眞實作用處仍不在五行者如素問上古天眞論曰上古之人其知道者法於陰陽和於術數食飲有節起居有時不妄作勞故能形與神俱而盡終其天年度百歲乃去今時之人不然也以酒爲漿以妄爲常醉以入房以欲竭其精以耗散其眞不知持滿不時御神務快其心逆於生樂起居無節故半百而衰也夫上古聖人之教下

覆新嘉坡黎北海先生書

覆新嘉坡黎北海先生書

也皆謂之虛邪賊風避之有時恬惔虛無眞氣從之精神內守病安從來是以志閑而少欲心安而不懼形勞而不倦氣從以順各從其欲皆得所願故美其食任其服樂其俗高下不相慕其民故曰朴是以嗜欲不能勞其目淫邪不能惑其心愚智賢不肖不懼於物故合於道所以年皆度百歲而動作不衰者以其德全不危也試問此段經文與五行有何關係五常政大論曰大毒治病十去其六常毒治病十去其七小毒治病十去其八無毒治病十去其九穀肉菓菜食養盡之無使過之傷其正也推之骨空論所謂任脈爲病男子內結七疝女子帶下瘕聚衝脈爲病逆氣裡急督脈爲病脊强反折疏五過論所謂凡未診病者必問嘗貴後賤雖不中邪病從內生名曰脫營嘗富後貧名曰失精五氣留連病有所并至眞要大論所謂寒者熱之熱者寒之微者逆之甚者從之堅者削之客者除之勞者溫之結者散之留者攻之燥者濡之急者緩之散者收之損者溫之逸者行之驚者平之上之下之摩之浴之薄之切之開之發之適事爲故此皆脫離五行之範圍而獨立者也陰陽應象大論

曰天有四時五行以生長收藏以生寒暑燥濕風人有五藏化五氣以生喜怒悲憂恐似言五言矣然其下文曰陰靜陽躁陽生陰長陽殺陰藏陽化氣陰成形寒極生熱熱極生寒寒氣生濁熱氣生清清氣在下則生飱泄濁氣在上則生䐜脹清陽出上竅濁陰出下竅清陽發腠理濁陰走五藏清陽實四肢濁陰歸六腑水爲陰火爲陽陽爲氣陰爲味味歸形形歸氣氣歸精精歸化精食氣形食味化生精氣生形味傷形氣傷精精傷爲氣氣傷於味陰味出下竅陽氣出上竅味厚者爲陰薄爲陰之陽氣厚者爲陽薄爲陽之陰味厚則泄薄則通氣薄則發泄厚則發熱此雖言五行而其眞實作用處仍不在五行者也內經此類文字甚多舉一可以三反試再就傷寒金匱兩書言之仲景著書雖攙用素問難經然皆吸取精髓處處着實決不蹈空故全書立論皆融會經脉藏府病理症狀脈理治法方藥暨病人痛苦呻吟之情態病機安危生死之伏線今試略述一二以爲佐證辨脈法云凡脈浮大滑數動此爲陽也脈沉濇弱弦微此名陰也凡陰病見陽脈者生陽病見陰脈者死陽脈浮陰脉

發新嘉坡黎北海先生書

錄新嘉坡黎北海先生書 七六

弱者則血虛血虛則筋急也其脈沉者榮氣微也其脈浮而汗出如流珠者衛氣衰也榮氣微者如燒針則血流不行更發熱而躁煩也脈藹藹如車蓋者名曰陽結也脈纍纍如循長竿者名曰陰結也脉瞥瞥如羹上肥者陽氣微也脈縈縈如蜘蛛絲者陽氣衰也脉綿綿如瀉漆之絕者亡其血也問曰病有戰而汗出因得解者何也答曰脈浮而緊按之反芤此爲本虛故當戰而汗出也其人本虛是以發戰以脉浮故當汗出而解也若脉浮而數按之不芤此人本不虛若欲自解但汗出耳不發戰也問曰病有不戰而汗出解者何也答曰脉大而浮數故知不戰汗出而解也問曰病有不戰不汗出而解者何也答曰其脈自微此以曾經發汗若吐若下若亡血以內無津液此陰陽自和必自愈故不戰不汗出而解也推之六經脈症治法莫不皆言病狀治法鮮有談五行者雖其辨脈法中有水行乘火金行乘木名曰縱及東方肝脈南方心脈等說論及五行然以全書之說較之實不及百分之一推之金匱亦莫不然是仲景言醫原以病症治法方藥爲主體不過間有沿襲五行之舊說耳惟

其如是所以成爲獨立不移歷刧不磨之醫學也不然則易經尙書淮南子白虎通春秋繁露五行大義諸書其中亦儘有言五行者何以不名醫學耶由是觀之周秦間人著靈素時本不盡用五行仲景著書更多廢棄五行雖其自序有天布五行以運萬類人禀五常以有五藏等語然亦不過沿襲當時習用之語句已耳猶之現今之人著書亦必襲用現時之語句此則時爲之也不足爲仲景用五行之根據也況其自序明言撰用素問九卷八十一難陰陽大論胎臚藥錄幷平脈辨症爲傷寒雜病論是仲景當時於素問外固兼用他書而其後段又曰各承家技終始順舊省疾問病務在口給相對斯須便處湯藥按寸不及尺握手不及足人迎趺陽三部不參動數發息不滿五十短期未知決診九候曾無髣髴明堂闕庭盡不見察所謂窺管而已可見仲景當時痛心疾首者乃爲庸醫輩不諳醫法草菅人命而非爲五行之理不明也故其著書重在辨症用藥變化無方活潑潑地不但廢棄五行且幷不拘泥六經試觀金匱全書但分上中下三焦部位各爲一類可以知聖人之用心矣不

殺新嘉坡黎北海先生寄

覆新嘉坡黎北海先生書

特此也千金外臺巢氏病源本事方諸書其中亦皆效法仲景重在辨症用藥臚列經驗之方而不專言五行是五行之說在中國醫書中所居之地位甚小非有根本之大關係也況今日科學昌明種種學術足以發明之矣縱廢五行於事實上亦無大妨害況仲景著書固已大半廢棄之矣不待今日始言廢也大抵五行之理於氣運之說關係較大天元紀大論曰天有五行御五位以生寒暑燥濕風人有五藏化五氣以生喜怒悲憂恐甲己之歲土運統之乙庚之歲金運統之丙辛之歲水運統之丁壬之歲木運統之戊癸之歲火運統之及氣交變大論所謂歲木太過歲木不及歲金太過歲金不及等說專就五行立論然按之事實往往不符故前賢已多非之至天時寒暑之遷移時令燥濕之變易則全由地球旋轉離日光遠近之故與天時之旱潦地勢之高卑而異與五行生尅亦實無大關係也素問氣運諸篇亦不過推演其理爲醫學上之佐助云爾是故天文地理之學術大明則五行已退歸於無用之地執事試思之豈不然乎且不佞之倡議廢五行也原爲昌明醫學保存國粹

力戒蹈空之弊實事求是起見非如今日之西醫家喧賓奪主欲盡取岐黃仲景歷代名醫之書拉雜摧燒之也不佞嘗見今之新學少年暨出洋學醫之士大都習聞中醫之書多言五行故皆先懷成見牢不可拔寧閱哀情小說艷情小說諸書以耗精神而糜歲月而決不肯細讀古書苟不將岐黃仲景之實學發明則內經傷寒諸書將永爲五行生尅四字埋沒於塵埃故紙之中不亦誣乎故諱五行而不言似失之誣而單就五行以立論使天下後世不復知內經傷寒之眞實作用處其罪不更大乎故竊不自量倡議廢棄以一新天下之耳目其事雖可議而其心不可誣也執事來書祗辨得五行之理與內經傷寒論略有關係而已而於存廢之利弊得失初未詳言不佞私意以爲廢棄五行非廢棄醫學也更非廢棄靈素傷寒金匱諸書不讀也不過欲人於內經傷寒金匱諸書之眞實作用處用力而不必專譚五行之空論耳五行是一事醫學又是一事即據執事來書亦祗責不佞立論苟簡未能效考據家之專門著述致失古人眞面并未以五行生尅爲醫學之根本有斷斷不可廢

覆新嘉坡黎北海先生書　　七九

者是執事來書仍未嘗與不佞原議有大相反對之處也蓋信五行之說與醫學無根本之重大關係廢棄五行醫學轉益昌明決不致稍有損礙此則不佞之千慮一得未識執事究以爲何如也嗟乎論人論事自古爲難子產欲鑄刑書而叔向譏其不仁湯用中製玫瑰花治病而鄒澍忿其悖古人心不同本如其面亦祇求於良心無愧及於事有濟焉耳近年中央政府方議導淮試問其所用方法果與大禹治水之時稍有出入否耶顧亭秋云君子之爲學也將以明道救世也焯雖不才敢不勉焉拙著醫草於診病之餘倉卒成書殊無過人之處茲姑遵命寄贈漣泗紙印者兩部已託包識翁轉寄尙乞指示爲荷海天仰望臨潁神馳伏冀爲道珍攝并頌旅祺

袁焯再拜舊歷八月初十日

少陰症得之二三日以上心煩不得臥者黃連阿膠湯主之論

新加坡考囘春醫社第一名黃眉孫

予恨不得具遠大之眼光卓犖之精神舉岐黃和緩漢晉唐宋金元明清上下五千

年醫書。關於傷寒之少陰症者。熟覽而藏之心腹。更取東西洋解剖之具。聽音之筒。寒熱度之表。愛克司之鏡。合中西學說。將少陰一症。實驗而定出治法。然後於病症上。方確有見地。若今日者。不過粗言大略。以就正高明。非敢自以爲是也。何言之。傷寒少陰症。得以二三日以上。心煩不得臥者。黃連阿膠湯主之。此仲景之治法。以垂教後人者也。吾握其要三端。亦唯是始則考究少陰之原因而已。繼則分判少陰之症候而已。終則商確少陰之治療而已。原因者。病之起點也。五運六氣。風雨晦明。因於天時。濕暑薰蒸。穢汚觸鼻。因於地氣。飲食失節。淫蕩無常。因於人事。傷寒一症。卽乘隙而入。發爲病原。由太陽傳經。遞傳至少陰。僅二三日間。故爲心煩。爲不得臥。其時胸腹尚未懣悶也。則瀉心湯非所宜矣。下部尚未堅硬也。則承氣又非所宜矣。唯用黃連阿膠湯。爲的當藥品。清心膈之邪。攻根據之地。從本原上解決之。自足收治無不效。藥無不靈之益。此原因之當考究者一。症候者。病之分類也。有寒熱虛實。有表裡陰陽。分初中末三層。初層病候。心煩不得臥。仲景以黃連阿膠主之。因病初得。

少陰症得之二三日以上心煩不得臥者黃連阿膠湯主之論　八二

在二三日以上。邪未下達。只清解胸脇。可收全功。此少陰病之第一時期也。中層病候。口燥咽乾。少腹堅硬。又當別治矣。此少陰病之第二時期也。末層病候。邪達下部。或腹痛下痢。或咽痛昏惘。則宜遵仲景分門之治法以治之。此少陰病之第三時期也。審其寒熱虛實。辨其表裡陰陽。病萬變。藥亦萬變。然後能立起沉疴。而不留缺憾。此症候之當分者二。原因與症候已明。則少陰之治法。尙爲中醫治法。有解表清中攻下三法。其心煩不得臥者。用仲景黃連阿膠湯。此清中之法也。而西人治法。于十六劑中。或選清凉劑。消毒劑。芳香鹽類下劑。斟酌取用。或治腸窒扶斯之菌。或治痢拉利亞之虫。見病治病。見熱退熱。未常不別開生面。而究不若仲景之黃連阿膠湯。爲至當不易之法。此治法之當商確者三。知斯三者。然後可以言傷寒。然後可以知仲景用藥之妙。蓋少陰之症在二三日以上。邪在中部。治其中部。黃連入心。清解毒邪。阿膠滋潤養陰。合之以黃芩白芍甘草鷄子黃。以爲佐使。於心煩不得臥者。此湯主之。其於病理學。診斷學。藥物學。可謂明見隔垣也矣。

吳翹雲先生原評

少陰一經。水火陰陽之故。至不易知。觀其症候。亦甚煩雜。作者將此節書。發揮盡透。復別開生面。自抒偉論。於題情題理治法開方。瞭如指掌。次藝說脈之道。理極精細。能見其淺處。又能道其深處。反覆辨論。眞得脉訣三昧者。允宜獨出冠羣。

脈訣云營行脈中衛行脉外請問衛氣之行果從何道說

考取回春醫社第一名黃眉孫

診脉之道曰浮沉遲數也。虛實弦洪也。微緩滑澀也。長短大小也。緊弱動伏也。結代芤革也。牢促濡散也。此爲二十八脈。分之於三部九候。別之於七表八裡。營衛分行。營行脈中。衛行脉外。各有發生之病原。卽有印證之脈象。營屬於血。而主于心。心發血者也。血從左心房出。右心房入。分行於動靜脉管。微絲血管之內。而尤賴衛氣率之。以遍行週身經隧間。此營行脈中衛行脈外。爲必然之理。而究其起迄。五臟中唯肺主氣。然止司呼吸。謂一身之衛氣。悉統於肺。不可也。且腎主納氣。謂衛氣即從此發原亦無確實證據唯氣海一穴實爲衛氣所聚之所故古人以氣海名之其相連之穴道一爲丹田一爲命門皆眞火所聚即眞氣所藏而衛氣之行即從此道而出理較爲近脉要精微一書謂長則氣治短則氣病數則煩心大則病進者察之於寸口驗之於人迎知營衛之行從何道而出自何道而入分布於週身血脈者無處不爲營衛之所瀰淪有手三陽足三陽之分有手三陰足三陰之別有陽維陰維之判陽蹻陰蹻之殊有衝任之宜知有帶督之宜識分晰精微辨認確鑿則三指有隔垣之照二豎無膏肓之逃矣

二義皆浮泛無精闢處所言衛氣之行亦無確鑿證據可以實驗錄之以存鴻爪雪泥之跡耳閱者知之　眉孫附誌

吾國地大物博而荒野甚多宜設法墾種草藥以應世用而挽利權芻議

張汝偉

國何以富貴乎生者之衆也生之者之法奈何曰使其地無遺利而已斯說也人莫

不知。又莫不嗤余爲竊取前人之唾餘。而目爲迂腐者也。雖然。地固有磽瘠之土。而不堪耘穫者。亦有偏寒偏熱。地廣人稀而不及耕種者。亦有高低不勻。久旱久水而不能適用者。職此三故。以至遍地荒區。無人墾種。仰屋咨嗟。徒言貧困。抑知吾國人狃於苟安。故步自封。不知謀所以生之之法。而在上者又無因地制宜。提創鼓勵之明令。坐是而言困窮。地有餘利而不知求。豈不重可慨哉。大江南北。宿號膏腴。江浙兩湖。所產米麥。又足以供全國之用。近年來。迭以水災告警。哀鴻遍地。觸目愴然。是以沃壤之田。尚多荒廢之處。矧其下者耶。今年夏。歷讀紹興醫藥學報。見裘君吉生所編草藥圖考一書。繪圖成形。註明產處。以觀成效。其功匪淺。而謬心有所觸。不覺形之於口舌。記之於筆墨也。夫草藥之利爲人用。浩矣溥矣。本草之所載。綱目之所記。草藥爲獨多。綜而計之。不下千餘種。而肆間之所備。醫者之所用。不過數百種。而已尋常通用者。又不過數十種而已。此外數百種草藥之名。俱在此數百種草藥之功效又特著者。而或焉有而不知。用而或焉用而無可求。而或焉以陳腐充之。遂令無效而或焉以魚目混之反見有害以致噤若箝口相戒束筆而不敢再用眞眞有功於社會之良藥反使湮滅而無聞坐視東西洋藥收吾原料稍加變化而輸入吾國每歲耗溢至數百萬之巨者是又誰之過歟曰醫界也曰藥界也醫界發財之心勝而不知提創藥界謀利之念切而不知推廣無提創推廣於其先而在上者又安知鼓吹贊揚於其後也夫草藥之生於斯產於斯純屬天然植物非由於人力製造者也而天然之出產有限人力之播種無窮有限者消路必不能廣甚或有時而亡無窮以因地可以制宜必使一日無缺有時而亡醫者必不肯用一日無缺藥界儘可申明社會之信用既著自無按劍之疑提議之設法果週豈乏鼓吹之士裘君之編意誠良善若不知設法推廣樂爲人便則刻舟求劍按圖索驥終非善後計也然則余之所謂善後何曰吾國地大物博而荒野甚多宜設法墾種草藥以應世用而挽利權是也誠以樹木十年始可有穫樹人百年或得一二此樹草藥最易繁植非十年之事業百年之事業時遠而難得也春種而夏刈之秋播而冬收之不費鉅資不

耗民力不懼水旱之浸淍不畏寒熱之異宜蓋藥固有偏寒偏熱之不同喜濕喜燥之各殊是以雖屬瘠土決無不毛由一二種而推之數十百種由一二畝而推之數十百畝由縣而推之省由省而推之國積之既久定有成效醫界爲之提創效用藥界爲之推廣消路資本家爲之輸其財力爲民上者又爲之保護而維持之號召游民以及裁減之官兵爲之墾種夫荒田以工資而代賑欵既利貧民又惠蒼生既挽利權又塞漏卮既弭兵禍又維國貨一舉而數善備一勞而永逸之又何樂而不爲是未有人發明之故也孫中山先生亦云萬事必有理想而後演事實玆議也謂之理想也異日演成事實亦此理想爲之也竊觀海虞一小邑耳山澤曠野遍處藥苗未見有人取用有用之物徒作燃薪實業不求遑言理化謗見聞謭陋篤信者鮮又乏資本不能遍採藥苗以供世用適有裘君　先得吾心卽以是圖所繪出產之不廣者先行試種可也雖然空有此心仍不免爲無形之提創而藉筆墨以與天下之留心醫藥留心墾荒留心弭亂留心富國者同一商榷也苟能切實通行俾償蟻願

不僅僅於醫藥前途之幸耳生之之衆地無遺利富國强兵之基礎斯其一也有公民之資格者其均勉之謹議

函授醫藥學校之研究辦法

張汝偉

自世界文明交通益便而求學之階級亦與之俱增然一人之聞見有限學問之層出無窮故學生之能青出於藍者則端賴乎書然書如浩海無維一之宗旨以握其樞要鮮能達其目的而抵夫彼岸即有傑出之人爲之引導爲之解釋凡受其化者誠可以通達矣苟不得其人之引導之解釋則終歸之於不達而已集衆思而廣衆益非學校不爲功又非函授學校不爲功蓋函授則省費而無跋涉之虞也是以比年來各種專門函授學校有如星羅棋布所在皆是獨於醫藥學則付闕如豈不可嘆近閱神州醫報見包君識生曾於滬上提議及此苦於經濟而未果硤石宋君又繼起而暢論之薛君立夫又擬章而施行之諸君熱心提倡不遺餘力如謂不才惟有醫香禱祝於函授學校之即日成立俾得指示迷途躍出苦海凡諸衆庶靡不有

類。雖然函授、豈易言哉。蓋吾醫之學。頭緒繁多。雖可以分門而別類。要必須一貫以研求。非天資明敏者不可學。非實地經驗者不可行。中人以下。雖耳提面命。又覺黑暗。況乎以數期之講義。獨自摸索而欲冀其有成。則必或能言之。不能行之矣。編講義者。將博采羣書歟。則編不勝編。將略舉大要歟。則仍屬皮毛。若備書以查考歟。則寒素者不勝力辨。若舉題以試驗歟。則抄襲者偶獲倖中。讀書臨症。分為兩途。以函授之學而開未墾之田。是必難收實效者也。蒙謂入函授學校者。當分兩途。「一為曾經未讀醫書者。設所編講義。當從人體結構、經絡營衛、三陰三陽、外感內傷、寒熱溫涼、諸名目。辨之清楚。不致錯誤。卒業後由學校致送有名有學行道之醫生處臨診數年。然後致會本校給以試驗合格證書。方准懸牌應世」「一為曾經行道所編講義。當從研究疑難雜症及新發明之奇症（如鼠疫吞自來火生雅片等症）與古書上字句之錯誤。難字之解說等入手。卒業後當認為校友。另給行道文憑。可以與校中叨論。一切改良醫藥著為論說。列入報章等職務。本校當給以相當之利益。如徽章獎勵劵或保薦醫官等職以資奮發其他如講義外應備醫書亦當擇定數種爲不可不備者其餘則聽人之財力而已如此辦法庶幾不墜空名而有實益也若泛泛然徒讀數十期之講義作數篇之論說便可了事恐仍有負於發起諸君之熱心也今將管見所及與提創函授諸君一研究之諒不河漢余言

書唐容川血症論後

王以鈞

白茷藕節之雜進地黃書墨之和服以此而止血江湖術士之所以誤人非淺也彼善於此者丹皮之滋陰犀角之退熱靈脂蒲黃之行瘀似乎可與適道矣然而勢之徵者藥到即除其甚者如水投石靜以待斃而已然則若何曰正是非者視聖人必以長沙之瀉心湯救之夫瀉心湯之用大黃其解金匱諸家不必復論餘如丹溪宗奭李時珍之流一時發揮亦無遺義然得古聖之深意而斟酌損益措置裕如者厥惟容川唐氏唐氏以止血之法取之陽明故主此湯而參以已意血多者加童便茅根血脫者參附五味血溢而兼喘滿寒熱者又濟之以杏仁厚朴柴姜諸品相機因

應不差累黍誠典籍之功臣而却病延年之秘笈也後之醫士既荷聖師之指示而又得先達之引伸觸類隨症啓迪應如何仰承俯注宏玆妙道而乃買櫝還珠從事於白茇藕節地黃書槑之類自誤誤人身名掃地矣悲夫

答友人之言羅綱痧與柿蟹毒牋

王以鈞

來書以羅綱痧之源强半發跡脾肺其說誠當而所以致此之由則僕不能無辨傳有之脾主周身之肌肉而肺司周身之皮毛明末至今其各家治痧之入手咸著意於此此即來書命意之所自出也然僕竊思之毛竅之中無纖芥之翳手太陰之所流行之氣何至壅蔽而不通肌膚之地無沉着之邪足太陰之所聯合之區又何由疊積而爲病惟外之夙垢穢膩之未除而內之甘脆肥濃粗糲腥腐更美惡之不分而雜然並進以日日而伐之身即非氣候之偏外邪之感猶自委頓而成病而況今玆之際司天在泉正逢二太主脾合肺厥類惟彰而中氣所化又當風濕交爭肌肉皆萎之秋內外相應患牛屑睫匹夫之蹙額累及全家三戶之呻吟憂延境內綿綿

答友人之言羅網痧與柿蟹誹議

若存如感金蠶之蠱而病傳屍之癆焉者中醫見之目爲時氣西醫釋之曰微生物之傳染也其遍體之浸淫即前數年中紅斑痧之比例而頃刻之間昏迷不省風懿暑暍四肢厥逆等症往往有之蓋此固暴病猝中之常態耳然一鄉一室之間有全病者有半病者有暫病之而即愈者有一病遽危而不及施治者其作始也簡其將畢也鉅萬緒千條幾難分解鄉愚無識膽小如鼷之徒相顧色駭詫爲客忤平心論之實即內經之所謂勇者氣行怯者著而爲病及驗方新編之所載三人同遊瘴地飽者鬱而饑者疾飲酒者談笑自若耳此症之作約有月餘而近人施救之方刋印分送各處傳貼以爲藥到病除凡投轍應儆居鄰近稍知衛生且水土頗潔目下情形尚稱徼倖患此症者百不見一惟據某醫友之所言眼見治愈數人顧其所用之藥如通關一散本細辛皂角二味搐鼻而取嚏爲喉痺口噤中風卒倒之要藥而藿香薄荷之宣滯解鬱治四時不正之氣又歷代名醫之屢試有驗者紅棗之通九竅助十二經神農本經稱之調營衛悅顏色各家之主治詳之其藉之除耳聾鼻塞已

載之孟氏食療而取之救服椒氣閉又見之百一選方以之蒸熟遍擦患處蓋亦內經結者散之之義逐味查對若網之在綱意自了然然徵之白喉之有專書而霍亂轉筋之別著新說此則初哉首基不過發軔之始日後見症既多治法詳備天下之善一也或就該方之原藥而細加參酌或舉平日之閱歷有得而分道揚鑣獨樹一幟靑出於藍後起者勝殊難逆料閣下又謂以前淸乾嘉之際治羊毛痧之法治之或者當亦有驗然按羊毛痧之起本之心經故用雞子之淸搽擦取毛自能去病若此症者病根所託既在脾肺則於雞子淸一物若風馬牛之不相及南轅北轍恐難見效至雷公救疫之丹其配製之法既取通關散中之牙皂細辛與藿香薄荷合而爲一而又加以雄礬防桔及貫衆木香諸品如膠之投漆相得益彰其方下自註曰治各種異痧應驗如神良工善用揭彼注此審症既的或能勝任而愉快亦未可知矣

來書又言今日城鄉市鎭之地諸柿既起郭索盛行稍昧衛生之理誤幷食之則腹

答友人之言羅網撈與柿蟹毒牋　九四

痛下利形神俱瘁甚者用藥得法偶然輕減而中氣既虛移時復作遲之又久或成脾泄則不治多矣數年前曾於某市商見之也然僕之意以爲視乎素秉之强弱與飲食之有多寡爾今夫酒客之惡甘一也而量之隘者大棗餳飴絕無所忤煙家之忌酸固也而癮之微者木瓜苦酒亦復怡然其甚者矢在絃上稍觸即發先聖之與桂枝湯既垂炯戒而前清名臣林文忠之製戒烟丸且懸爲厲禁矣柿蟹之毒有救有不救之故蓋亦類是僕嘗治一孺子午刻見鄰人之持螯者强分之日未晡又食柿河魚腹疾幾難收拾予之以木香一服而愈又遇一農人晚餐之際憶所獲之横行尙在烹而啖之竟忘夫日間之呑柿也食訖洞泄不已兼大汗喘促幾成虛脫因取霍亂篇中之理中湯加木香五味山藥烏附以與之復用釜月下土數合先煎代水兩劑之後健步如常此僕近數年來所設身處地手揮目送之事也抑又有進者陽臟多火及年少氣盛之人一時誤食殊無影響而前日之嗜阿芙蓉與近時之飲火酒之輩其勢均力敵足以抵制一時之徼倖亦未見有意外之變動者蓋此不過

金匱雜療之所謂假毒。非如荆芥河豚黃蠟炒雞之類。一下咽無餘術以挽之也。鄙見如是。未知高明以爲何如。此復。

中西醫學向分兩途今欲中西融會貫通折衷一是當從何處尋其源而合其流論

鎭江劉丙生

致中和。則天地位焉。萬物育焉。此即醫道之大本源也。學不論中西。其致中和之術則一。彼有病者。皆不中不和者也。彼不能自致於中和。而求諸醫。醫者必求其所以不中不和者。而後能使偏者歸於中。乖者歸於和也。不知固有之中。亦不知其所以偏。不知固有之和。亦不知其所以乖。所謂固有之中和者。如中醫內經五臟生成篇生氣通天論等是也。西醫剖解生理細胞等是也。凡此皆言人生有生之理。順之則無病。此固有之中和是也。知固有之中和。而後知其所以不中和之處。如內經宣明五氣。五運六氣。變爲六淫。西醫生理變動失常。及微生物。黴菌學。空氣學等。皆言不中不和所以生病之本源也。中醫本草湯頭。西醫藥物學。混和劑等書。皆以偏矯偏。

以乖制乖致於中和而後已者也此卽用藥治病之本源也明乎此理而後可以爲醫否則皆皮毛之學而已其襲醫之皮毛者但習一家之言受其偏未得其全每致抑人而尊已無論中西互相攻擊卽中醫排中西醫排西者亦指不勝屈矣又奚止中西分爲兩途哉如中醫不知內經之奧者甚且謂五運六氣爲無憑皆岐伯欺人之語五行生尅不足信以仲景傷寒無一言於是有尊仲景貶內經者何也以其學識未逮內經之奧妙也如西醫不知有三焦爲元氣之腑而篤信牛痘之可免天花不知百司篤徵菌爲病根而妄指鼠蝨以爲媒介何也以其未達三焦經之神理空氣學之變動也彼以中西醫學爲兩途分道揚鑣各執己見以逞勝者皆皮毛之論而未嘗稍得中西醫之精粹者也若稍能領略中西醫之精粹者則知流雖異而源則同今雖分而終必合蓋至道無多理一而已去其渣滓存其精華自覺大本大源惟精惟一一本可以萬殊萬殊仍歸於一本今試以中西醫之本源言之中醫之源始於無極渾圓一圈卽老生常譚之渾圓一氣也西醫謂人生始於細胞其細胞放

大之圓形亦渾圓一圈也中醫謂氣無形可見西醫曰細胞之原質點人之目力不能見必鏡顯之而後可見也中醫氣無形之語與西醫人之目力不能見一語其源則同也但非眞無形今借顯微放大數百倍之力不過一細胞而已此細胞有核即中醫所謂陽抱陰陰陽皆具於無極一圈之內即未剖之太極也細胞中有水養核核中有仁此即無極剖分爲太極太極分而四象具矣西人謂淡輕炭養四大原質即四象之老陰老陽少陰少陽之氣所立名也少陰少陽出則老陰老陽退而爲死氣少陰少陽合而成水火之根源老陽成爲極精之炭精金剛石具乾剛之體老陰爲空中之淡氣純淡氣不能生人太陽炭精焚於空氣之中近之則焚純淡太陰繞於地球之外近之則冷輕二養一合則爲水坎卦中陽養一之象也養二輕一合而爲火離卦中陰輕一之象也養能發火助熱燃燒而不能自焚輕能自焚而不能助熱燃燒此眞火凡火所以異其用也人以養氣化爲眞陽無養氣則生氣立絕無輕氣以配養氣陰虛陽炕陽立外脫此熱症致死之源也由四象而分八卦故細胞共

有十二種以配手足六氣十二經故人賴十二種細胞之原質點造成臟腑經絡筋骨皮肉毛髮四肢五體以成一人形也由此四大原質而又化爲化學八十一種之原質人體之內莫不具備草木動物亦無不具備即無生氣之礦物質亦無不賴此四大原質之氣而生故植物礦物動物所含各原質取之以培補人身缺乏之原質此中西醫藥物學之大原也惟在人之業醫者善知其何種原質缺乏何種氣質太多取用之補其缺乏排泄其有餘歸於固有中和之成分則已耳今欲中西融會貫通折衷一是當從太極細胞入手知細胞學微菌學微生物學空氣學則知中醫氣化神理之妙非虛語也有顯鏡可顯其微可索其隱以西醫之實驗證明中醫之理則知岐伯傳道之神矣五運六氣卽空氣中變化之成分多寡之代名詞也養氣濃烈則溫病生炭氣稍多則熱疫生淡多養少涼氣傷人炭淡渾和濕邪害物淡輕合爲極冷炭養化爲燃燒空氣中礦物質之微點較多則人多燥病空氣中之水蒸氣之微點較富而民多濕溫黴菌實濕熱蘊毒所生故爲梅瘡潰爛之媒介桿菌即洛

毒西南之二實爲火土硬性之毒根毛狀菌即濕毒慢性瘡軟性瘡之根其病腐蝕較緩桿狀菌即火毒硬性瘡急性瘡之種其病易於漫延受黴菌多者中醫語之曰濕毒能使全身化爲霉苔儼如灰狀受鑛物質多者中醫謂之曰中燥能使肌膚堅硬銀色不受刀針人受太陽烈日之氣炭養較多則命名曰暑熱人受太陰月毬之氣淡輕獨甚則命名曰寒涼霧露皆水蒸汽之流故命名曰寒濕濕具輕硫養之性故命名曰濕溫空氣非風不行故有八風之異西北大剛風具多角之細胞皆金石之氣生鑛物質以造人身之骨殖者經以陽明燥金名之惟東方之嬰兒風具毛細胞之質點皆發生草木之元素生植物以造人身之毛髮者經以厥陰風木名之北水南火水一火二之理觀以上炭養合而爲熱得輕氣則爲少陰君火之溫炭養太多遇炎夏則爲少陽相火之暑淡輕爲純陰爲寒炭養爲純陽則陰陽之成分多寡則空氣變爲六淫爲黴菌之種類其理一也天地之生人物也以此害人物者亦以此也致於陰陽互交之理分言之氣爲陽血爲陰氣質之細胞具有多種前已言之

矣血液之分別亦有多種曰白血毬能變爲多數之赤血毬者此即經曰營氣是也曰赤血毬此即經曰衛氣是也曰血中明汁此即經曰五液者是也白血毬結爲肉線以組織諸體故經曰營氣全身者也赤血毬發熱力以禦外面之壓力故經曰衛氣以禦外寒者也及此赤血之中所含各質以化學分之曰輕曰養曰淡曰炭其燐質成於相火之眞陽所以傳種爲造骨之要素故骨中最多缺乏則眞陽不足鐵質所以吸收養氣而化爲體溫之要素鐵質少中醫謂之曰陽虛硫質具酸性之基爲生血養筋爲生燐化精之用中醫謂爲陰中之陽陽中之陰鹽質具鈉錄之根所以領諸細胞上下走竄之先導而使骨殖堅定缺乏則骨軟而無力糖質爲含水炭素所以滋生涎汁者此質最多若缺乏中醫所以曰血虧曰甘能補者是也蛋清汁即血中之稀明汁所以漂流運動血毬者明汁運毬如水行舟此而缺少中醫所以曰陰虛所以用有滋潤之物以補其缺也輕養爲造明汁之要素淡爲排泄諸體之濁炭氣於體外之必不可少者也知其源即能合其流矣他日中西并用舍短取長則

無不可治之病矣

讀知醫必辨略論

鎮江陳健侯

前清嘉道間吾邑李冠仙先生以文章醫學名於時而尤邃於醫著有仿寓意草知意必辨二書皆不朽之作也仿寓意草則陶文毅公及元和陸九芝先生曾爲之序板存廣陵散失已久故原書流行絕鮮搜求匪易得之者如獲鴻寶蓋其醫案諸篇發明精闢躁釋矜平而於傳尸鬼祟三尸虫等病尤能啓千古之秘鑰昭示來者洵足駕西昌而上之者也嗚呼盛哉至知醫必辨雖載在邑志其家人則以謹遵先生遺命未付棗梨彼時學者競相傳抄幾於不脛而走乃降及今日醫風日下汲汲然惟術是圖於是先生此書寂寞無聞殆等豐城中埋沒矣業求之有年久乃於友人薛君處得之薛於先生之曾元行爲姻婭之誼是書即照原本抄錄完整無訛披讀數回爲之心醉其中如初二兩篇合論諸家之得失從違大旨以內經仲景爲宗而尤推崇於喻馮二氏指陳利弊昭然若揭次論四診須知一篇極簡要顯明之致其

看舌也以有苔無苔爲鑑別以虛實爲歸更屬精當不磨較之一百數十舌繁簡不同實不能如先生所論之切用也其論景岳全書曰「夫河間原病式專主用寒實未免於偏丹溪謂一水能勝二火專主養陰不善學者亦未免偏勝之弊景岳議之可也然不自知其偏於溫補凡論一症必歸到溫補即實係陰虛發熱脈數等症又以爲假熱假數或又抱定甘溫能退大熱謂語出東垣必然無誤多方曲誘必要人學其溫補而後已此其偏之爲害不更勝於劉朱二公耶」又曰「設使景岳於熱辨其假於寒亦辨其假雙管齊下使後人知寒熱皆當明辨不至於偏乃第言假熱而不言假寒豈非偏於溫補邪」又曰「藥不執方相宜而用溫涼攻補用之得當無非救人用之不當無非殺人而景岳專於溫補似乎人能學之醫無餘蘊矣此則景岳全書之過也」又曰「景岳於醫道實三折肱者故能集爲全書論雖時偏溫補而全書並不以溫補爲專主試觀新方八陣其所用寒涼甚多如玉女煎知柏八味皆新方也今人用之亦垂不朽至其溫補之方亦實有效如六味回陽飲參附理

陰煎用之得當眞有起死回生之功且其聰明過人如變理中湯爲理陰煎補中益氣爲補陰益氣皆有神悟後學果玩索而有得焉未嘗不可大獲其益無如庸工並未遍覩全書不能參觀互用惟得其一二溫補方遂奉爲家珍妄行施治致令受其害者歸咎於溫補之爲害而景岳全書似不可看也豈不寃哉」又曰「但知醫而不知有景岳全書不可知景岳而不知偏於溫補之害不可」嗚呼清季諸賢之論景岳者衆矣要多過正之辭而非平情之論綜上所述平允明切功過灼然先生是誠能知景岳者至其論黑芝蔴荄治肝氣通達腎之效洵爲發前人所未發其治梅毒特效諸法穩健可師足以救庸俗肆用苦寒攻下之弊以及論治肝不宜概用逍遙散類中不可妄用再造丸保胎諸品白朮宜酌用胎產金丹不宜於調經種種妙義不可備述而於小兒科與拂驚婦人之惡弊尤痛切言之發聾振聵仁濟斯民先生之精神殆與時無極矣至論吳又可溫疫論一章謂時行溫熱不能概治以又可之法極言時醫混用達原承氣之害良足爲訓蓋又可之書純由一種經驗而來本

不能包羅熱性傳染病之全體也竊觀仿寓意草中溫熱諸案線索在手操縱自如而先生之詆責又可處則以激於庸俗用法之不善遂不無誤會之辭學者不以辭害意可也先生于七十八歲始著此書本爲詔示家人而作閱歷既富言皆老當語求淺顯不事浮華觀篇首兩序反覆引申其不付梓之苦心皎然可見愈以知先生屬望於醫學前途彌殷且摯也嗚呼芳塵浸遠世道窳昏學未誤人人反累學今吾中華醫學前途果何如乎讀先生之書蓋不禁百感交集矣

問膽汁之說不始於西醫能遠徵博引以明此說之可信否策

王以鈞

對曰考工一記綴於周官格致命名肇自大學凡近日泰西各國之窮思竭想獨抒所見者皆吾中華古聖賢之先知之先覺之明辨而詳誌之惜也喪亂屢更微言幾晦後起者之生斯世也百喙爭鳴是非淆亂而欲舉萬有不齊之品類彙合陶鎔貫通一旦事難任重自非博古通今聰明絕特之士烏足以語此瑣瑣者微論矣擴而

充之若潛艇若氣車若魚雷若霰彈以言乎前清中葉之際其不以爲怪且妄者幾何矣雖然固未也蓄電矣留聲矣航空之日出矣探險之接踵而往矣舉而詢之道咸之遺老其唯唯否否不加譏貶者又幾何也然而高舉遠望詳視審聽山陬海澨耕田鑿井之儔均如土委地安之若素而未聞一言一事反脣相稽者蓋少成若天性習慣成自然耳濡目染親近薰炙之既久自無庸見怪諱名强生遺議也而孰知死生絕續之攸關與夫身心性命之重寄轉有顚倒錯亂大謬不然者且夫腦筋之說綱油之稱暨乎血輪汗核之殊異昔誠疑之今頗信之矣獨至於古先經傳之所謂膽汁輒少見多怪以爲泰西醫籍之新名而聚訟盈庭莫衷一是者拘墟之輩曰人有恒言勇壯之夫皆曰膽氣不曰膽汁浮誇者曰胆汁一物西人之所空前絕後獨舒心得者也分茅設蕝幾同敵國於是有病二說之喧囂而調和之者曰有是汁即有是氣胆氣胆汁並行不悖紛然爭執殊屬無謂其說似幾矣而愚嘗稽之邃古參之前脩則軒岐以外秦越人孫處士輩於此二字一再揭載較若列眉彼執一不

通。及勉强分解之論。固可褎如充耳。以鄉鄰之鬭視之也。奚以言其然耶。曰千金一書。胆腑篇首之所羅列諸說。鉅細靡遺。然猶曰述而不作。先民是程。往哲言之。孫氏引之也。而痰飲論中之治膈氣上衝。頭痛如破。飲茗二三升。再吐再飲。至胆汁出乃止。又何爲者。且可言也不可行。君子弗言也。今指而名之曰胆汁。又以藥激之使吐出乃已。此非孫氏之身經目擊。確行試驗而能然乎。而猶有可諉曰。則隋唐之世。醫家之閱歷已多。故偶與西人暗合也。而陟遐自邇。請以扁鵲之言驗之。難經曰。胆在肝之短葉間。重三兩三銖。長三寸。盛精三合。夫所謂精者。非卽近人之所謂胆汁乎。條分縷析。纖悉必具。幾乎如善畫者之繪影繪聲。躍躍紙上矣。而說者猶曰上池飲後。洞見五臟。與今日歐醫之事剖解無異也。如是登峰超極。更以內經之說徵之。欬論曰。肝欬不已。則胆受之。胆欬之狀。欬嘔胆汁。邪氣臟腑篇又曰。胆欬者善太息。口苦嘔夙汁。言之不足。故長言之。重詞申命。詔示惓惓。此尤見古聖先王之微顯闡幽。象形惟肖。而連篇累牘。佑啓後人。不啻如詩人之所謂非面命之言提其耳者。難者曰膽汁之不合於西醫則吾既得聞命矣綱油之即爲三焦血輪汗核之本乎津氣中外通人所論予亦厭聞而飫知之矣若腦筋一事近世盛稱亦可於古誌中求之乎曰夫何難之有孫處士之著千金其言曰髓虛者腦痛不安髓實者勇悍虛實之應主於肝膽於是有羌活補髓柴胡發泄二方損益溫凉治療殆盡此即西人充血寡血二症之所由分別也史記載越人之論虢太子破陰絕陽之色已廢脈亂故形靜如死狀又曰以陽入陰支蘭藏者生以陰入陽支蘭藏者死分風劈流卓立不刊此又昏迷顛仆歸本該筋受壓之不謀而同也至素問厥氣論之膽移熱於腦則辛頞鼻淵片言扼要炳若日星舉一反三囊括種切上下五千年縱橫二萬里之治腦之術幾無出於此矣善乎大易之言之也曰首出庶物萬國咸寧記又曰淸明在躬志氣如神嗜慾將至有開必先夫前聖後聖之所以探頤索隱娓娓弗倦者豈眞眩玉求售自詡獨得之奇蓋欲使天下後世業醫之士飲水思源深造有得庶幾成竹在胸任各家之紛紜萬變而不惑而奈何不學無術之徒數典忘祖徒事分爭其蹈

常習故謬托乎國粹之保守者固此疆彼界强生畦町不知其說之本乎上古而務華絕根一知半解之流又樹幟角爭以爲開通進化發前人之所未發者轉不如輪車礮火聲光化電之倫猶有居今稽古引元祖晉臣之逸事及關尹墨子之遺文璧合珠聯以考證之者矣昔太史公之贊五帝一唱三嘆致慨夫淺見寡聞之難道而莊生齊物論之言惟達者能通爲一又曰通也者得也適得而幾矣我思古人以爲君子之言眞信而有徵哉

萬國衛生學論

鎮江楊燧熙

快鎗巨礮不足恐强敵利兵不足憂所足恐憂者獨吾人之病弱耳一人之身體一人之精神寄焉一國人民之身體一國之元氣存焉西哲有言健康之精神寓於健康之身體今復伸言之健康之國家寄於健康之國民保護健康衛生尙矣夫生物世界中生存競爭之道既須臾不息則適者生存之理亦須臾不可離吾人尅抵此競爭之侵襲而不獲適當攝養生殖焉能全此生存哉此衞生法之所由生也衛生

法者發於生理的動機照準於生存競爭自然淘汰之利加以人爲淘汰之力使享身體健全之佳境也古代衞生如吾國略載一二於醫籍歐西則含孕於宗教意中可名祈念的衞生歐州衞生讀乃取義於女神之保護健康者自世進文明星移物換科學之理日明由祈念而臻於實驗由個人而進於公衆今者先進國人民羣鞅掌於衞生事業英國衞生公債億餘萬磅衞生工業實占大部焉今之殖民法亦漸減武斷政略之分子而增加衞生政略又萬國衞生會議廣行於國際間者其重可知矣故衞生者人間萬機之要素一國之休戚一家之盛衰所由繫也觀衞生之程度則興替之兆文野之判豈待筮卜哉彼歐美國民於衞生義緒家喻戶曉爲節約夭病之損失而改良衣食住焉爲掃盪都民之身神迫害而竭力於都市衞生設備焉求貿易之旺通而除海港危害焉爲維助國民力而研設救衞事業也其強且盛誠有以矣竊觀吾中國土地氣水之汚惡救疴除病之未備不潔之名譽遍傳於各國慢急傳染病猖狂於全土無辜生靈之遭傷滅者何可勝數則講究衞生不誠當

務之亟哉若長此腐敗吾恐孳生雖極其繁有何足恃且今日交通日盛捨舊趨新勞身神之事業日益發張生理之要約之遭變更即病患有增加之兆公衆衛生之設計尙漠然寂然者此鄙人所日夜焦憂也夫求衛生之進步固賴國家社會之施設究厥本源必先賴國民之進力國民之衛生進步則公衆衛生之事業因以發揚其基礎因以鞏固東西各邦衛生法之完美首推英國而羣倣之者正以其國民富於自治力也然漠昧如今日同胞闡覺其衛生觀念灌播以衛生新智西諺有言汝欲爲近神聖之事業莫善於與人以健康

代論

許名齋歷代名醫傳略序

今夫舉綱綱魚無綱則魚遁矣挈衣衣身無領則倒置矣蠶吐絲猶有頭緒可尋江與河豈無極端可稽吾道一貫孔子所以誨曾參提要鈎玄韓子所以解進學誠明乎一則靡不通矣反是則雖泛閱博覽畢平生之精力非惟不能達道抑且誤入歧

途。是故有志之士。其求學也。必原始而求其端。飲水而思其源。奚獨政治文章然也。許子明齋。余表叔丈也。少穎悟。博通經史。鄉里父老稱羨也。尼於有司。屢試不第。戊戌之變。轉從學校出身。遂授業於贛於湘於直於鄉里者。幾二十年。此二十年中。授業之暇。悉心岐黃。博覽羣書。兼參西法。小兒痘科。尤其精焉者。今夏以所輯之歷代名醫傳略見示。并委余代轉報社。刊板流通之責。余披讀再四。拳拳勿釋。乃恍然如許子之用心。迥異凡庸之所學焉。蓋醫學至今龐雜極矣。業醫者。往往默守庭訓師一家言。不知融會貫通。博覽一切。竟互相詆觸。溢於言表。或則聞其名。不識何時人。讀其著。不知誰所作。揆厥由來。則家弦戶誦者。一二部類書外。無暇研及他也。許子鑒而憫之。乃從二十四史中之所得。省府州縣志之所載。野史小乘之所錄。西法格致之所及。凡名以醫者。咸彙而輯之。如史公之傳略。仿溫公之編年。上溯三代。下迄明清。中間另列方外閨閣西洋諸名目。分爲一十卷。都二萬餘言。綱舉目張。使凡爲醫者。讀其書。知其人。不必窮搜博採。已能盡得其傳。百川雖衆。莫不會江而入海。血管雖微莫不流通而朝宗著作雖多莫不貫澈而維一淺其見者則南轅北轍由博反約則見微知著則是傳之輯於汗牛充棟之醫書中不啻綱之綱衣之領也自後絲有緒水有源謂非許子之功可乎否余臨診數年家無藏書見聞謭陋讀許子之著恍然知學問之浩涯無際而許子之用心迥異凡庸之所學者益信也爰泚筆記之非敢爲序以自勉於來日焉時

民國五年歲次丙辰夏歷七月同里姻侄張謌汝偉拜識

醫士道序

嗚呼吾中國人民之不死於病而死於醫藥者富如恒河沙數之不可以計矣奈何政府於他事改革之不已而檢定醫師之舉則遲遲至今尚未一行乎夫今之醫師不知血脈之運行誤解臟腑之功用而惟以欺詐之手段攫取金錢者大半皆是不有挽救之之策恐吾中國將不能保有此四萬萬人民之數矣可不哀哉余從兄吉生邃於醫學有鑑及斯因手輯醫士道一書大聲疾呼以匡救醫師者匡救斯世其

心不可謂不苦矣近來余執教鞭之暇亦偶涉獵醫書然自知於斯道未窺堂奧不敢著書以勉世之醫師從兄吉生先我而輯是書其裨益於世當非淺鮮願世之懸壺者反覆讀之奉以爲藥石焉可耳是爲序

中華民國五年雙十節前二日裘慶煦欽燕甫撰

重刻人參攷序

甚矣印刷品之效力眞有不可思議者予因刻人參考不覺重有感焉人參考稿錄自某叢書讀其原序知日本人之印行此書之時有見夫人參之銷行藥用日盛一日産參者惟我國與朝鮮耳彼時朝鮮亦在我國版圖內故彼所用之參每年必由我國輸出彼因之藉此十數頁之人參考而大聲疾呼喚醒國人取法自植遂得有如今日之東洋參駕我國人參而廣銷矣近數十年且年必輸入我國而增額也嗚呼此中盛衰是豈別有故歟推厥原因要皆收效於印刷品耳是以吾儕印行社報原亦爲鼓吹我國醫藥起見然東西藥日見輸入於我國而我國何無一愛國者仿

人參考而大聲疾呼之是豈又我國人別有不及彼邦之處也耶予嘗於是書與起我同志原我同志勉之俾東西藥亦得漸由自植或亦有駕出彼邦之一日則予之重刻人參考庶不致有東施效颦之誚也是爲序

中華民國五年十月吉生裘慶元識於紹興醫藥學報社

羅謙甫治驗案序

東軌日同歐風東漸醫學亦由哲學而趨於科學貫串一氣之學說必別病理診斷治療等科立言似較易喻夫窮研病理精究診斷歸厥成功全在治療而治療之奏效與否尤在經驗有經驗則病理明診斷確古今中外凡能發明一藥之功用一病之原因無不由此經驗而過至記載此治療之經驗曰治驗案中國謂之醫案外國謂之病牀日誌皆貫串病理診斷治療而記載之文理雖殊大體則同中醫數千年來各家之醫案夥矣能言明病理確定診斷與夫治療上之用藥處方一本於靈素難脈諸經奧旨者不多覯也羅謙甫先生爲東垣之高足得易老之薪傳診病用藥

無不本於經旨所有驗案皆在衛生寶鑑一書如名醫類案中所選者亦多出其中惜東鱗西爪未獲全編而衛生寶鑑原書版又燬失將使一代名言終歸湮沒予素藏有全書抄本乃時以精華惟在驗案故另錄副册以便隨時繙閱前年歸里原本存於瀋寓爲某大僚久假不歸覩此一册更自寶貴近以醫案叢書之刻不敢自秘編次二卷公諸同道名之曰羅謙甫治驗案雖非先生原書全豹然留此廬山半面庶亦聊勝於無至書中每案自標題至方藥照本書一字不有加減即其學說之與近時新理或稍相背處亦不敢僭評一語蓋時代不同未便勉强牽扯俾讀之者知古書自有古書意義也惟是國醫不振岐黃之餘緒將墜而醫學範圍不知何日能由形下而漸臻形上再自科學以趨於哲學予於是書之編輯刋行不禁感慨係之矣

中華民國五年十月吉生裘慶元序於紹興醫藥學報社

退廬醫案序

退廬醫案序　

族子心田與余年相若也其曾甫寄居郡城故少之時未嘗相見歲丁酉來應村中某肆之聘爲主會計始得識其爲人聰悟好讀書於醫尤具神解仲景之書略皆上口治事多暇間爲人治疾輒奏效而今之人忽近而驚遠貴耳而賤目輕其家邱以謂適然事耳未幾復返郡城比來始見稱於時今年秋延爲猶子復生治疾出一編見示皆其治驗之案也余維方書之傳於今者金匱以還如肘後千金外臺博濟之屬夥矣皆先詳證候復列施治之方未嘗備述病源也至宋許叔微類證普濟本事方始兼載醫案故以本事爲名使學者得所持循易於運用可謂良法美意矣心田此編之作比物此志也夫以方藥已疾猶之以學術治世故良醫之功同於良相然活人之術失之毫釐即足以殺人王介甫固嘗以周禮禍宋矣雖然不學古不足以治世不知方不足以治病心田精心力學轉益多師久且神明乎法以拯吾同胞於顚連疾苦之中而必不自封於古見則此編亦猶之筌蹏焉耳

丙辰秋季陳夔

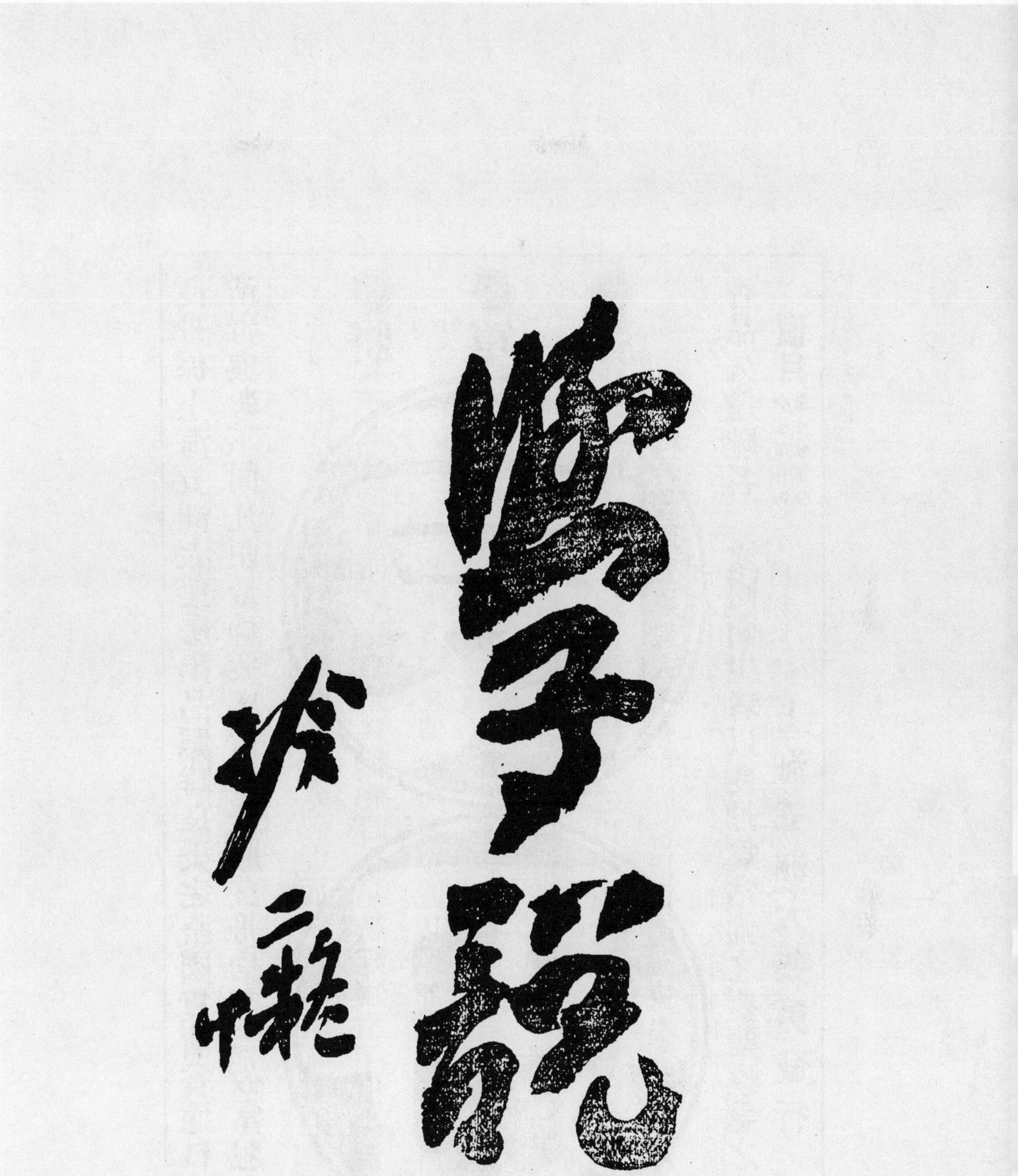
學說

良丹係上海五洲大藥房出品應時良藥完全國貨清香適口化食消毒與衆不同凡頭暈神疲感冒痧疫服良丹均有奇效常服口中

將軍牌

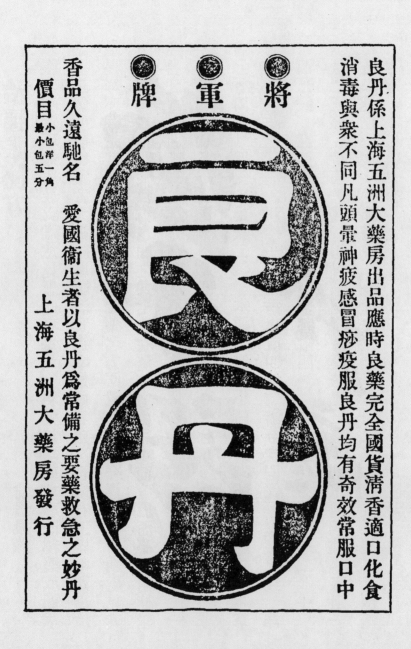

良丹

愛國衛生者以良丹爲常備之要藥救急之妙丹

上海五洲大藥房發行

香品久遠馳名

價目 小包洋一角 最小包五分

治腫脹秘方

俞鑑泉錄

水脹一症。治不如法。最爲難愈。見患此者。每云官料藥無功。或求專門秘藥。或商草藥醫生。然所謂秘藥者。大都峻厲蕩滌。實症幸愈。虛者殆矣。吾虞有工界中人。專治腫脹。每亦有見其獲效者。其人惟强記藥名方。必遣人代書。今偶於其所親處。見其方云。即某之治脹症秘方也。閱之共七法。在溫運方中。用小茴蘆巴。而不用附桂。想必製自古人。別成家數。惟方有分量。不別主治。必傳鈔遺缺。鄙人爰置篋中。以備一格。才識不逮。未經贅語分釋。今乘貴報發明醫學。特將七方鈔錄於左。

方○香附酒炒四錢　烏藥二錢　木通二錢　小茴一錢　萊菔子三錢　生軍二錢　防己三錢　川楝子四錢　車前四錢　浙苓皮四錢　腹絨三錢　澤瀉三錢　紅棗七枚○又方○酒炒香附四錢　烏藥三錢　萊菔子二錢半　蘆巴三錢　小茴一錢　川楝子四錢　漢防己三錢　炒車前四錢　炙甘一錢　桃仁一錢　生軍錢半　炒青皮三錢　木通二錢　腹絨三錢　炒澤瀉

治膨脹秘方

三錢　棗七枚　薑三片　○又方○酒炒香附四錢　浙苓皮四錢　炒靑皮三錢　炒車前三錢　腹絨三錢　炒澤瀉三錢　廣木香錢半　小茴一錢　木通錢半　漢防己二錢　川楝子四錢　烏藥二錢　萊　子三錢　薑三片　○又方○川朴錢半　炙甘一錢　赤芍二錢　烏藥三錢　木香八分　桃仁錢半　紅花錢半　炒香附四錢　枳實錢半　醋炒莪朮三錢　歸尾三錢　茯苓皮四錢　澤瀉三錢　○又方○川朴三錢　穀芽四錢　良薑錢半　廣木香八分　薑夏二錢　炒白芍二錢　炒香附四錢　玫瑰花七朶　淡吳萸一錢　烏藥二錢　蔻殼錢半　紫丁香五分　○又方○當歸四錢　炒米仁六錢　穀芽四錢　川牛膝二錢　冬朮三錢　酒炒丹參四錢　杜仲三錢　炙甘錢半　浙苓三錢　澤瀉四錢　紅花錢五分　炒香附四錢　山藥四錢　廣皮五分　木瓜二錢　紅棗七個　○丹方○芫花五錢　大戟一錢　商陸四錢　甘遂四錢　上四味如法製　甜葶藶一錢　澤瀉三錢　防已一錢

黑白丑各二錢半　蘆巴五錢　車前三錢　腹絨三錢　研爲末　每服一錢或錢半二錢　以意消息　小青皮煎湯下　忌鹹一百二十天

竊按腫脹一症。洄溪道人謂千頭萬緒。最爲難調。又云此症雖在形體實內連臟腑。管窺古籍。不乏至理名言。若費氏醫義中。於此症分經擬方。多開發後人心思。幷貴報及濕溫時疫症治所載。亦透發精礭矣。鄙人試於千慮之中。更麤伸其說焉。夫濕在皮膚則腫。濕在臟腑則脹。有腫而不脹者。風痰濕熱。鬱遏三焦。升降倒置。咳嗽浮腫。小便赤澁。似可倣衛生寶鑑香蘇散。(紫蘇木通防己橘皮)叅以蟬衣金砂蜀漆殭蠶葶藶天仙桑葉地膚之屬。以清疏滌化焉。又許學士濕熱腫方。羌活生朮桑皮葶藶黑丑防己橘紅澤瀉郁李生薑。出入化裁。每每桴應。而蘆茅萱草諸根麥桿黑豆均合引用。其內因者。如童體冷熱諸疳。或症經瘧痁甫愈。油膩不節。穀食致傷。胃分壅滯。大腸傳道不行。脾氣困頓。中宮運磨不健。藏氣不振。衛運斯乘。如徐云雖在形體。實在臟腑。形症俱實者。即俗云食積脹。似可以八正輩加以消導蕩滌。奚必甘遂之通隧。五皮之抓靴。其或食氣相搏。痰濕相凝。或肝氣而生。或痞塊致變。此治病爲本。行水爲輔。再審挾熱者清其肝。挾寒者溫其脾。共腎至若正水石水經方諸在。至王孟英按中。謂腫起腎囊。氣逆便溏。溺清且長。土虛不製。治以補土勝火。大劑參求。更別有腫脹數案。亦另有手眼。足資啓迪。此數方大致鼓運脾陽。溫通腎水。或佐消導。或和肝氣。或通血絡。以丹方決其壅。以湯藥流其氣。其丹方較於金大腹水腫方與丹溪小胃丹爲溫。比舟車濬川而略緩。實症氣息不通。危在日夕。時症酌用瞑眩之藥。或亦可瘳厥疾。與總之執方治病。智者不爲。而有聞必稽。吾人天職。不敏錄之者。請高明家一覽及之耳。

又按醫經原旨。腫脹節中。薛生白注。有「病脹皆發衛氣」一言。經旨三陰結爲脹。則脾肺又爲此症之關鍵。夫肺爲脾氣之上輸。二腸爲脾之下輸。結則氣不流行。氣之不行。濕即停焉。人身水濕之運行。由脾肺之宣化。而分泌水穀。淘汰渣滓。尤賴二腸之傳道化物。方可完全脾肺之功用。濕邪阻之。腑氣不宣。方中以烏藥青皮川樸腹絨皆堪疏泄腸中之氣化者。即可輔助脾家之健運。而肺金之壅滯於上者。亦可藉以展舒。故症勢之實。亦可用生軍以去陳痤。佐以防己木通川楝之苦泄。苓澤車前之淡滲。即以小茴蘆巴溫運其水藏。君以通行十二經之香附。流周其氣化。方義似亦妥當。而腫脹之熱重者。似可參以芩柏之苦寒。而少加茴巴以反佐。或亦有當。若第四方用赤芍當歸紅花桃仁。似治在血分。而味經旨厥氣在下。營衞留止。至氣病及血。理亦有諸。此見症而施。未敢强解。若其丹方之荒戟商甘。古人諄諄示戒。不憚煩言。惟天生一物。必有所用。用得其宜。則猛烈之藥。亦爲疾病所需。症實病驟。水勢漫衍。藉以決瀆。亦所不廢。如或一鼓未下。即當改轍迴轅。曲求原委。即或果中病機。亦當念衰半而止之戒。化裁調治。毋使涸液竭津。過藥生害。鄙人見患此症者之慘。更念洄溪老人難治之言。世間有此派方藥之流傳。而贅以此語者。無非欲推測研究其用意之所在。人之才識。誰不如我。若鄙人囿於見聞。予智自矜。反貽笑高明矣。自誌

陽明症發熱其胃枯燥堅硬如塊說

黃眉孫

予診有數人確係陽明症發熱燥渴。以手捫其腹。有圓形如椀大。四圍堅硬。前醫用白虎湯治之不愈。後醫用承氣湯治之亦不愈。又有經大瀉後仍不愈者。其先必然大渴消水。胃爲所灼。如火焚物。其體燥極而枯。全無水氣。故現出焦硬之狀。察其形體。宛然胃之形體。是胃之乾燥無疑。雖未經剖解。亦可理想而得之。與小腹硬痛有燥屎者不同。亦與癥瘕不同。更非痰核氣核可比。仲景陽明篇云。病人不大便五六日。繞臍痛。煩燥發作有時者。此有燥屎。故使不大便也。仲景止言痛而不言硬。且發作有時。與此圓如椀大。板板結實者不同。故可斷爲非燥屎也。且爲癥爲瘕痰核氣核。發生於臍下者多。臍上者少。其塊或如錢大。或如杯大。較此椀大之形。中軟而四圍堅硬者。亦有天淵之別。傷寒集註燥屎症成無已曰。津液內竭。腸胃乾燥。大便因鞕。此非結熱。故不可攻。宜以潤藥外治而導引之。此一說也。王三陽曰。燥屎症以手按之。腹有硬塊。喘冒不能臥。方可攻之。此又一說也。遵無已之說。則此症余見西醫以機器通大便。大便雖通。而圓硬之形如故也。遵三陽之說。余見中西醫用瀉油瀉水承氣湯等。大便雖通而圓硬之形又如故也。蓋病在胃而治大腸。燥屎雖除。其如胃之枯燥何。余揣摩此症。至今尚無的當治法。若用滋潤養陰。則緩不濟急。若用下法。則非確有把握。茲尚在研究中。而質之諸同道焉。

痢疾養息法

黄眉孫

痢疾之起。原因多端。或由於內有積穢。外感風寒。或由於瘴癘侵人。挾毒下痢。或因暑熱。或受寒濕。原病之發生。更僕難數。特其下痢也。或紅或白。或紅白相兼。或如豆汁。或如魚腦。或裡急後重。晝夜不甯。或腹痛燥渴。噤口不食。甚者日夜百餘次。肛門腫爛。痔出血流。其辛苦有難以形容者。茲僅就出恭之辛苦言之。上下起落。蹲立時久。用暗力努糞門。糞穢似有似無。欲起不能。欲下不得。日夜或數十次。多至百次。此出恭之時期。為最苦之光景也。本年乙卯四月初旬。余得此疾。始悟一法。至為簡便。用大張草紙五張。小張草紙十張。貼病人臀上。出恭時。依舊眠在牀上。不必動身。下

紹興醫藥學報　第六年第五、六册

出糞穢。在草紙上。卽時擲去。另用綿軟草紙。拭淨糞門。不可用粗紙。方免痢疾日久。糞門腫爛也。較之上牀下牀。日夜百次。蹲一二點鐘之久。其勞逸判若天淵。況房中不必設糞桶。以免穢氣侵人。其便一。下出臭穢。或紅或白。紅多白少。白多紅少。一目了然。其便二。所有糞穢。隨紙擲去。投入糞缸。房無臭味。可免傳染。其便三。病人精神。最宜愛惜。唯此裡急後重。蹲久足痛。幾不能起。用此法可無顧慮。其便四。病人夜間出恭。緊急未及披衣。至爲常事。用此法可免另受風寒。其便五。有此五便。又何憚不爲耶。南洋風俗。閒居並不着袴。止用布幔。以圍下體。便時全身不動。僅將布幔張開。卽可大便。若在中國。可用大手巾代之。則無脫褲着褲洗濯穢衣之苦。余在南洋。已親身試驗。復以此法。敎諸患痢者。無不稱便。蓋痢疾最苦。爲裡急後重。忽起忽落。晝夜多次。蹲而努力。爲日已久。有不神昏欲脫者哉。今則眠在牀上。不用動身。已無起落之艱難。復無蹲坐之辛苦。不過多用草紙而已。所省精神。實爲無量。至於治痢方法。因病而施。非本篇所能盡。茲故不贅。

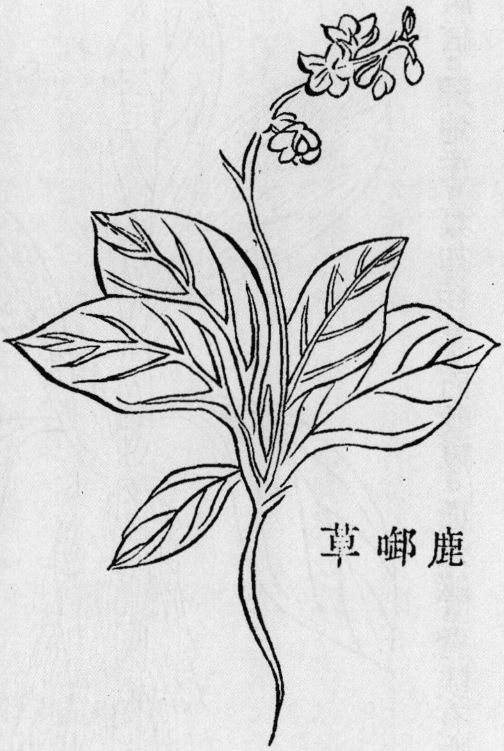

鹿啣草

鹿啣草。九江建昌山中有之。鋪地生。綠葉紫背。面有白縷。略似萎蕤而微長。根亦紫。土人用以浸酒。色如丹。治吐血通經有效。按本草有鹿銜。形狀不類。安徽志。鹿銜草性益陽。出婺源即此。湖南山中亦有之。俗呼破血丹。滇南尤多。土醫云。性溫無毒。入肝腎二經。强筋健骨。補腰腎。生精液。

一枝香

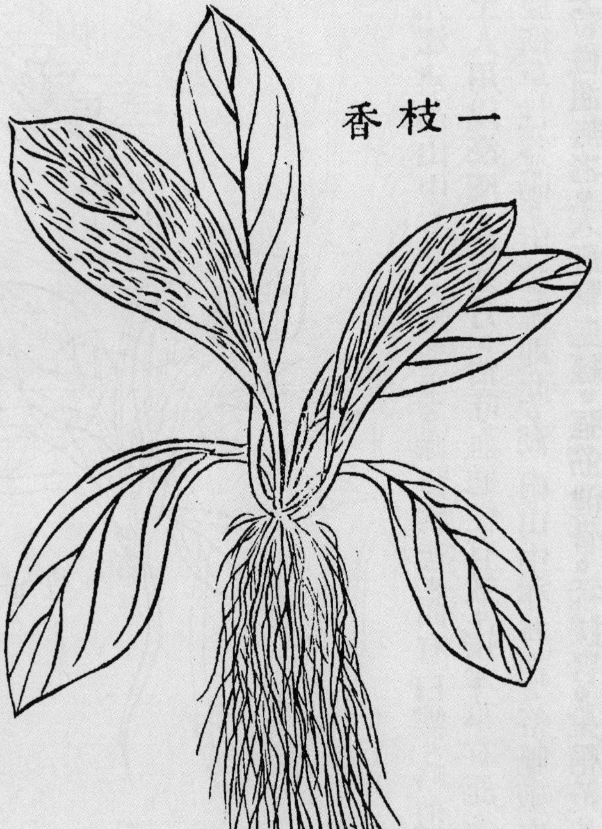

一枝香。生廣信。鋪地生。葉如桂葉。而柔厚。面光綠。背淡有白毛。根鬚長三四寸。赭色。土人以治小兒食積。

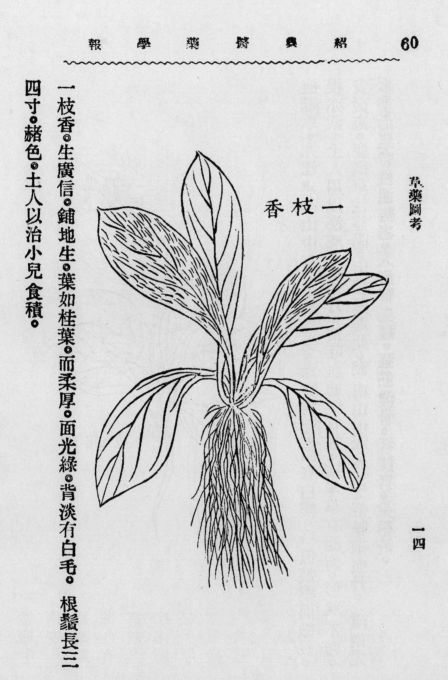

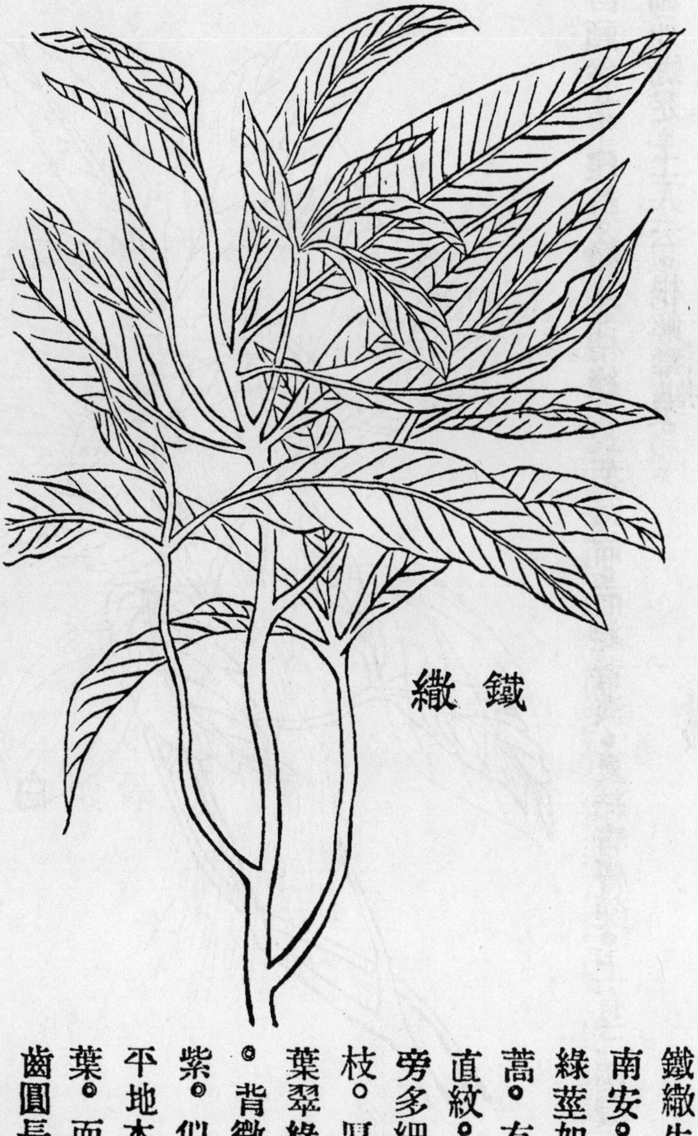

鐵繖生南安。綠莖如蒿。有直紋。旁多細枝。厚葉翠綠。背微紫。似平地木葉。而齒圓長。俚醫以爲活氣行血通絡之藥。此草葉勁。聚生梢端。故有鐵繖之名。

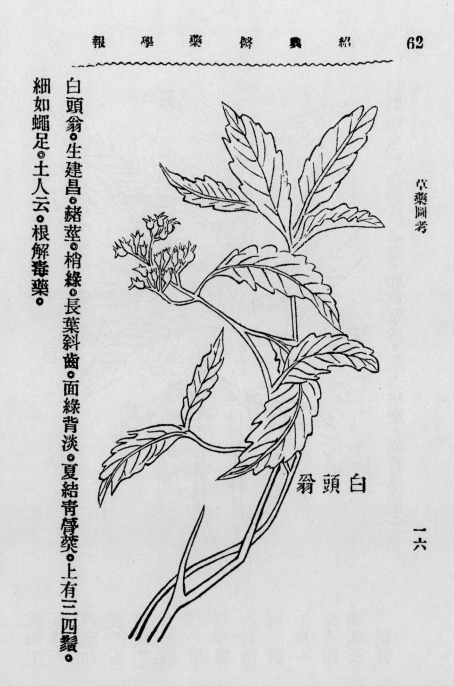

白頭翁

白頭翁。生建昌。赭莖。梢綠。長葉斜齒。面綠背淡。夏結青蓇葖。上有三四鬚。細如蝨足。土人云。根解毒藥。

問會

素吾題

答二十三 劉丙生

貴友之症。由於胃熱則廉泉開。似痰飲。而實非痰飲爲病也。旋患痧子。神糊。胃主肌肉。胃陰血熱。可知。大便時溏時結。甚或日日大便。而細若蚯蚓。此乃胃陰之氣不能下濟。反被熱壅塞於上。腸中無涎液以潤之。而成腸結之證也。犀羚黃石。雖無功效。尙可無過。反之。必牽動愈烈。流涎愈多。愚曾經歷多人。見其愈燥愈潤。一日胃汁告竭。不可救矣。其治愈者。率皆用婁貝承氣法。大黃用至兩許。而後可涎液下降。口中乾燥。舌苔厚腐而燥。轉用增液承氣。以下去燥屎。而後可以告成功也。其難處。則在初下之時。必需先用婁貝承氣法。大黃用酒炒。以先淸其上焦之熱。三劑後。改用酒浸。分兩加重。毋以其水瀉而不敢加。不加。則水瀉無已時。加之。則瀉減。用藥由輕(二錢三錢)而重。繼則一劑。加重一劑。以大黃有習慣性。不加則無效也。又須切忌米飲米粥。以秈米能助胃熱。增長木柴質之燥屎。故切忌。宜麥食。肉食。以濡潤之。但需病家信服明理。方可收功。否則。半路更醫。彼誤命。我誤名也。 矯半杏桂之屬。宜深戒之。 貴友如體現尙肥胖。雖非胃熱。津液上壅。 亦津液有餘人之熱症耳。法當從熱飲主治。仲聖之麻杏石甘湯。可師其意矣。愚意用薄荷代麻黃。最爲平穩。用藥宜辛寒。有氣味。而無汁液者。佳。此熱飲治法也。亦備一法存參。 如蒙不棄。再請將脈色舌證。及近日情狀。專函示知。 以供研究。 先生學問淵博。乃爲友人情切。周諮下問。仰見虛懷若谷。慈詳友愛。倍足令人神往座右。請示住址。俾得常通謦欬。 較之報章月會一次者。 叨益多矣。未識 先生其許我否。

答二十五　劉丙生

體狀。脈小。面色紅潤。便色淡白。胸下臍上。似有一圈跳動微痛。此乃陽明燥金之氣。傷其膈膜脂膏也。陽病陰脈。此則形陽而脈陰。不痳者。 陰燥之氣結於內。陽氣格於外也。當用濡潤血肉有情之物。以滋潤之。下去燥結之糞。 則愈矣。服紫河車之後。必大便下。去垢濁而愈。其實無須河車。用及人類。即用仲聖當歸羊肉湯。淡蓯蓉。杏仁泥。阿膠等類。亦可取效耳。

答二十六　劉丙生

此腎有大熱遺精。病。誤用銀杏仁等。塞其下行之路。而變態如此。開泄滲利之。去其壅塞。脈轉洪大。當以丹溪知柏地黃法以治其本。

答二十一　劉丙生

實恙。已成癲癇。時發時愈。病根深固。由肝胃實熱。傳入血分。由心臟大發血管拱。上達於腦。痰涎由熱壅而上泛。石室秘錄。有古方。治風痰癇症。最靈。今以治熱重者。則否。如閣下大便常燥。不甚轉矢氣。則鄙人診斷爲熱。近似矣。再診兩尺長大。則請試愚方。每早辰巳之交。食後。則用太倉薄荷油。（用圓筋頭）醮一二滴。點入鼻孔中。以祛逐腦中熱血。再用大黃三錢。生甘草二錢。元明粉一錢。開口川椒廿粒。烏梅肉半個。泡汁。一茶盃。亦加薄荷油四五滴。晚飯後飲之。愼房事。忌五辛。緩緩取效。

答二十二　　劉丙生

承君虛懷下問。君之自解。違道不遠矣。但云注中。於手足上擊四字。爲一句。故疑心反生。內經文法古奧。句讀難分。如汪昂紉菴輩。前賢尙有錯誤。此中醫之難能可貴也。此斷經文。句讀。當作寸口脈。(句)中手。(句)(中去聲)足上擊者。(句　謂足以上擊診者之指也。曰。肩背痛。謂脈搏太過。振指有力。見於寸口。則肩背痛也。如蒙君不棄。請示住址。以便時常相與。通函研究。未知里千君允許否。

答二十四　　劉丙生

狐臭之症。有遺傳性者。最難治。古方雖多。鮮有實效。皆非治本之法。此臭由於胎血濁熱而生。由發血管兩大支達腋下。有有二微孔者。有無孔者。愚意。外治治標法。但用太倉薄荷油。搽之。可解其氣。每用少許。搽腋下。夏日三次◎冬日一二次◎常用無害◎內服法◎用靑果連核◎串以竹釘◎每五個一連◎用粗石磨汁◎入盤中陰乾爲末◎　鮮佩蘭汁◎薄荷汁◎（如無汁用末亦可）配合分兩◎約靑果末八兩◎佩蘭薄荷末各二兩◎用汁◎則以汁泛丸◎用末◎則以甘草稍煎湯泛丸◎如體壯實◎加大黃湯◎同甘草湯◎泛丸◎每日服二三錢◎白開水下◎則濁熱之炭氣◎從下降矣◎

答二十　劉丙生

石室秘錄◎有古方在◎請試用之◎傷科集珍◎有四生散◎方用　生川烏　生草烏　生南星　生半夏　各等分研末◎黃酒調敷◎　如欲骨不知痛◎用肥皂角同搗如泥◎敷一夜◎任夾任裹束◎皆不痛◎此法曾經試驗◎效◎

答二十一　鎭江張壽芝

裘君吉生◎答陳君維藩之恙◎斷定癎症◎極是◎末云治法◎亦惟安腦爲效◎拌未立方◎未免闕憾◎鄙人不揣譾陋◎推廣其意◎雖云腦筅◎究其原因◎仍屬肝病爲

主。其先必思慮過度。或悒鬱太甚。居冬季陽氣內藏。以致肝木偏旺。暗傷營液。液涸生風。風陽鼓舞。痰火乘虛上襲腦海。所以痼厥猝發。知覺頓失。不觀夫陳君曰。初患目爲之瞶。又曰。目翻上而筋脈抽。橫倒泥中。雙手搥胸。雙足拷地。痰塞咽喉。種種現象。肝病顯然。經以胆移熱於腦。令人辛頞鼻淵。又云。肝胆相爲表裡。肝陽痰火。焉有不能上騰於腦耶。方用清肝養血。滋液熄風。俾得風陽潛熄。痰火悉平。斯患自漸霍然。是否有當。尚希裘君有以教我。

方列於後。

西洋參一錢　製陳胆星八分　大生地四錢　瓦楞子五錢

大麥冬三錢　金釵石斛三錢　粉丹皮錢半　川鬱金三錢（明礬少許和水炒）

清阿膠二錢　雙勾藤三錢　石決明八錢　鮮竹瀝三錢　藕二兩

答二十　潮安陳伯豪

痳醉藥之能使人痳醉者。以其性直侵神經系之中樞。使失其知覺運動之作用也。在西藥中之醇。雅片。克羅路勒輕養。哥羅方。寇加因等。皆有此性。而世所用者。寇加因爲多。寇加因爲寇加草所製成。西歷一千八百五十九年。始認爲蒙藥。用以割症。至今日而中醫之割症者。亦多購用。但寇加因爲舶來物。且性甚猛烈。用之不甚適當。此王君基倫所以有（外科手術所需之麻醉藥。不用西藥寇加因。而以中藥代之。究須何項適當之藥劑。始能奏麻醉之目的。）之問也。愚所見甚淺。不能有所發明。僅記李時珍本草綱目云。八月采曼陀羅花。七月采火麻子花。陰乾等分爲末。熱酒調服三錢。少頃昏昏如醉。割瘡灸火。宜先服之。則不覺苦痛。而日醫亦有用曼陀羅花八分。草烏頭二分。白芷二分。川芎二分。當歸二分。爲末。以成麻醉藥者。是中藥之曼陀羅花。可爲麻醉劑之主藥無疑矣。總之。兩方愚未試用。是否有當。還請同志諸君一研究之。

剖割之用麻醉藥。由來久矣。後漢書方術傳。謂華陀治疾發結於內。針藥所不能及者。乃令先以酒服痲沸散。既醉無所覺。因刳破腹背。抽割聚積。若在腸胃。則斷截湔洗。除去疾穢。既而縫合。傅以神膏。四五日創愈。一月之間皆平復。由是觀之。痲醉藥之發明。不自今日始也。乃今之西醫。竟謂得之近代。古實無之。以此驕人。蓋亦所見之不廣矣。至於痲沸散究用何藥配成。年遠代湮。竟無傳授。殊可惜也。　伯豪再誌

答二十　蘇州金里千

西醫於局所切開。喜用痲醉法。痲醉之藥。不外寇加因。爲現時各西醫家所公認。今王其倫君。欲不用西約。而以中藥代之。足見熱心研究。欽佩良深。愚以謂中國非無適當之藥也。第人不研究耳。茲擬一方。附錄於後。

胡椒一兩　蟾酥四錢　川烏尖　草烏尖　生南星　生半夏　各五錢

將上藥六味。研爲細末。以燒酒調敷患處。雖開刀任割。亦不知痛。安見中藥之不如西藥哉。謹答。

答二十二　　紹興陳心田

尊問讀內經平人氣象論◎有寸口脈中手足上擊者曰肩背痛一條◎一時未得眞詮◎莫解其故◎且以爲手足上擊◎(句)寸口脉中◎(句)此不獨句讀錯誤◎抑字跡亦有錯誤◎宜乎不能解也◎此節原文◎必須讀寸口脈◎(句)中(中去聲)手促◎(句)上擊者◎(句)如是讀法◎方可瞭悟◎何以言之◎寸口脉◎是他人之脉也◎中字應圈去聲◎足字應加亻◎手我之手也◎促爲數而一止◎脈之象也◎上擊上部◎搏手之謂也◎是邪居上部◎故主肩背痛也◎　君竟習醫半載◎猶得以留心此中奧竅◎雖破句白字◎亦無傷也◎苟人人如此◎神州醫會◎安往而不上乘◎吳下阿蒙◎定當刮目◎良非虛語◎怱答◎便問文安◎

答二十三　　紹興陳心田

令友素患痰飲◎口角流涎◎旋因患痧◎以致兩手牽動◎遍服化痰清氣熄風涼熱金石諸藥◎卒無效果◎嗣請西醫治療◎亦云無法◎遙知　閣下一好學名醫◎又

經西醫診治。尙未中肯。使遠道庸工。獻諸芻蕘。不幾大相剌謬乎。竊謂流涎益多。兩手牽動。小溲清長。大便或溏或結。體質素豐者。往往有偏勝之患。尙不自知。直知百病橫生。尤復病在此而不在彼。雖見症施治。仍然不知其源。所以遷延不愈。大抵如斯。內經謂五臟之道。皆出於經隧。以行血氣。血氣不和。百病乃生。今思病者飲食入胃。游溢精氣。上輸於脾。脾氣散精。尙可如經支持。獨不能上歸於肺。通調水道。下輸膀胱。甚而水精上溢。流涎無巳。此蓋肺用不足。未能自上而下。以順降入之令者明矣。夫口涎亦精氣之一端。內經云。煩勞則張精絕使人煎厥內鑠。流涎愈多。氣血愈鑠。故牽動亦愈烈。令友之患。乃肝脾血虛。肺失降令。有以使然。受病以來。英年悍氣。抑鬱於肺。所在皆是。法以參蘆散與服。鵝翎引喉。使吐其舊有之積。繼以逍遙散。調和肝脾。加生薑半夏。重用五味。共和爲散。百沸湯。頻頻調下。令服旬日。當可見效。腐儒晴說。還祈斟酌。效否請福。以便研究。順頌道安。

答二十五　紹興陳心田

所訊農人患臍上沿圈跳動微痛不寐之症。身軀豐。色澤潤。胃納無恙。惟其大便色白無臭。別無心悸眩暈失血等症。脉來小弱。尊以爲脾胃虛弱。與歸脾湯。加半夏秫米而去。後知病人服紫河車得痊。然此症確係胃虛。蓋胃之膜軟如絲絨。飲食入胃。血管充分。發無色之薄液。曰胃汁。性微酸。能消化食物。此胃汁能變化爲蛋白質。消融水內。是故壯人胃內血液流暢。有鹻性。可抵消胃汁之酸素。今人胃內膜微絲血管。不能充盈。其沿圈之胃汁。便不能生。血液漸爲之少。故跳動微痛。血液少無能抵抗胃酸而一任其直下。故色白無臭。血液少故臥不安。血乃有形之物。胃爲形上之形。經曰。形不足者。補之以味。尊方草木無情。河車有形有味。故補之而效速。設無純正河車。以黃鱔魚肚與服亦可。雖然。此症幸無夾雜。如另挾變端。恐難下手矣。此答順請道安。

答二十六 陳心田

此男屢患遺精。自止而後。精從喉來。四肢酸癢。神疲力倦。經三四年之久。餘無別症。是精是痰。無從確定。竊謂天下之恙。千奇百巧。固難懸料。是症確認爲精。然衝爲血海。任爲胞胎。二脉流通。經流漸盈。應時而下。此言女子天癸之常也。若被驚恐勞怒。則氣血錯亂。月事不行者有之。嘔血上逆者有之。他若腫痛癰瘍淋瀝。變端不一。蓋血爲水穀之精氣。五藏調。六府和。在男子則化爲精。在婦人。上爲乳汁。下爲月水。由是觀之。爲精爲血。均賴脾胃生化之源。適或七情內傷。六淫外侵。飲食失節。起居失宜。其候不常。而變爲倒行逆施。亦理勢之當然也。斯人面黃肢腫。未始非由漸而來。前患遺滑。或者止澀太過。致使精竅不通。人非草木。慾壑未泯。故變常也。孟子謂水性無有不下。今夫搏而躍之。可使過顙。激而行之。可使在山。是豈水之性哉。其勢則然也。吾今謂是。豈精之性哉。其勢則然也。匆答。即請台安。

答二十六　崧鎮葉天芳

閱本期報。內載有曹君伯藩所述。精從喉來一證。本無足怪。緣鄙人春季曾診有崧西一少年。秉體怯弱。素屬陰虛。自述患有異症。每當一陽初動。更魚四躍之際。陽健不萎。慾念纔起。即精從鼻出。黏白腥穢。竊疑其腦精不固。或係腦漏之貽誤。渠云。若說腦漏。頗不至隨感而應。患此已居四載。每於重發之時。必赴蕭邑卲蘭生君處診視。卲君投以加減甘露飲服之略瘥。已而復然。今來就此。實因卲君停診之故。乃詳按其脈。軟弱無力。爲書固攝培元堅陰而去。後聞其頗有效果。已至滬濱經營去矣。觀此兩則。可見人身精氣。貫充週身。無微不達。端賴眞元以鎭攝。蓋肺腎相通。肺更開竅於口鼻。上通於腦。而爲一身元氣之主宰。考內經有上虛下實一段。此人必因腎元尙實。肺元不足。無以鞏固陰精。隨相火上溢而出矣。口鼻同道。理固宜然。等爲元氣之不攝。何足怪哉。錄此以備參考。

問二十七 崧鎮朱又丹

余鄉崧東唐嘉橋。有堂嫂二人。一肥一瘦。年近四旬。均無生育。堂兄輩以似續單傳。艱於子嗣。遍服毓麟延嗣之方。丹丸湯藥。如石投水。及針灸熨敷。百不一效。揣厥病由。無大苦楚。惟不論何時。每因操勞。五志火動。及天時炎蒸之候。亢陽爲患。背部即大汗如淋。儼同落水。與常人異。察其汗蹟。夏時身罩白紗。其滲汗處。現黃綠色。甚顯。而二嫂平時天癸素少。亦無不調之害。何以久不夢熊。豈汗即心液。液不化血。血液走泄過多。而經水遂因之虧耗乎。因經水虧耗。子宮虛滑。少納氣而多瀉氣。遂乾涸而不孕乎。果爾。應用何方以治之。考古方傅靑主女科。論不孕之證甚多。照方飲服。何以不驗。乞高明指示。懸擬一方。以廣嗣息。有厚德焉。

問二十八 崧鎮朱又丹

離崧西七里許。章陸村。有陸姓子。已成室。年十八歲。時患寒熱起。醫以寒熱法治之。病已向愈。不料越次年二月上旬。忽覺兩足痿弱。跛而欲仆。至望日子夜。嘔出黃綠水盈缽。至十九日。延醫診視。以為客歲濕熱。伏於經絡。感春陽溫氣。勃然發作。擬以伏氣論治。服藥無算。非惟不能霍然。抑且痿廢。下體自股至足。冷如死肌。色同豚肝。手足心冷汗不絕。猶道風中經絡。徧體燔灸。兼投風劑。淹延五年。訖無一驗。至今雖覺微痊。總以肢筋痠軟。不能操持行走。年已二五。仍須依壁而行。否則匍匐相將。言語亦十分咀唔。骨瘦如柴。大肉消削。惟胃口尚健。潮熱全無。諸醫不知其何病。迄今伊父尚望就痊。觀醫藥報有問答一欄。特將病原緣起。囑余謄入。以求　博聞醫士。惠賜良方。俾離苦海而起沉疴。則感德無既。

問二十九　張汝偉

古方分兩。每多至數升數斤者。後王綳林氏。考正古方權量。列表著說。凡古之一兩。今之七分六釐準之。凡古之一升。今之六勺七杪準之。近是矣。但今之西藥。每用磅權。未知一磅既多重。一（夾辣碼）（譯音）幾多重。合我國天平幾多重。如有探明西學算法。乞詳以教我。俾中外一途。有所遵循。勉貽後日之紛紛莫定也。至於王繩林氏所考正者。有無舛錯。亦祈指正爲感。

問三十　　蔡星山

自束髮時讀書。即嗜方書。於爲親友診病。人咸非笑之。不顧也。記以尋常藥品。愈極危險症。隨治隨棄。無一方存。民國二年在贛省醫院。忽來一婦。年三十一歲。無故自哭自笑。頃刻變轉數次。形若木雞。問其他病。不答。但自哭自笑。不能自主。診脈平和。飲食如常。因用葶藶合甘草瀉心湯大劑。加入牛黃五分。琥珀四分。一劑而病頓失。閱半年復發。再來求診。細察哭笑。較前短時而減輕。即將前方去牛黃琥珀。換炒棗仁四錢。北沙參五錢。囑服三劑。而二劑全愈。遂不再發。此倖獲效。究不知此婦因何緣由。而生此症。大約心病則笑。肺病則哭。未審確否。務乞　大名家研究爲荷。

問三十一　蔡星山

同年日。有商人。年二八歲。來診。脈平和。無病態。問患何病。答以改革時。店舖被革軍焚毀。適妻病傷寒劇。受驚而殂。遺幼子三歲。另租房住。以父作母。夜抱被中眠。靜夜不寐。輒思亡妻。亂平。重整舖營業。不能兼撫幼子。遂續妻。交合久。而不洩精。罷戰。尿溺雜於小便壺中。莖如常不瘇。舉謝照常。經醫診服通利。年餘不效。問妻亡後。有外遇否。答無。問思念死妻否。答有。且多。問夢遺否。亦答無。細揣其因。必是色慾動。而精離竅。强忍不洩。精淤寒管所致。必須剖解乃可。否則吸通。此二法皆不克用。遂用內吸法治。先開兎絲餅四錢。川牛膝二錢。海金沙二錢。車前子三錢。北枸杞三錢。肉蓯蓉一錢五分。桂枝一錢。豬苓一錢。滑石粉二錢。進三劑。與妻交合。禁抽送。第一次。歷三時。妻不能任。次日來診。說尿中雜多黃色精液。因加生者三錢於前方。再進五劑。再與妻交合。仍不抽送。歷時許。而精洩。畢事後。生一子。此症於定法中參活治法。特別診斷。祈登報以徵求　諸大名家評論。能否算診斷別開生面。

問三十二　孫選廷

舍甥葉孟荷之子四歲時。曾咳血咯血數日。上年又發過一次。俱不藥自愈。今自四月晨起。必咳痰數口。甚則十餘口。或帶紫紅粉紅鮮紅色痰。內亦間有血絲血點。如咯血之狀。午飯後亦咳數口。咳出極易。過此時間。則似咳非咳。（一俗謂冷咳聲不起）舌淨脣紅。面色黃白。初服潤肺養陰藥二十餘劑。痰血未減。更醫細詢。其喉中有梅核。哽咽不下。幷有綱膜之狀。綱膜一起。即有痰血。脈左部弦數。右部滯澀。服豁痰散鬱川貝雲苓甘桔射干柴胡薄荷鬱金荷葉等藥。二十餘劑。梅核消去。綱膜仍有。痰血或減或未減。亦有二三日未見一口。終不能收功。更方。從心火凝痰主治。用生地白芍丹皮川連黃芩竹葉茯神川貝射干蒲黃連翹心等十餘劑。效果如前。因其夜臥咬齒。發痰血時。性氣稍覺躁怒也。又服仲景瀉心湯。研末服。夜一次。午前一次。十餘日精神眠食如常。刻服韭子餅單方。未卜效否。乞高明示以治法。至爲感禱。

問三十三　孫選廷

又族人子。現年十三歲。夙患鼻衄四時俱發。發每數日。每年或受涼風。皮膚必發紅丹一二次。如遍身未變。起即鼻衄。更甚。且一受寒涼。即咳吐清飲及食物。形質瘦而不弱。陰液不足。大便常下結糞。清潤肺胃及養陰止衄之藥。已經遍嘗。前年冬服修道院膏子藥兩大瓶。咳吐之恙稍效。上年冬服六味丸至今鼻衄似減。今秋咳吐鼻吐鼻。又相繼而發。究不識病源何在也。乞起良方及治法。曷勝感激。

問三十四　孫選廷

又族人現年五十六歲。未有子嗣。平素體氣虛寒。早年患疝氣。溫藥治愈。近年患白淫似濁。陰莖頭上時糊黏。用藥湯洗。即見效。近服澀精滲利之藥二十餘劑。不洗亦不糊。停藥後。復發。前服滋潤之藥。莖頭更糊黏。其原因係入房太甚所致。幷無花柳之毒。前服溫補肝腎藥。陽事能舉。服澀精藥。即莖弱不振。近又見舌尖時起紅點。味微辣。夜臥後。舌中有筋抽動。稍驚即不甚安神。脈左部弦強。右部細緩。飲食二便如常。刻服養心補腎之劑。不知中肯否。乞示以詳細治法。俾痼疾全瘳。晚年得復生子。則感沐仁施。實無涯涘。

問三十五　嶺東餘先朝

家母年六十四。去臘因怒仆地。遂至口眼喎斜。不省人事。經衆施救。歷一時久。始能出聲。遂服三生飲二三劑。略能知人。但左畔手足如死。不能運用。言語糢糊不明。小便就復不禁。某醫來診。大用參耆桂附之屬。每味在五錢以上。二兩以下。服後。不但不效。反見舌乾口渴。身軀疼痛。改延他醫。初服千金地黃煎二三劑。亦不見效。再服拔粹祛風至寶丹四三劑。亦不見效。後醫有用寒涼者。有用補血者。亦不見可否。有用滋水者。有用固腎者。而病勢依然。

兩月不嘗服藥。精神似覺稍佳。究竟中風之疾已成。是否有法可治。貴報殊多憂憂之士。可否一賜治法。

問三十六　　　　陸正齋

敝處一劉姓嫗。年五十餘歲。素多抑鬱。近患噎膈。穀食下咽即吐。左脇脹痛拒按。脈象沉澀。恙延半載。疊服養營潤燥去瘀下氣清火消痰等藥。不應。病遂日亟。已不服藥。適鄉人口傳一方。教服獺肝。瓦上焙存性。每服一錢。開水調下。一劑知。二劑已。愈後微覺口渴。食蔗漿而痊。鄙人年少無知。見聞有限。即使殺蟲效力所致。半年痼疾。速效如斯。亦云奇矣。不知方書之治噎膈。有此法否。如蒙　高明不棄。乞即答復。以釋疑團。

問三十七　　　　紹興陳濬心田

識生先生有道。久耳　鴻名。時深蟻慕。末由識　荊。歉仄奚似。昨讀二十九期醫藥學報。　閣下答張君毅民。錢君星若函。根據學理討論。於仲景傷寒論書。深得三昧。言之有物。足徵老錬。欽佩無已。然於治療葛君吉卿一端。云係眞武。幾乎被溫病郎中。以溫方瘟倒。必如是說。溫病郎中。諒無傷寒方藥。定讓傷寒郎中。方有把握。吾知崇拜溫熱之論者。其必曰得毋被傷寒郎中。以寒方傷殺矣。不知治病之法。萬不能胸有成見。溫有溫據。寒有寒證。對症發藥。反覆評明。即眞假寒熱。亦使無誤。否則循有一己之偏。何以使人折服。尊論葛君患寒熱口渴。咳而多痰。脈濡緩。胸中不利。手足清。誤服濕溫藥。其熱無休。昏焦。舌黃厚膩。脈轉細數。微浮而濡。氣急。便閉。日夜不能合眼。先生決爲眞武。進以兩劑。安臥熱退。神清。連進十餘日。始得復原。異哉。先生之診斷。固出常人手眼。使葛君轉危爲安。鄙人乃市井孱儒。略知醫理。於此一症。百思莫解。忝在分會。救濟之心。責抱同舟。用是疑問。伏乞指示。俾使遵循。竊謂眞武原文。太陽病發汗。汗出不解。其人仍發熱。心下悸。頭眩。身瞤動。振振擘地者。眞武湯主之。此仲景鎭伏腎水。挽回陽氣之理也。又少陰病。二三日已。至四五日腹痛。小便不利。四肢沉重。疼痛自下利者。此爲有水氣。其人復咳。或小便利。或下利。或嘔者。眞武湯主之。此津液上枯。腎水往救。以鎭治逆水者也。今葛君前被濕病郎中。誤服濕溫數劑。曾否發汗太過。動其榮血。衞邪內伏。病仍不解。而致發熱無休。且無頭眩身瞤等證。 先生何所依據。決爲眞武。此不可解者一也。又濕病郎中。見寒熱口渴。咳而多痰。胸中不利。便投濕溫劑。反增唇焦舌黃厚膩脈細數浮濡熱無度不能眠。此濕溫劑中。究用何藥。假令以藿朴橘夏偏燥。致變唇焦舌黃。脈數不眠。 大有熱刦津乾之勢。何以獨能受眞武之薑附。而使熱退神清安臥。 此不可解者又一也。且連進十餘日之眞武。反令唇焦潤。舌黃退。脈數去。氣急平。便閉通。縱葛君臟腑如鐵石。無偏勝之處。猶藉以眞武湯內之三白一補而成功。從何看出假熱。 此不可解者又一也。若謂細數微浮而濡爲少陰脉。日夜不合眼爲少陰症。欲寐但作不得寐看。此亦與眞武無關。 仲景於少陰一經。獨指以應爲眞詮。故曰脈微欲寐。設少陰發熱脈沉。亦爲在表有發汗之理。不得拘沉爲在裡而禁汗。故立麻黃附子細辛湯以救誤。葛君發熱不休。口渴便閉。已呈實象。法當滋陰。就令少陰陰虛。變本加厲。移熱膀胱。一身盡熱。所當從標。便血何來。手足尙淸。口渴便結之象。更不涉眞武之事。此不可解者又一也。綜此四疑。葛君病狀。誠如　僉論治痊。　先生究本何種眞武。根據何書。仁人之言。豈誤蒼生。或者另有見解。務祈　賜教。以供研究爲盼。並頌撰安。

問三十八　　裘吉生

馬寶。治癲狂癡癇諸神經病。向傳極有驗。一若爲神經病之特效也。僕對於此物。素所懷疑。日前有病家珍藏者。廉價割讓數錢。遂於臨診時。投於患癇症者。果然應手取效。杳綱目所載。祇有馬墨。究竟是否一物。併不知該物之產生。並何以治神經病有如是奏效之速。還祈海內外精研藥者。賜示爲幸。

醫案

幼舟題

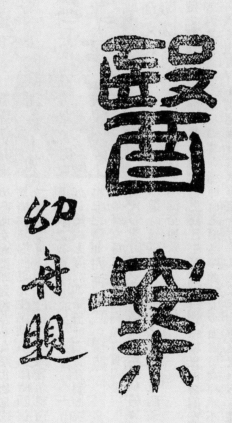

陳姓產婦治驗

黃眉孫

有陳姓婦。年二十二歲。產後數日。頭痛發熱。初請甲醫。治之不愈。繼請乙醫。其熱更甚。兼發狂譫語。大渴消水。晝夜不寧。適有友人。薦余診看。余察其脈。洪大有力。舌黑而燥。知爲陽明實熱。索前醫方。則皆守古人成法。因產後故。於四君四物中。加退熱藥品。以調治之。所以病勢轉重。熱極昏惘也。余診畢。决意用白虎湯。大劑與服。因見病人身體壯健。故敢用此。藥煎好後。病家尙疑信參半。服其半。留其半。服後二點鐘久。病勢漸退。始服全劑。則身熱已减其半。唯燥渴譫語。夜尙如故。明日再診。余仍用白虎湯。加羚羊犀角。服後譫語悉除。身熱亦退。改用淸潤藥品。調理全愈。若遵丹溪之說。產後以大補氣血爲主。雖有他症。以末治之。則此病殆矣。故醫貴變通。不能執一。若虛弱婦人。則余用白虎湯法。未必可行也。且眞寒假熱。辨之不淸。而漫然效余用白虎湯法。則誠大不可耳。能神而明之。察身質之强弱。辨症候之緩急。愼藥劑之重輕。方無遺憾也乎。

沈姓產婦治驗

黃眉孫

潮人沈姓婦。因小產服生化湯。二劑後。忽腹痛。瀉泄不止。經十餘日。始延余診。其時病人面白如紙。唇舌淸白。嘔吐氣急。粥飲不下。燥渴異常。痛連胸脇。合家惶恐。且又瀉泄日二十餘次。神昏欲脫。余診其脉。沉細無力。兩尺全無。索前醫方。皆用生化湯。加減服之。不但無效。且更沉重。余曰產後用當歸。雖爲常法。但與瀉泄有礙。何可混用。此婦平日肝氣甚重。余所素知。兼小產去血過多。脾胃虛寒。肝少血養。致木尅土。迄今上吐下泄。症雖危險。尚可治療。方用黨參六錢。白朮五錢。半夏三錢。白芍三錢。茯苓四錢。伏龍肝三錢。黑沉香一錢。砂仁錢半。粟壳二錢。檳片二錢。車前三錢。開方畢。病家以口渴爲熱。疑藥熱不敢服。余力闢其惑。果服藥後。一劑而瀉泄嘔吐輕。二劑而瀉泄嘔吐止。但胸脇較前更痛。飽脹氣急。其家前以瀉泄而懼。今以瀉止。

而胸痛肚飽氣急。而又懼。幸其夫信余頗深。復請診看。余察其脈。沉而弦。細而數。斷爲舊日肝氣復發。用逍遙散加減。柴胡二錢半。白芍三錢。生枝三錢。當歸四錢。黨參五錢。青皮錢半。陳皮錢半。桔梗二錢。車前三錢。川朴二錢。枳壳二錢。服一劑。大小便暢行。胸痛諸症悉退。服二劑。行動飲食如常。已全愈矣。事後。其夫細看藥方。來問余曰。君前謂當歸不可用。後方又用當歸。而卒愈病神速何也。余謂前之禁用當歸者。因瀉泄故。忌潤大腸。所以前醫重用當歸。病勢更重。後方之用當歸。則瀉泄已止。胸腹增痛。疑前藥過於斂澀。故用當歸之滑潤。使大小便下行。諸痛自順也。但愈病如此捷速。則所不及料耳。

病者若憂鬱神亂實爲不愈反劇之症

來稿

余有知己林秉之。最爲莫逆。每日所必會晤也。於巧月下旬。忽不見其面者十日有奇。余心焦灼。遂往其家而詢焉。見其兀然獨坐。形容枯槁。迴非昔日之貌矣。余問曰。子病乎。曰。病矣。然則子何病。曰。吾乃腹瀉。不思飲食。延某醫診治。旬日不效。吾心憂鬱。不知所出。因輟業而息焉。豈知非惟不輕。反益重矣。言終。遂不復語。余問畢。啓齒曰。今子之病。吾知之矣。子所患腹瀉者。是濕熱鬱而爲患。不思飲食。乃脾胃不和也。其所瘦弱。盖多日不食故也。并非重要之疾。乃終慱慱而遂廢而事而日稿。而形若大難之將至者。是子憂鬱神亂也。疾何與焉。夫人生於神。故神聚則强。定則昌。亂則病。散則亡。今子乃神先亂也。病未甚而日以憂之。夫憂者。實莫大之病也。子盍日間寬懷。夜暝不憂。無懷無憂。以甯於居。則庶乎疾可瘳矣。秉曰然。唯命是聽。從斯四日。其病良已。

壽石醫案二則

張汝偉

丙辰六月。霪雨兼旬。潮濕異常。某日晨大霧彌漫。吾父早起開門。觸其穢氣。遂覺腹痛。七句半出門品茗。食湯糰三枚。又吸洋烟一筒。（素無癮。吸之冀有以消腹痛者。)同家時不過十句。又焚白芷蒼朮烟。以辟沉鬱氣。孰知晨觸之穢氣既留戀胸膈而不清。復食糯米物以夾滯之。再食洋烟。升提其氣。復損白芷蒼朮。其穢氣得香氣而四竄。無如欲竄則食以滯之。欲泄則烟以提之。於是倉猝之間。腹中大痛。冷汗如珠。如腸之絞。莫可名言。時余尚臥於床。因是夜患瀉之故。聞之急起。診之兩脈鬱伏。舌苔黃而微灰。乃一面命家人延放痧者至。乃於少腹針之。委中曲池刮之。背脊兩旁刮之。痛勢較平。而胸次不清。遂疏一方服之。用藿香梗帶心翹焦枳實大杏仁豬苓赤苓紅曲梔焦查肉生熟苡米各三錢。川鬱金炒廣皮各錢半。廣木香五分。 益元散荷葉包刺孔綠豆衣二味各一兩。先煎代水。次日腹痛止。惟寒熱不淨。時有譫語之象。 復進芳香開達疏木和中法。 用菖蒲佩蘭半夏鷄金（砂仁同打） 平胃降香竹茹等爲劑。一劑霍然。可見用藥的當。立竿見影。不必泥於重病而投輕藥也。

江嫗者。余家之鄰人也。患氣鬱脘痛。因子媳强悍。感氣而起。寒熱止作。飲食即嘔。胸高肉突。氣息如絲。坐臥不安。形瘦神呆。大便半月未更。小溲亦少。狀似隔症。脈來細弦而澀。苔根黃白。佈食不化。用苓桂朮甘。合進退黃連法。微佐導滯方。用細桂枝三分。東白芍錢半。（同枝枝炒）姜半夏二錢。左金丸四分。台烏藥七分。曰扣仁五分。製香附袾茯神益元散沉香麯各三錢。廣玉金江枳殼各錢半。白蔻仁（後下）五分。白檀香五分。眞猩絳七分。金柑餅二個。是方服二劑。即愈。

癇症治驗

裘吉生

予治癇症。素以鎭腦安神爲君。淸熱化痰佐之。治每見效。惟服藥非至一二十劑不爲功。有時病人心急更醫。致未能克底告成者有之。爰自求速效之法以應臨診。日前有本城俞姓婦。言素患癇症。用馬寶治愈。現家尙有珍藏者。予以價求得數錢。連日遇癇症。輙投該藥二分。次第治愈已三人。一爲產後癇症。一爲童年初發癇症。一爲多年癇症。

專件

第七條　醫師診斷傳染病應者或檢查其屍體後應將消毒方法指示其家屬並須於十二小時以內報告於患者屍體所在地之該管官署其結束時亦同

第八條　患傳染病及疑似傳染病或因此等病症致死者之家宅及其他處所應即延聘醫師診斷或檢查並須於二十四小時以內報告於其所在地之該管官署前項報告義務人如左　一病者或死者之家長或家屬　二無家長或家屬時其同居人　三旅舍店肆或舟車之主人或其管理人　四學校寺院病院工場公司及一切公共處所之監督人或管理人　五感化院養育院監獄及與此相類處所之監督人或管理人

第九條　凡傳染病患者之家宅及其他處所無論病患者以外之人已否傳染均應即從醫師或檢疫防疫官吏之指示施行清潔方法並消毒方法

第十條　凡經該管官署認爲有傳染病預防上必要時得使患傳染病者入傳染病院或隔離病舍

第十一條　凡經該管官署認爲有傳染病預防上之必要時得以一定之期間使傳染病患者或疑似傳染病患者之家屬及其近鄰隔絕交通

第十二條　傳染病患者及其屍體非經該管吏之許可不得移至他處

第十三條　對於傳染病患者之屍體所施消毒方法經醫師檢查及該管官吏認可後須於二十四小時內成殮並執行埋葬

第十四條　傳染病者之屍體之埋葬須於距離城市及人烟稠密之處三里以外之地行之掘土須深至七尺以上埋葬後非經過三年不得改葬傳染病者之屍體受毒較重者該管官署認爲預防上實有必要時得命其火葬其家屬若怠於實行得依行政執行法代執行規定行之

第十五條　已殮葬及與殮葬之屍體如有傳染病之疑者該管官吏就其屍體及家宅並一切物件得依本條例之規定執行相當之處分

第十六條　地方行政長官認爲有傳染病預防上

之必要時得照其事由通告第八條之報告義務人執行檢查員以持有證照爲憑

第十七條　已辦自治地方關於第二條第三條第五條第七欵第九欵第六條之費用由自治經費中支出之但由自治會議議決經地方最高行政長官核准得由國庫酌予補助　地方行政長官爲前項之核准後須咨陳內務部　除第一項外因執行本條例所需之經費均由國庫支出之

第十八條　依本條例或依本條例所發布之告示不於法定或該管官署所指定之期限內奉行者處五元以下之罰金

第十九條　醫師診斷傳染病患者或檢查其屍體後不依本條例報告或報告不實者處五十元以下五元以上之罰金

第二十條　對於該管官署官吏或醫師依本條例之處分或指示不遵行者或依本條例應行報告事項並不報告或報告不實或妨害他人之報告者處二十元以下二元以上之罰金

第二十一條　邊僻地方因特別情事有必須於本條例規定以外變通其預防方法時得由各該地方最高行政長官變通辦理但須咨陳於內務部

第二十二條　對於海外舟車之入境得施行檢疫

前項檢疫規則以敎令定之

第二十三條　地方自治之籌備尚未完竣以前本條例所定屬於自治區辦理事項得由地方行政長官會同公正紳士行之其經費從以地方原有之公欵公產或公益捐中撥充如有不足由國庫支出之

第二十四條　關於施行本條例之各種規則以敎令定之

第二十五條　本條例施行區域及日期以敎令定之

桂林醫藥淺報社簡章

一定名及組織　本報名曰桂林醫藥淺報以桂林神州醫藥會會員及會外之投資或投文者組爲一團

二宗旨　研究醫藥學術擴張會務期醫藥事業漸臻完善

三編輯體例　大綱分八門

甲論說　乙學說

丙醫案　丁醫葯新聞

戊問答　己專件

庚紀事　辛雜著

以上八端不必悉具

四基本金　本社除報價廣告價收入爲周轉金外先捐募一百元爲基本金凡熱心志士慈善大家捐助本報五元以上者特將芳名小史編入本社社員錄登諸報端以誌弗諼

五責任　本報特設事務所公推理事一人凡延聘編輯各員暨收稿付印發行收款等事均歸擔任

六出版及報價　本社依舊歷朔望日出版每月兩期照本收回銅元三枚定購全年九折扣算

本會呈教育部文

呈爲懇請提倡中醫中藥准予參照中西擇善詳採設立醫藥專門學校以重生命而保利權事竊維神州醫藥肇自農黃盛於周代其時以君相之尊力爲提倡且設有專官重其考成故得名醫輩出如雷公俞跗扁倉華景諸賢類能洞見癥結力起沉疴史册昭然班班可考即其遺傳之靈素本草難經傷寒金匱諸書遵守至今有四千六百餘年我中國四萬萬同胞藉此以生存於世界皆歷經試驗而不爽者也自隋唐以降著作日多雖智力不及古人而方葯頗稱完備我黃帝之子孫所以蕃衍甲於大地者未始非先聖昔賢之心血與夫天產藥物之美備所保障之而維繫之者也迨乎晚近專官職曠無事考驗彼士人君子觀醫藥爲小道而不屑爲一任庸流雜厠以人命爲兒戲以金錢爲目的於是岐黃之道日益頹蕪此非吾國醫藥之不良實學校之不興而醫無由學即學亦不統一近數十年各口通商西醫林立西藥輸入其剖割驚人之技能人多慕之中醫之庸下者復貽人以口實而政府關於世界大勢之所趨對於檢疫及軍用之要輸乃設立醫藥專校以造醫

材於是乎西醫西藥勢力之澎湃一日而千里矣我中醫中藥之現象反有一落千丈之勢焉敝會爲全國中醫中藥界人士所組織惻醫藥之淪胥於國計民生有絕大關係曾於民國二年呈請國務院暨大部懇請提倡中醫中藥准予設立中學醫葯專門學校等緣由在先一案當蒙　國務院頒下　大總統批示除釐定中醫學校課程一節暫從緩議外其餘各節應准分別籌辦隨時呈明地方行政長官立案俾資查考以便維持等因各在案同年復有粵省醫藥界電請　大部擬設中醫中葯學校乞准立案一案蒙部電示以部頒醫藥專門學校規程係由臨時教育會議參照中西擇善詳訂決非有所歧視至中醫中藥專校既爲部令所無所請立案之處礙難照辦等因復經粵省二次電請釋疑部二次覆電以此次部定醫藥專校規程係由臨時教育會議各省代表訂定復經各醫藥專家討論再三始行頒布本部職掌攸關斷無不審慎將事豈容有所歧視至中國之醫藥學術行之已久爲社會所必需可一任其舊請弗過慮等因會員等聞命之餘謹將頒布規程逐條詳繹深心　大部整頓醫藥之苦衷關乎教育行政之統一於中醫中藥實屬並無歧視除剖制化學醫化學細菌學德文裁判醫學外其餘若生理若衛生若內科外科兒科婦科產科及皮膚花柳耳鼻咽喉等科係中國固有之科目皆可分門別類編輯成書以作教授之方針所示擇善詳採殆則斯意會員等業經聯絡海內醫藥諸同志設立各省分支會數十處發行醫藥學報月刊三十餘期此外各事正在籌辦以副　大部　維持中醫中藥之美意刻値共和再造　貴總長復重膺教育之職擬遵　大部頒布醫葯專門學校規程辦理設立神州醫藥專門學校其課程亦遵部議參照中西擇善詳訂一方以西法補中醫之缺點使數千年黃農之絕學全璧復完一方以中藥仿西法之改良使四億萬外溢之金錢漏巵頓塞如是既不違背定章又可保存國粹從此中西學說相輔而行互相砥礪可以富國可以強種實於國計民生大有裨益況證諸東西各國醫校

雜著

[illegible]題

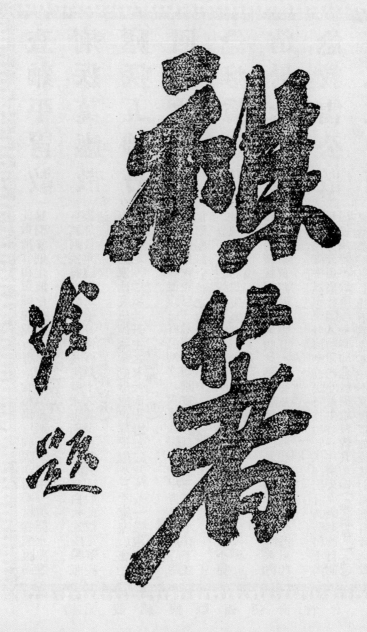

和濟藥局夏秋要藥八種

查麯平胃散

此散消食和氣健脾開胃專治食積傷胃胸膈滿悶噯腐吞酸腹滿腸鳴甚則化瀉化痢無論男婦老少投無不效每用一塊開水煎服（每方一分六）

痢疾萬應散

夏秋痢疾每因濕熱積滯及污穢水毒而成發時紅白相兼或膿而裏急後重腹痛氣墜日夜百數十次甚至百餘次即服此散見效甚速（每瓶洋四分）

瘧疾五神丹

專治風瘧寒瘧痰瘧溼瘧食瘧瘴瘧鬼瘧夜瘧及三陰瘧等凡發時寒熱有定期悉以此丹主之未發前用鮮薑二片陳茶一撮泡湯送下即止（每瓶洋一角）

回陽救急丹

專治中寒霍亂腹痛吐瀉轉筋入腹肢寒脈伏指甲青黑陡然心悶神昏陽中絞痛自汗淋漓一切陰寒等痧每服二三錢開水吞下立能回陽誠急救之寶丹也（每兩洋二角）

急痧眞寶丹

專治一切痧症觸穢中惡暴厥悶霍亂轉筋絞腸腹痛幷治小兒驚風癲癇邪祟痰塞痙厥老年中風中喝痧疫諸暴症投無不效（每瓶洋一角）

消暑七液丹

專治暑熱暑濕暑風暑咳暑瘵暑厥深秋伏暑瘧痢泄瀉痧脹霍亂紅疹白痦黃疸淋濁聤耳火眼等無論火邪在氣分在營分悉以此丹主之（每塊洋二分四釐）

急救雷公散

專治陽虛中寒霍亂吐瀉轉筋腹痛肢冷脈伏汗出淋漓苔白不渴每二三分用薑汁調入臍眼內外蓋生薑一片用艾火灸七壯自能溫通臟腑不致傷陰一時即愈居家旅行皆宜預備（每瓶洋一角）

霍亂定中酒

專治寒霍亂上吐下瀉或不吐不瀉腹痛如絞甚則轉筋自汗脈微欲絕即用青布蘸此酒揉擦四灣肢至手足溫為度另用此酒半瓢白糖一錢開水冲服（每瓶洋一角）

（開設紹興縣西橋南首）

新聞談屑

方錄新聞報天台山農　張汝偉

診得脈浮而滑。龍顏無光。熱昏帶邪。多日不退。上閉下塞。病入膏盲。外強中乾。患在心腹。未遂私願。致抱采薪。確係七情誰爲一檄。雖陳蓮舫復活。亦恐草木無靈。余非御醫。何敢妄擬。然庸醫操殺人之術。醫生有刲股之心。姑開對症之藥十三味。聊取醫方中之十三太保爲法。　守宮砂(只求不退)獨用將軍(兩個)(安定胡慶餘堂秘製)馬屁勃(無量數)龍鬚連翹(各一兩)使君子(六粒)石龍芮(芮同瑞)白檀香　四十萬兩)(須用寶座削下之木)白玉髓(一顆)如無一玉璽煎湯代之破故紙(一卷)婦女請願書乞丐勸進表等紙龜板膠(五百萬兩)廣東光濟堂製自製屈臣氏兩面光定心丸(一粒)米湯送下馮了性十五味藥酒一瓶代水煎服

(汝偉戲註)當山農懸擬此方時。亦頗煞費苦心。就案論方。正是無懈可擊。無隙可乘。雖起陳蓮舫而復活。亦不是過也。乃消息傳來。病者長逝。辜負良方。未曾下咽。吾知死者固不瞑目於地下。生者可視此爲催命之靈符。若願早入地

下爲幽泉之寃鬼者。盍取斯方一試服之。方知余言之不謬也。

觀音痧與金剛痧

氣候不正。各處疫癘流行。他醫但知六氣盛衰消息時病。我們痧氣郎中。別有傳授。近來紹興發生一種急痧。遍體紅絲滿佈。醫會中人。說是暑毒中於血分。連微絲血管。亦受充血。致有如此病狀。發疹發斑。病理相同。然而我們。不說這種迂理。祇說羅網痧。人家問我們。我們就告訴他。你身上不似羅網麼。他自折服了。即前一天。有一家男子病。叫我去看。他雖沒有羅網。其人平時讀書斯文。此時力氣狠大。許多醫生。說他發狂。我云他是發痧。他們問什麼痧。我就隨口云他是金剛痧。病家就留我獨醫。不要許多胡說醫生了。第二天他的夫人。亦病起來。他們先試試我。如我不能說出病症。又要請他位醫生了。我留心這人杏腮桃嘴。齊正猶如觀音。又病得兩頰紅暈。越看越像。我就斷定是觀音痧。他們聽得我的醫生。眞如半仙。我的看病。如是靈活。醫會中人。還說我壞。我說你會中人著的痧書。亦是這樣的。

楊曾誥字煥之。無錫雲甫先生之令嗣。由京師譯學館考取奏派出洋。在英國蘇格蘭某大學。七年畢業。得有理化等學士文憑。光復時回國。任教育部專門教育司僉事。癸丑九月重陽日。與友仿登高故事。讌會歡叙。初十寒熱。請東醫用藥水服之。用冰懸於胸前。及罨脚底。並置牀下。紅疹現而即隱。迫手足厥冷。又用脚爐取煖。種種硬遏之法蠻治。至十二日長逝。始病至終。僅三日。年三十六歲。其室痛不欲生。益以喉恙。以十九日殤。相去一星期耳。傷哉。雲甫老年而抱喪明之痛。皆因乃郎酷信西法。有以致之。迨死時神志清朗。分理家務。聞者嘆息。非莊生所謂大惑者終身不解者耶。世界進化。醫術日新。青年學員。以身供其試驗。肺腑無語。寃鬼夜嘷。悲夫。

龔菊人乾豐泰米業。丙辰春。其室人因難產就西醫治。臠割數塊而下。產戶大傷。以痛甚而亡。醫治機械愈利。人民生殺之道愈險。純背氣化。失敗者多。惕予汪君有云。以國民絕大之生命權。聽主持於外人。是我國一大汚點。美錦學製。以億萬生靈輕心試驗。亦曰殆哉。

伯華醫談　　　　六

無錫縣知事。王召前君。身體素稱强壯。丙辰六月患病。初起係爲一種濕溫病。漸加痢疾。並非不治之症。初延吾邑醫士鄧星伯君診治。服藥後。未幾即稍就痊愈。不意起牀數日。以飲食過多。竟至反覆。王君以去年在泰興縣任時。曾患足疾。延請該處西醫名周冠文者。診治痊愈。遂加深信。故當此次病起。即專人前往泰興。招致來署。專心診察。至無錫諸醫。不過延入陪診而已。然自經該西醫診治後。非特無效。反日見增變。於是病勢進而爲傷寒壞症。飲食亦不能入口。至前日署內各員見病情凶險。遂以無錫著名西醫王君海濤爲言。迨王醫入診。以病業將不治。姑配求藥水一瓶送署。孰知王君仍命家人勿以此進服。逾時遍體出汗。氣喘風動。延至七月九號九時逝世。臥病以來。僅歷一月云。聞王君既逝。其家人將循俗例焚化紙轎紙馬。并易衣服矣。該西醫尙對衆宣言。現心頭未冷。微有熱氣。此係轉機一種好象。切勿舉哀。并撥動云云。其家人信之。以此上午九時斷氣。直至下午五時。始行舉哀。縣署中人謂王君之病。實爲該西醫一人所誤。斷送致死。況王曾向某人壽保險公司保有三千元壽險。故昨日下午。由其家人將該西醫守住。以便由伊出病死證書云。錄民國五年七月十號。新無錫報。按西醫自恃機械診察。化學製藥。以謂所投無不響應。可以把持獨醫。抑知有大謬不然者。則純背氣化之道也。噫。但憑心理之偏倚。不顧病情之利害。鑿空嚮壁。大言炎炎。死活不知。至足羞矣。信西法治溫病者。可作車鑒。

附楊少雲紀實小說庸醫談（楊君邑名士本報主筆）

梅雨浹旬。地卑氣濕。江南瘴癘地。不宜於北人。某宦臥病。召諸醫進湯藥。疾少差矣。一日心血來潮。函重金延江左西醫吉先生至。　吉先生江左某邑著名之西醫也。先生雖以西醫名。而斜行如蚓之文字。則不之識。故人又稱先生爲東國西醫。汽笛嗚嗚。勢若長蛇之列陣。忽載先生來。攜藥囊粗類牛腰。瓶也。罐也。奪命丹也。送終散也。咸儲其中。宦家聞先生戾止。大喜。以爲太乙救苦天尊降自絳霄矣。先生亦洋洋自鳴其得意。一若前清陳蓮舫被徵召入都診視西太后也者。　一日一日又一日。宦之病日重。先生之診察日勤。先生之藥餌日進。他醫入診者。不過備擬一方。

供先生之把玩批評而已。　晨光熹微。殘燭猶淚。羣醫會議於一室。僉曰根脈已沉。疾不可爲矣。吉先生高居主席。嗤之以鼻。旋作揶揄聲曰。君等眞所謂坐井觀天。不知天大者也。吾斷宦疾。過三十五日必愈。今日爲化凶爲吉關頭。過此便可占勿藥有喜之卦。諸醫聞吉先生言。有反唇者。有匿笑者。有憤不可遏者。聚訟經兩三小時。先生高談自若。忽聞內室哭聲動地。直達寢門之外。一健僕含淚奔入。屈半膝向吉先生曰。承先生高明。吾主人死矣。諸醫太息。踉蹌而出。吉先生一人彳亍室中。咄咄書空曰。眞怪事。眞怪事。此人必死於鬼。非死於病。　(完)

中西氣體不同。味者喜從西餐。違生喪命。報牘甚多。癸丑夏。蘇省某紗廠暑令不停工。一女工因受熱。工作不佳。爲管車者略加斥責。該女工氣忿哭泣。旋即暈倒。赶即扶起送歸。從馬路擡去。受熱更甚。其母又與私食冰水。致熱入心胞。透達不出。遂致斃命。又盤門內西半爿巷某姓兄弟。赴元妙觀遊玩。狂飲冰荷蘭水數杯。涼入心脾。快甚。歸後兄弟陡覺腹痛。一小時兄即斃命。弟飲冰尚少。得慶更生。均錄時報。

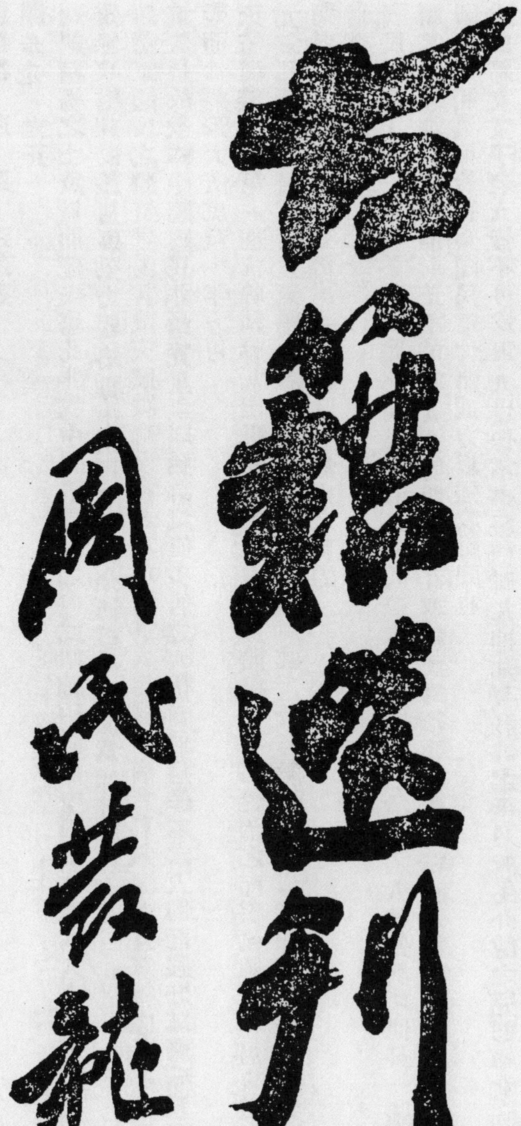
古籍選刊

短篇小說 **尙武精神**

烏都都　蓬　蓬　蓬蓬蓬

開步走　立正

糾糾桓桓之士魚貫而莅操場此非我中國軍國民之尙武精神乎假使中國四萬萬人人人有軍國民之體質無事編練勁旅有事効力疆場則中國可立見其强何難一躍而爲頭等國

雖然軍國民之體質豈易言哉天賦跛躄殘疾者不可爲軍人荏弱多病者暮氣深者旦氣牿亡者亦不可爲軍人是故欲强中國國民非培養旦氣驅除暮氣使多病之人化爲無病荏弱之人轉而强壯跛躄殘疾者一變而爲彪形大漢虎賁少年方可

天佑漢族世界第一總統牌精神丸出現補怯弱救虛損凡體羸多病者皆治之而振已敝之精神復混然之元氣凡所謂暮氣深者旦氣牿亡者服精神丸而振刷精神其奮發有爲可操券以俟即跛躄殘疾之無可救藥者服之或亦可希冀於萬一以達壯身愈疾之目的

烏都都　蓬　蓬　蓬蓬蓬

國民軍來了國民軍來了雖世界上國民軍未必人人盡服過精神丸然欲中國人盡知兵使他日一躍而爲頭等國以期吐氣揚眉者正不可不人人盡服精神丸蓋精神爲辦事之母有精神乃能辦事乃能人人有軍國民之體質而皆得爲國民軍俾藉武力以强我祖國也

或曰婦女童子老人皆不可爲軍人豈皆不必服精神丸抑知有壯健之母乃能生壯健之兒則婦女宜服精神丸以生强健之子成他日之軍國民童子入校肄業即有體操一科尤宜服精神丸若老人如昔之廉頗黃漢升輩雖當時無精神丸而精神矍鑠千古播爲美談則今日既有精神丸凡有老當益壯之思想以期爲國宣猷者更安可不服精神丸故援筆作尙武精神短篇小說以警告當世男女老幼之有志强國者

上海三馬路中法大藥房識

庭）傷寒分經十卷（國朝吳儀洛遵程）金匱衍義（元趙良以德）金匱心典（國朝尤怡）金匱翼八卷（前人）傷寒金匱方歌括十二卷（國朝陳念祖脩園）

以上各種。皆發明奧義。刪節繁文。依經旁注。條分類別。取便初學。裨益中材。未須買菜求益。何至望洋興歎。

則古

神農本草經三卷中藏經一卷（漢華陀）甲乙經十二卷（晉皇甫謐）脈經十卷（晉王叔和）大素三十卷（隋楊上善）諸病源候論五十卷（隋巢元方）外台秘要四十卷（唐王燾）千金要方三十卷（唐孫思邈）千金翼方三十卷（前人）聖醫經註十卷（宋徽宗時奉勅編）廣成先生玉函經（宋杜光庭）本草綱目五十二卷（明李時珍）本草經疏三十卷（明繆希雍仲醇）

上古獉狉。人尟天殃。渾樸既散。患氛滋章。六疾斯作。百藥乃嘗。爰測息脈。爰制經方。嬴劉以降。洎乎李唐。所傳著作。不乏賢良。沉痾立起。庶民用康。太和保合。流澤孔長。

右書十三種。譬諸儒林經藉之三禮三傳。漢唐去古未遠。老師宿儒。精義名言。盡萃於是。即有僞託。無害理道。病情萬變。藥品多般。非目驗心通。焉能得其主名。著其用功。前賢竭畢生詣力。著書立說。嘉惠來學。學者尤宜潛心瀏覽。服膺勿失也。

宜今

脈訣一卷（宋崔家彥）脈訣刊誤二卷（元戴起宗同文）診家正眼二卷（明李中梓）瀕湖脈學一卷（明李時珍）奇經八脉考一卷（前人）診宗三昧一卷（國朝張璐路玉）脈家統類一卷（附諸脈主病詩一卷）（國朝沈金鼇芊綠）脈如一卷（國朝郭治）脈學輯要三卷（日本丹波元簡）驗舌聆機二卷（宋杜淸碧）傷寒舌鑑一卷（國朝張登）本草乘雅十卷（明盧芝頤）本經逢原四卷（國朝張璐）本草拾遺十卷（國朝趙學敏恕軒）本草經解要（國朝葉桂香巖）本草經疏輯要

(國朝吳世鎧)神農本草百種錄一卷(國朝徐大椿)要藥分劑十卷(國朝沈金鼇)本草備要(國朝汪昂)本草從新六卷(國朝吳儀洛)本草分經二卷(國朝釋維摩)醫方考八卷(明吳崑鶴皋)名醫方論四卷(國朝羅美東逸)祖方一卷(國朝張璐)古方選註三卷(國朝王子接晉三) 蘭台軌範八卷(國朝徐大椿)醫方集解(國朝汪昂)時方妙用四卷(國朝陳念祖)成方切用(國朝吳儀洛)

以上二十九種。首論脉。次論藥。又次論方。各取專書。用資參考。凡醫家治病。如鼓琴然。無雜汎音。如博奕然。須參活著。若徒執古書。拘守成法。則趙括將兵。貽羞乃父。房琯請戰。致敗於車。巧拙兩窮。智愚同誚。世有稚命通人。謬夸宿學。截藉不信。漢唐以降。虛聲竊比。倉扁之間。高自位置。力矯時流。此猶迂儒。墨守陳言。膠執我見。好尚奇特。君子之過。更有一輩。目不識丁。胸無點墨。以醫爲市。惟利是圖。勿論是何險重證候。慣用不關痛癢藥味。雜湊成方。敷衍塞責。祟飾輿從。夤緣縉紳。重索聘幣。冀增聲

紹興醫藥學報 第六年第五、六冊

價。圖財害命。欺世盜名。幸免人誅。難逃鬼責。蒙竊憫焉。此等著述。皆持論明通。指陳簡要。不泥古。亦不蔑古。循循善誘。詩言莫遠。具爾易稱。積小高大。願與學者勉諸。

學案

名醫類案十二卷（明江瓘篹南）續名醫類案六十卷（國朝魏之琇玉橫）臨證指南醫案十卷（國朝葉桂名醫徐大椿批本）古今名醫歷傳（附古今圖書集成）右四種書。足以考見歷代名醫學術治驗。觸類引伸。益人神智。圓機活法。示我周行。亦醫家之兎園冊子也。

名家

儒門事親十五卷（金張從正）河間六書二十七卷（金劉完素守眞）東垣十書二十卷（元李杲）丹溪心法附餘七種二十七卷（元朱震亨）立齋全書二十四種一百另七卷（明薛己）李氏三書（明李中梓）赤水元珠五種三十卷（明孫一奎）

記事

一寒署

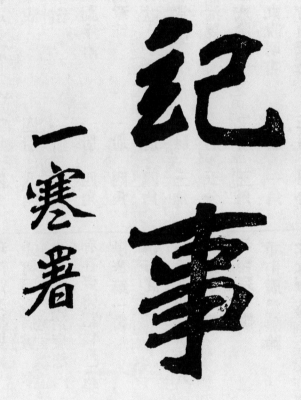

紹興醫藥學報社代售及印行書目

評議員　羅溥泉　姚國美　王子荃　張策季　張心源　鄒幼生　張佩宜
邱寶泉　協盛全　李慎堂　同仁堂　立興利　養頤堂　盧同仁
羅洪泰　合興成　同德堂　胡卓人
交際員　蔡星山　汪少青　劉伯村　鄧曉岩　曾稷青　太和堂　中和堂
周天濟　李慎堂　飲和堂　合興成　夏承祥

本分會答江西分會函

江西醫藥分會諸同志公鑑日昨接奉　華翰并識員表　鴻名卓著曷勝欽佩並悉　貴分會成立以來即開辦研究診察兩所想見學識經驗並臻完善將來一躍千里定可預卜際此中西激戰之時凡我醫藥兩界正宜同心協力切實整頓敝會同人雖抱熱忱無如經濟亦極形困難常年會費均由各會員分擔並無的款是以一切進行方法阻礙頗多幸敝報自繼續出版以來遠近購閱銷售甚廣尚得藉資周轉且投稿如林不及備登故於報外另出大增刊已三次矣惟同人等自愧學識

謭陋尙望 諸同志時賜教言以匡不逮何幸如之囑寄第一期起本報全份已由醫報社直接奉寄書目均載明報中即請察核肅此布復敬請 公安

神州醫藥會紹興分會同人謹啓

祝桂林醫藥淺報出版詞

吾紹醫藥學報自去年繼續出版已一載餘矣今桂林醫藥淺報又於本年六月出版並蒙惠寄前來曷勝欣幸勉成二絕以誌歡迎

斯道遷流盡失眞振興全仗熱心人桂林若許通聲氣醫藥前途賴指津

佳章惠贈勝瓊琚讀罷同人與不孤從此羲農攄妙諦茫茫墜緒力能扶

上海總會來函兩通

各分支會暨海內外同志鑑竊本會當成立之初曾公舉代表赴京請願雖經國務院批准有案然對於釐定中醫學校科程一節仍有異詞是根本問題既未解決而於請願目的亦未完全達到今值共和再造政局更新若不乘此時機再作第二次

之請求則不但學科制定無可變更且取締規則設一一實行我中醫中藥前途更何堪設想況聞西醫學會已派有代表進京請願作先發制人之舉因是本會特於本月二十日晚開臨時緊急會提議第二次請願辦法

一議釐定中醫藥學校課程並設立補習函授科畢業給憑同生效力藉以救濟現在已開業之各同道免被將來之淘汰請立案批准事

一議請內部提倡並給示保護本會及各分支會以資觀感事

一議預防將來取締之法嚴苛設法疏通意見事

提議各節當由在場會員一致贊成並公舉本會評議員　包識生君尅日赴京爲第二次請願代表因時機急迫不及徵集　各分支會及海內外同志意見惟此舉關係我全國醫藥界前途甚大想各分支會及海內外同志定深表同情者也玆將呈教育部文附後伏希　查照此致紹興分會(呈文載專件門)神州醫藥總會啓

敬啓者本會成立以來瞬屆三週今歲自春徂夏適逢時局蜩螗致於進行頓生障

礙近幸共和回復政治聿新而本會負振興醫藥之責自應逞此時機亟圖擴張以副　海內外同志期望之盛心業將釐訂中醫學校課程及整頓中醫中藥辦法繕具條陳舉有代表赴京請願一俟邀准即當着手辦理惟任事各員又值一年期滿理應更選特訂於陰歷十月十六日開選舉大會屆時請願代表計已南歸伏希貴分會派代表賁臨會場除照章投票選舉外並可共聆請願經過之報告藉以商榷此後進行之方針事關緊要幸勿缺席鵠候　高軒毋任延佇此致紹興分會

神州醫藥總會啓　附九月初二日本會議決開大會條件如左

一各埠分支會代表及會員蒞滬由本會指定旅館居住共給膳宿費以十日爲限

一各埠分支會有不能選派代表者可由該會轉派同鄉中有在滬醫藥界及商界者代之

一各代表蒞會須帶該會正式函件方爲有效

一各會員所有未繳會費及常年費者開會前務速交會以便刊入選舉名册

本報下期要目預告

論文●讀世補齋醫書書後……（張汝偉）胎前忌用熟地說……（竹莊熙）
　產後忌用黑薑說……（竹莊熙）

學說●中西會通醫學初集……一（桂林黎庸軍）草藥圖考……六（裘吉生）

問答●問三十九……（吳傑三）問四十……（施惠康）答二十……（徐石生）

短評●醫學上五行廢止問題……（激聲）忠告大毓金氏……（激聲）

近聞●大毓金氏之門牆○上海中醫學校○紹興時疫之經過

紀事●上海總會大會記○本分會評議員遞補姓氏

雜著●廢止五行生尅問題之正確解決十五篇（徵文披露）（黃惠初）（徐海珊）（蔡星山）（劉恒瑞）（馮性之）（張汝偉）（俞鑑泉）（周小農）（尹炳南）（陳華林）（趙伯藩）（曹伯蕎）（束子嘉）（張漢）（徐石生）

第六年第七八冊合刊
原六十三四期

紹興醫藥學報

丙辰十月
神州醫藥會紹興分會發行

本期之目錄

徵文披露

本社以廢止五行生尅問題之正確解決徵求投稿蒙各地醫學家陸續惠寄宏篇鉅作窮理參元除限期後不錄外謹以收到之先後爲次序載諸報中以公閱者快覩並每篇奉酬重刻存存齋醫話稿越醫王馥源先生醫方簡義陳根儒先生溫熱論箋正各一部請即惠寄書用郵票十分示明詳細地址即將酬件郵上　本社白

本社啓事

前期雙十節紀念本社預備値洋百元之書折實五十元分作百人計每人投函一通寫一號數附郵票五十分作爲公出書價其所寫號數與本社所備書籍種數適同者爲中彩一人中者將書祇送一人多人中者公送多人如百人無一中者亦將備書公勻分送百人且中者爲何人均登報中以昭信實此社中不過以對折賣書百元而投函者不過以五十分郵票博一趣事中者得書百元不中者亦得一元之書籍乃各處多有未明及百函尙未收足爰再展限至下期報中揭曉幷再聲明辦法以答之幷請投函者從速因百函額滿即止

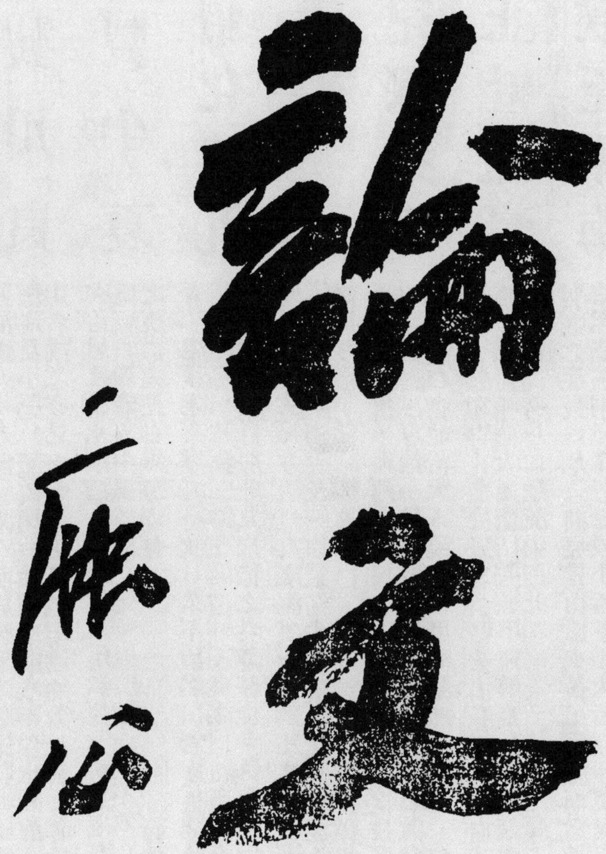
論文

與神州醫藥總會討論進行方針書

十月中旬。神州醫葯總會。開常年會。討論進行方針。謬忝列會員。徒以俗冗羈身。不克賁臨。一聆諸君子之敎。以開吾茅塞。而饜吾欲望。中心滋媿。遙憶當日總會門外。車馬喧嗔。歡聲鼎沸。誠以四方英俊碩學名流。卒然相遇於大庭廣衆之間。定有嘉言懿論。以改良積習。擴張中醫藥之勢力。而保存國粹之精華。不亦大可快哉。即謬而濫會。亦屬備員尸位而已。今未至也。未聞也。爰敢不辭愚戇。謹舉一要端。與諸執事一討論也。

夫醫藥會之得能成立有年。聯絡二十二行省之醫藥團體者。全恃醫報。而團體力之固結。醫藥學之發達。則視乎醫報之銷數。近年來醫報銷數發達乎。莫不曰否。其所以致不發達者。莫不曰醫藥界以不知視報。故殊不知醫藥界之所以不視報者。不盡醫藥界之罪。而總會亦負其咎也。請申言之。夫彼不知視報者固不論。即知視報者。所以昨年閱。而今年不閱。今年閱。而明年亦將不閱者。謂其吝報費也。吾不敢

與神州醫藥總會討論進行方針書

信。其所以然者。有三端。曰出期失愆也。曰內容薄弱也。曰裝訂不美也。出期失愆。則閱報者。當至而不至。必引領以待也。待久不至。必至催索。夫催索而又不可得。彼仰望之心。倏焉以淡。匪特不爲介紹。抑且從而破壞之。以一傳百。其害可勝言哉。雖然失愆之過。貴會往往諉爲時局。而內容薄弱。更足以阻閱者興味。夫一期之報。遲延至三四月。頁數猶不逾百。中間類皆採取西報西書之唾餘。以眩人耳目。幾幾乎忘却神州二字。或則斤斤辨論。或則互爭意氣。使閱者驚心愓目。屢廢而嘆也。編輯既不計其成語成文。手民又不辨其顚倒錯誤。遂使閱者生厭惡之心。所以十無一二願視報者也。至於裝訂不美。尤其微眚。然關係亦頗亘也。蓋人之心理。莫不有完全思想。譬如刋一書也。終望其成帙。乃安今者往往神龍現首而不現尾。抑且錯雜搗亂。難以釐訂。不能如紹興之報。可以拆訂專書。亦足以阻閱者之觀念。夫積此三端而不亟除改良。欲望醫報之發達。斷乎其不能。不知報尚不能暢銷。醫藥界團結力之薄弱。精神之黯淡。不言而喻矣。集鉅欵而辦報。尚不能主持。又遑論醫學之有效。

醫院之成立乎。苟中醫藥界不能發達。則亦已耳。欲言發達。而謂舍此整頓報例。可以振興者。盡屬自欺欺人之語。吾决不敢信也。雖然。斯見也大會時。豈無一人提議耶。特因未至未聞。遂不覺連篇累牘而書之。知我罪我。奚遑問也。專此佈泐。肅請公安

常熟神州醫藥總會會員張汝偉頓首上言

此篇本擬投總會登稿緣總會之報出版無期爰投紹興醫報假爲問接宣意幸祈諒之

讀世補齋醫書書後

張謌汝偉

讀世補齋醫書六種。其論傷寒溫病。專重陽明一經。主以葛根芩連一方。繼之以諸承氣及白頭翁等方。而梔子豉湯反在其下。其意謂病在陽明。利用苦寒。不利甘寒者也。苦寒爲清。甘寒爲滋。數句。謂下手着眼工夫。遂以葉氏之指南。秦氏之大白。黃氏之懸解。吳氏之條辨。嘉言之尙論。梓材之必讀。悉斥爲背經妄道。不亦言之過甚乎。繼讀二十九期神州報。海隅吳君涵駁正葉氏溫邪上受首先犯肺之說。亦引世

讀世補齋醫書書後

補齋傷寒云六經傳變者乃天地間六經之氣化非人身手足之六經數語謂其超乎凡庸獨得眞髓遂指葉氏溫病犯肺之誤未免因噎廢食夫傷寒者傷於寒水之氣是以一日太陽受之其症頭項强痛惡寒無汗傷寒之用麻黃湯即以解太陽之表而疎達嚴冽之寒也蓋膀胱與腎同爲水臟一表一裡傷寒者感寒即發特未及於腎耳若冬不藏精而感受寒氣其不即發者至春時陽動而發謂之溫病然葉氏不言首先犯肝而言首先犯肺者中有至理也蓋春之陽動肝木所應有之候而少陰蘊化熱之寒邪不得從太陽之表而洩乃乘其所不勝之肺臟以宣達蓋肺屬金金制木者也肺主皮毛故溫病初起亦微惡寒也矧肺腎相連一居極高一居極下是水環地極而處於上之謂也吳氏之桑菊銀翹熄肝宣肺意至美法至良也奈之何陸氏專主陽明論治乎而吳君并犯肺而駁之耶矧葛根芩連一方雖謂陽明症之主藥然葛根升提最竭胃汁芩連一伏一泄苦寒直入最能敗胃非已經化熱見渴飲下利等症者服之立見危殆豈可謂陽明經之經常方耶彼不知陽明一症猶

屬表邪胸次痞悶寒熱不淨等症梔豉適爲合法奈何恣用芩連傷其液而并亡其陰耶進而言之有涼膈可以勝其燥實矣有承氣可以攻其堅結矣有白虎可以淸其飈熱矣有平胃可以化其積濕矣復何取乎葛之升二黃之洩耶一味甘草既不能和適以滋膩而已雖然營熱已熾上喘下利舌質深紅者非此莫辨亦不可汨沒其功若陸先生之凡遇陽明症即齗齗於斯方吾不知其何所取意心以爲危泚筆書之以與當世大傷寒家共同硏究也

辨溫邪陰陽兩傳論

鎭江楊燧熙

溫邪有二有內傳外傳之別有陰陽在臟在腑之分醫者不可不察若頭痛目赤體倦皮多紫紅而熱口渴舌乾脈象浮大而數者乃係外傳六腑病在表也如脈象細小而沉分中數者逆(陽症陰脈之故非過手眼不知)最宜留意表重之症先用荊防之劑佐以桑菊銀翹等湯如熱甚鼈甲青蒿湯加萎貝淸疎淸化可解如誤用柴葛達原等劑升散陽明以致肝氣鼓動兩灶生煤舌灰黑而化燥唇絳無津二便不

通急宜服犀角地黃湯大劑甘寒之品此藥並非治六腑之邪熱實係治柴葛達原之燥氣語云藥醫藥者即此之謂也柴葛可不愼用乎又有似熱非熱如傷風熱五日內傳邪在裡也內熱則現寒象熱入五臟熱甚則傷陰古書云溫邪最喜傷陰留得一分陰氣便有一分生理保陰化熱至要之道陰邪化熱目赤顴紅者火散諸經也渴飲熱湯者陽極似陰也手足尖惡寒而身體前後一塊或寒一塊或熱邪氣入於厥陰愼防神糊陷變即用大劑白虎湯天生白虎湯或五汁飲治之熱甚則惡涼不喜飲涼必須多飲涼藥至喜飲涼病即退矣陰邪脈細小而數於沉分中不糊者生如脈洪大而急散者逆(即陰症陽脈之道)陰邪退病大便泄瀉如痰內有黑黏黐夾出多泄一次少服調理一劑邪從大便出之故耳其糞有二黏衣用水難洗下者熱也見水即去者虛寒之體也不可不辨明而治病陽邪化燥在表用犀角地黃湯血分中之祖也凡陰邪化燥目赤顴紅齒乾肢體厥冷悞認寒症用辛熱之劑以致熱邪內陷落齒無血舌苔灰黑津液內涸即成不治之症醫者不可不加意也

代論

醫士道序

余與裘君同社友。以神交負知己。以問學相切劘。二載有茲矣。裘君虛懷好學。宅心仁厚。尤肆力於醫。主持報務。熱心公益。凡有利世人。可浹後學者。提倡之不遺餘力公餘之暇。又手輯醫士道一書。類皆採取古今名醫。有關世道之文。以勗後學而勵末俗。今初集已刊竣行世。索余爲之序。余曰。道者路也。人人所當由之路也。夫子所謂道不可須臾離也。可離非道也。奚獨醫士有道哉。惟是時當俶季。俗尚奢靡。平等自由之說興。視相爭相殺爲當然之理。於是人命有如草芥。遂致違道日遠。有心者。未嘗不痛哭而流涕者也。泰西醫士。見吾國道德淪喪之際。以保護商人。研究衛生爲名。遂得乘虛而入。以行其道。醫風於是爲之一轉。而默察吾中醫之行素。於道德上殊少完善。誠不能免乎訾議。而紳商學士。尤競尚西醫。於是中醫之人格日卑。而中醫之學問益劣矣。古之醫者。有君相爲之提倡。周禮一書。詳哉言之矣。降至今日。

牽皆讀書不就。藉以餬口計者爲之。本不知道爲何物。惟炫耀浮夸。售世斂錢而已。至於醫爲仁術。貧苦者宜卹之。則其心安。乖氣者宜和之。則其心怡。寃抑者宜解之。則其心平。同道者無毀謗。則藹然可親。病不治者宜告明。則雖死無怨。此等醫道更無人道及者也。宜裘君爲之憫然。悲隱然憂也。而醫士道一書。不禁油然而輯也。有道之士。宜愛之如珍寶。購之如不及。遂使洛陽重紙價矣。雖然。孔子曰。君子謀道不謀食。耕也餒在其中矣。學也祿在其中矣。彼習醫之士。孰不自命爲君子者乎。特爲學之時。未可遽以求祿爲心。總之利心宜淡。而道心自尊。利心一濃。則道心遂亡。道之與利。猶雲之遮日也。人之良知本善。特一時汨沒耳。一旦道心發現。無論其藥之有效與否。而其愷悌慈祥之心。充溢於精神耳目之際。自必見喜於造化。而得效於病情。余謭陋無文。雖日以此心爲心。無如言不足於行世。智不足於化人。今裘君先獲吾心。著書行世。其功豈淺鮮哉。異日醫風返正。仁道常存。黃農陀鵲之盛。安知不復見於今日。而何必斷斷以西醫爲尚也。因之益望風懷想。思一覩丰采。以快平生。

聊書數語。爲異日相見之贄。未知裘君其許我否。非敢爲序云。時在
民國五年歲次丙辰十月十三日常熟張謂汝偉書於壽石居

昔范文正公有言。不爲良相。當爲良醫。以醫士與宰相並稱。可見其關繫之大。品望之尊。責任之重矣。誠以醫家診治一方。雖不比宰相事功之大。要其關於人民之生命。則亦殊途同歸。故醫之爲業。不獨學問宜精。而亦須有醇厚之道德以濟之也。亦猶爲宰相者。不獨須有經世之才。而亦須有寬宏之量。仁厚之懷。始足以遺大投艱。而措國家於磐石之安也。雖然天下關繫愈大。品望愈尊。則其培植而長養之也亦愈難。伊古以來。爲醫者奚啻千百萬人。而今日知其名者。一代中不過數人至數十人而已耳。豈非以名實難副。而盛名不可以倖獲也歟。晚近以來。醫風頹敝。求如許學士之救療災民。葉天士之虛懷下問。陸養愚之優容同道。百人中難獲十人。甚有沉湎於花天酒地。煙房賭窟之中。試問終終昏昏。如醉如夢。果尚有餘力以審察病機否耶。抑尚有餘暇讀古人書以自考鏡否耶。吾知其必不能矣。不甯惟是。近數年

來。則又有一等大言欺世之輩。或販外國藥品以牟利。或詆毀前賢之著述。是丹非素。只知有一己之權利。蕩不復知道德爲何事矣。嗚呼。不謂吾國醫界乃有今日之怪現象也。今紹興 裘君吉生。慨然憂之。思所以警覺之方。乃取中外名醫之格言。及時人警語。爲醫士道一書。以爲醫門棒喝。誠苦海之慈航。薄俗之良藥也。業醫之士。人手一編。以作座右之銘。實足以醒心豁目。啓發良知。吾知他日風氣一變。必有如許學士葉香巖其人者出。則其有功於人心世道。豈淺鮮哉。爰綴數言。以爲左券也。

丙辰十月初五日江都袁焯桂生甫拜敘

亞斯密丹。謂醫律教習。均爲人爲業。而與實業異。計學家謂之自由士族。道德既勝。實權亦足。我國舊俗信鬼。巫信乩籤。有不堅任醫之弊。朝張暮李。眞相莫明。維其惑也。醫家少任過任怨任勞之道德。下走最拙鈍。閱歷二十餘年。於其間艱難情僞。習見不鮮。每謂宜有以均齊而競良之。往予張聿青業師有云。無論貧富。均宜一視同仁。症之順逆。宜開導盡知。臨證當愼思明辨。即重險症。亦不可輕心掉之。宜別出心裁。以蘄其痊。是即歐陽氏求其生而不得。則死者與吾均無憾之旨相合。奈叔季醫學頹靡已久。不佞欲蒐明哲之箴言。作後事之車鑑。又怠於採輯。易於遺忘。雖有盤銘韋佩之志。竟未成集。 紹興醫藥學報社主任裘吉生君。天上筆星。人間良師。處新潮劇烈之秋。獨竭力措股刋行舊學書籍。復本愛日仁風慈雲和氣之懷。推己及人。思有以先覺覺人。纂述古聖近賢名公記者。旁及泰東西人士嘉言懿行。關於醫道者。手輯自勉。今蒙郵示一編。至理名言。琳琅滿目。於以貢獻於醫林。猶與數十百賢人君子。聚晤於一堂。讀之憮然有間。策勵自勉。默化潛移於不覺。余與裘君。禹域神交。彼此聲應氣求。僅從文字契約。藉以攻錯。得公鉅製。愛不忍釋。語云愛人者人必福之。吾同志診治之暇。儻切己體察。躬行實踐。宗眞實之心。行濟衆之事。立德立功。胥由周行。欲躋民生於壽域者。不可不人手一編。以爲座右之箴也。

民國五年夏歷十月　日無錫小農周鎭謹譔

凡業均有道也。背道。則不可以爲業。今惟論醫一業。其藝至繁。其責甚重。立品愈貴公正。行道更宜謹愼。否則。草菅人命。惟利是圖。則必謗訕無已。名譽掃地。又爲人人所仇敵。可不勉哉。所以醫士之道。誠有須臾不可離也。茲者紹興神州醫藥分會會長裘吉生君。有醫士道之輯著。窺其內容。皆屬古今賢哲。至道明言。諄諄誥誡。洵爲業醫者之座右銘。今出而行世。其益可勝言耶。當今中醫日卑。西醫盛行之際。吾祖醫更宜協力維持。研究學術。崇尙道德。誠心濟世。使彼用硬毒手段之西醫。無從飛揚。如是。方能保吾祖醫之久遠。且可駕彼而上矣。雖然。徒有虛文。不能實施。亦辜負輯是書者之苦心矣。仍望吾中華醫士。共體時勢。各懷善志。以保固有利權。而維岐黃事業。上有爲國家塞漏巵。下有爲人民重生命。對人有已飢已溺之懷。對己無自私自利之愧。然而裘君其殆有斯志矣。願吾醫師同懷裘君之志。當以此書爲玉律焉。僕年未逾弱冠。寡學乏才。謹泐數行。以贊裘君愛人之熱忱。爰爲序。時

民國五年十一月望日曁東根遙宣鏡吾叩書

經研

素秋題

醫學上五行廢止問題

激聲

五行爲中國數千年之學說不獨醫學上用之。惟醫家於學理有未通處。必借五行之生尅以圓之。遂致授人以口舌。識者憂焉。提議廢止。以免國醫之精粹隨其淪亡。於是引經據典以申明古經無五行之說。而駁議者亦證明載籍。謂古昔賢哲無不以五行參醫理。兩說相持。莫衷一是。附和之者。誤逞意氣。無端而耗心力費筆墨。成爲一不易解決之問題。

雖然駁議者之心理。亦謂保國粹。以中國醫理。除却五行。實有未易窺參奧窾之徑。乃引起附和廢止一方者。斥中國醫學爲哲學的。吾因是而對於本問題。有無數疑問爲先提也。欲謀解決之正確。當將下列之先提一一商榷焉。

古籍聖經之不及五行。非提議廢止者之理由乎。反對廢止者之理由、非亦引證醫經之五行說乎。吾謂此雙方理由。皆不充足。蓋本屬習慣已久之學說。欲一日革除之。故曰廢止。不必晦古人無用之者因之廢止古人有用之者。如存無益亦當廢止。

故廢止之提議。持古經所無爲理由。實有不妥。至駁之者。又以古經多根於五行爲不能廢。尤屬不可。蓋彼國之四行說。何至今無人掛口也。至斥中國醫學爲哲學的。所以純講五行之議。亦屬極大之疑題。蓋醫學如必以科學爲範圍。而東西國近來研究精神療法。方興未艾。則可證爲醫學由科學的而漸趨於哲學的之先兆。而吾不能因五行屬於哲學的而主廢。矧五行之說。是否爲哲學上有關係。又一疑問焉。

忠告大痲金氏

激聲

西哲曰。今日之青年學子。即他年之衛國柱石。此則重視教育而言。吾國俗亦有誤人子弟。子孫不得昌熾之警戒。然則負教育之責而爲人師者。應如何認眞。毋使彼負笈來游者。虛度光陰。至爲醫師而對於教授學醫子弟。其責任尤爲重大。蓋醫學學生得教授之良者。陶育其爲良醫。不祇關係本人一身之事業。實多少人生命皆繫焉。日前有友過談。大痲金氏門弟子三五十人。除輪流開幾張方子外。無他項程式的指導。規定的教授。吾謂此是造孽。不是授業。願金氏味吾言。

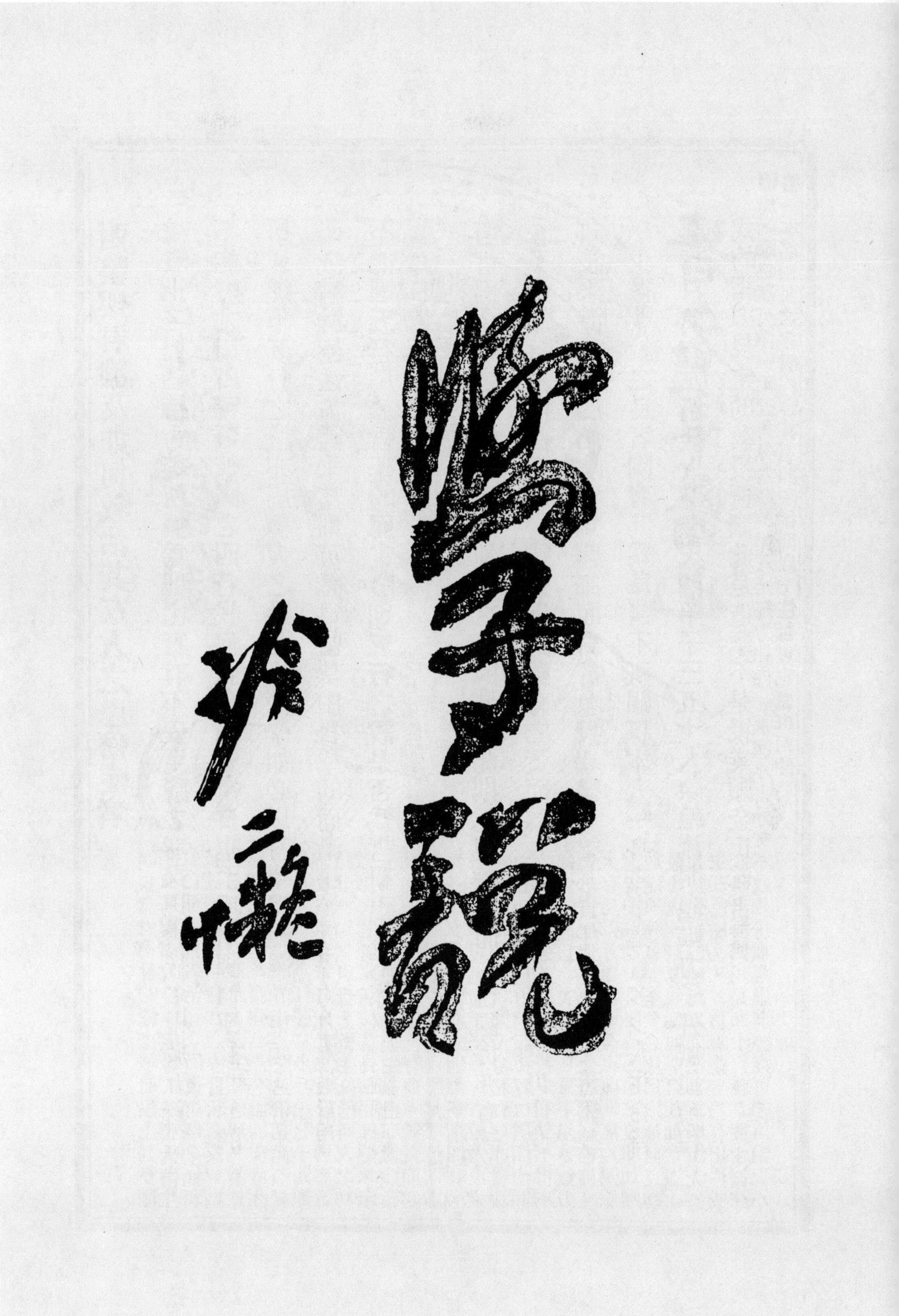
醫學說

四季青

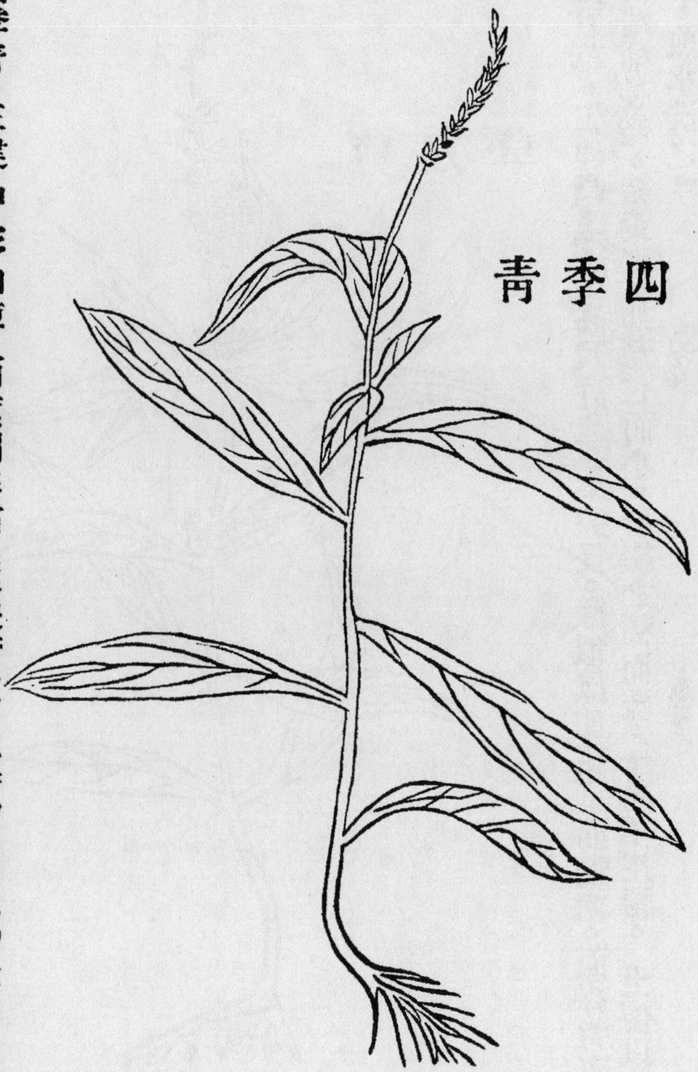

四季青。生建昌。形如蓼。而莖細無節。葉尖錯生。秋時梢開白花成穗。如蓼花而疏。土人取根敷傷。

草藥圖考

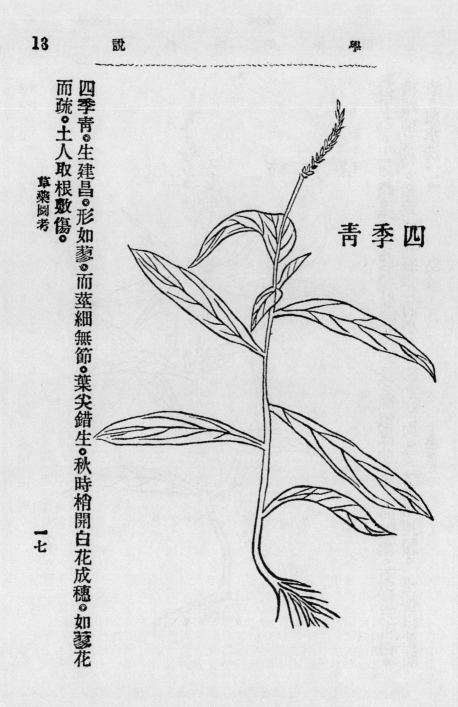

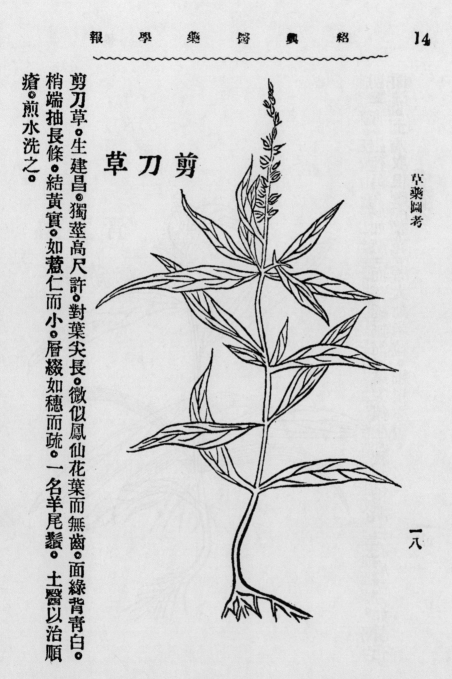

剪刀草

剪刀草。生建昌。獨莖高尺許。對葉尖長。微似鳳仙花葉而無齒。面綠背青白。梢端抽長條。結黃實。如薏仁而小。層綴如穗而疏。一名羊尾鬚。土醫以治順瘡。煎水洗之。

肺筋草

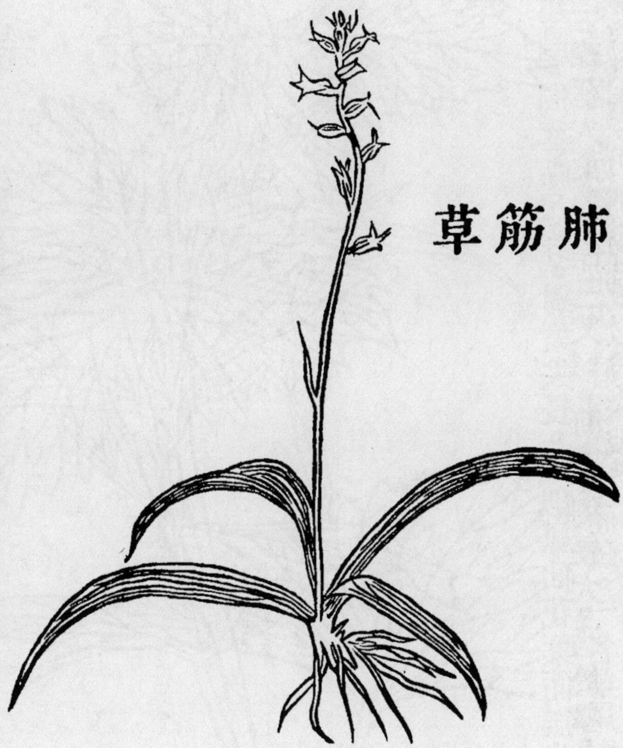

肺筋草。江西山坡有之。葉如茅芽。長四五寸。光潤有直紋。春抽細葶。開白花。圓而有乂。如石榴花。蒂大如米粒。細根亦短。

草藥圖考　一九

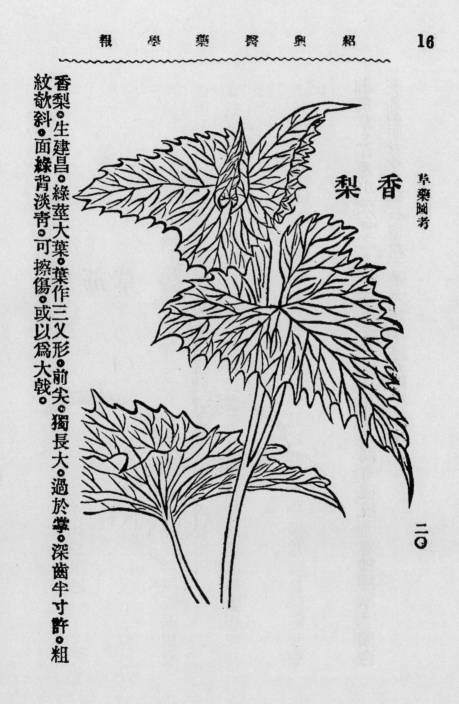

草藥圖考

香梨

香梨。生建昌。綠莖大葉。葉作三叉形。前尖。獨長大。過於掌。深齒半寸許。粗紋欹斜。面綠背淡青。可擦傷。或以爲大戟。

中西會通醫學初集

桂林黎肅軍

呼吸器疾患

鼻鼽鼻淵

原因 腺病性人體。吸入塵埃及炭養氣過久。循環器障礙。副鼻腔蓄膿或濫用烟酒。而發其因急性鼻加答兒反覆侵犯而發者尤多。黴毒亦常發本病。

症候 鼻根部疼痛。鼻腔閉塞。嗅感遲鈍。聲音帶鼻音。鼻腔黏液濃厚如膿樣或稀薄而量多。有時分泌物帶臭氣。是名臭鼻。

又有併發反射的神精病者。多於肥厚性鼻炎見之。其主要症候。爲喘息、神經衰弱、目疾、易於流產等。

療法 鑑其全身狀態。與强壯劑。最要在局處療法。鼻腔內有潰瘍者、行硝酸銀棒之腐蝕法。又行轉地療養、以謀身體之强壯。

魏玉璜曰。沈晉培年三十許。患鼻淵。黃濁如膿。時醫以爲風熱上淫。與薄荷、辛夷、川芎、蒼耳、白芷、蔓荊。治之不效。反增左邊頭痛。所下涕。亦惟左鼻孔多。就診曰。此肝火上炎爲疾耳。與生熟地、杞子、沙參、麥冬。十餘劑而愈。是症久則致成勞損者有之。立齋以前。未詳肝腎之治。國朝諸老。始漸講明。然多雜著朮桂附。惟集靈膏一方最善。治法彙載之。但云吳中一醫。用之所向神效。是其知其然而未知其所以然也。故守兎園一冊。覆餗多矣。

魏玉璜曰。一醫者、徐姓。年三十來。鼻淵年餘。醫亦與辛散。服之覺反甚。遂堅守不藥之戒。後遇予、教服集靈膏十餘帖而愈。

張景岳曰。治兼辛散。多不見效。莫若但清陰火而兼以滋陰。此即高者抑之之法。故常以清化飲。加白蒺藜、五錢或一兩。蒼耳子、二三錢。每獲愈。

有人患鼻中有瘜肉。垂出鼻外。不聞香臭。用瓜蒂、細辛等分爲細末。以綿包如豆許。塞鼻中。須臾鼻即通。瘜肉化爲黃水。滴點至盡。三四日愈。又聖惠方用陳瓜蒂以羊

脂和傳上日三次效。（醫學綱目）

一婦人。患偏頭痛。一邊鼻塞。不聞香臭。常流清涕。或作臭氣一陣。治頭痛之藥。靡所不試。罔效。人莫識其病。有以爲腦癰者。一醫云。但服局方芎犀丸。不數十服。忽作嚏涕。突然出一錠稠膿。疾愈。

衄血

原因　結核初期。心臟瓣膜病。鼻加荅兒。肝臟硬化。出血性血液疾患。急性傳染病。鼻梁打撲。頭部鬱血。又有因心身過勞。成常習性衄血者。處女當月經時。亦或爲代攝性月經而發。

症候　爲鼻黏膜出血。無他種異狀。且有衄血、而反覺心身爽快者。然貧血者、發本病則眩暈耳鳴頭痛。全身倦怠。屢屢失神。

療法　出血之鼻腔。注入冰水或醋水。近頃用溫湯之注入。出血過劇。不能以普通方法防止者。以配魯氏管。施鼻腔之栓塞止血法。

張杲在汝州。有保正趙溫。衂血已數斗。昏困欲絕。張使人扶掖。至鼻血如簷滴。張謂治血莫如生地黃。遣人覓之。得十餘斤。不暇取汁。因使生服。漸及三四斤。又以其滓塞鼻。須臾血定。又癸未姊病吐血。有醫教用生地黃自然汁煎服。日服數升。三日而愈。有一婢半年不月。見釜中餘汁。輒飲數杯。尋即通利。其效如此。

一人鼻衂大出欲絕。取茅花一大把。水兩盌。煎濃汁一椀。分二次服。立止。(良方)

李嗣立、治趙季修赴龍泉知縣。單騎速行。時値盛暑。未幾患鼻衂。日出血升許。李教服藕汁、生地黃膏方。趙云。某往年因赴銓曹聽選。省前急走數回。心緒不甯。感熱驟得鼻衂之證。尋叩臨安一名醫。服藥遂痊。謝以五萬錢。臨別時再三囑云。恐後時疾作。萬勿輕信醫者。服生地黃藕汁之藥。冰冷脾胃。無藥可生。半月易醫無效。李乃就此方隱其藥味。俾服之。三日疾愈。趙問曰。此藥如是靈驗。得非與臨安醫之藥同乎。李笑曰。即前所獻之方也。趙歎曰。前醫設爲詭謀。幾誤性命。微君調治。吾其鬼矣。(一續醫說)

許楣曰。余繼室。自幼患鼻衄症。來歸後。無歲不發。甚者耳目口鼻俱溢出。至淡黃色始止。凡外治內治之法。無不歷試。每發必先額上發熱。鼻中氣亦熱。近二十年來。每覺鼻熱。余以喻嘉言清燥救肺湯投之。二三劑後。即覺鼻中熱退不衄。或投之少遲。雖發亦不過略見微紅。蓋此方最清肺胃之熱也。惟人參一味。余用西洋參或加鮮生地。勢已定。則用乾生地。附記以備醫者臨症酌用。

王叔權云。予年踰壯。寒夜觀書。每覺腦冷。飲酒過量。腦亦痛甚。後因灸顖會穴而愈。有兵士患鼻衄不已。予教令灸此穴即愈。有人久患頭風。亦令灸此穴即愈。但銅人明堂經。只云主鼻塞不聞香臭等疾而已。故予書此。以補其治療之缺。

哮喘

原因　關於迷走神經之刺戟之發作性氣管枝筋、及氣胞之痙攣。或橫隔膜痙攣。鼻茸扁挑腺炎。氣管枝加答兒。胃加答兒。子宮後屈等。皆爲原因上之關係。

症候　爲突發於夜間之發作性之呼吸不利。(呼氣的呼吸困難)呼息延長。放高調之咿軋音及笛聲。顏面蒼白。冷汗。咳嗽。喘鳴。

預後　永久全治頗難。生命上之預後良。

療法　檢查鼻腔咽喉。以辨其病原。發作之預防法。當避溫度之急激交換。刺戟性之食物飲料。及經驗上知爲惹起本病之香料等。若本症既發。轉地以換空氣及氣候者佳。故當注重稀薄稠厚等空氣。以爲室外散步。凡發作時。須摩搽皮膚。無效則吸入哥囉仿謨、亞硝酸、亞密兒。貼用芥子泥。試以熱脚湯。咽下片冰。飲用黑咖啡等。其劇烈者。內服莫兒比涅、歇魯菌等。或注射之。

江少微治小兒鹽哮。聲如曳鋸。以江西淡豆豉一兩。白砒一錢。研細拌入精豬肉四兩內。以泥封固。炭火煆出青烟爲度。研細和淡豉搗勻爲丸。如黍米大。每服二三十丸。滾白水送下。忌大葷鹽醬。一月而愈。

錢國賓治金陵靑衿趙艷澦母。年六旬。得痰證。晝夜吼鋸。嘔痰數椀。初尙能行。後漸不起。幸胃不病。飲食如常。多醫罔效。脈之六部浮滑。右寸關更甚。用導痰加杏仁、麻

中國近代中醫藥期刊彙編　第一輯

黃。十二劑。病勢不減。辭去。又更二醫。反重。復求治。曰。吾技盡矣。容思之。以三白丸方示。彼用白砒三分。煅黃。貝母、桔梗各三分。搗飯爲丸。黍米大。以冷茶臨睡下七丸。七服症止。吼定。服理脾清肺藥痊。

王士雄曰。淡豆豉一兩。白砒一錢。爲末。用飯三錢。研爛入末爲丸。如萊菔子大。每服七粒。白湯下。治冷哮極效。楊照藜謂此方治根深蒂固。痰涎壅滯之證。曾見其效比比。

滁陽高司法。名申之。每苦寒喘。痰發甚時。非此藥不能治。方名五味子湯。用橘皮三兩。（去白）甘草一兩半。（炙）麻黃四兩。（去節根）五味子二兩。杏仁二兩。（麪炒去皮尖）右爲粗末。水一盞半。藥末兩大錢。煎至七分。去渣通口服。不拘時候。如喘甚。加葯末入馬兜鈴、桑白皮、同煎。夏服減麻黃一兩。（醫方集成醫說編）

劉清江曰。嘗見知臨江葉守端。向言其祖石林病此。專服大黃而愈。其尊人亦若此疾。乃純用附子。至某則非麻黃不可。且謂其女幼年已喘。傳至四世。而用藥皆不同。

（蘆浦筆記）

消化器疾病

舌腫

原因　水銀中毒。溫熱的器械。化學的刺戟。其他爲窒扶斯。猩紅熱。丹毒。痘瘡所致。

診候　舌之全部或半部腫大。脫出口外之邊端。爲潰瘍、膿腫、劇痛、流涎、咀嚼及咽下困難。頸腺顎下腫脹。發熱下痢。

療法　頸及顎下。周圍行冰罨法。含小冰塊。症重者用刀行深縱切之。舌背有窒息之危險者。施氣管切開術。膿腫亦應及早切開。其他用含漱劑下劑。

一士人泝汴東歸。夜泊村步。其妻熟寐。撼之問何事不答。又撼之。妻驚起視之。舌腫已滿口。不能出聲。急訪醫。得一叟負囊而至。用藥糝之。比比曉復舊。問之乃蒲黃一味。須眞者佳。（本事方）

一同學年二十餘歲。患腮腫。醫以清涼散火之劑。不效。一夜舌忽腫塞口。命在須臾。

問會

素吾題

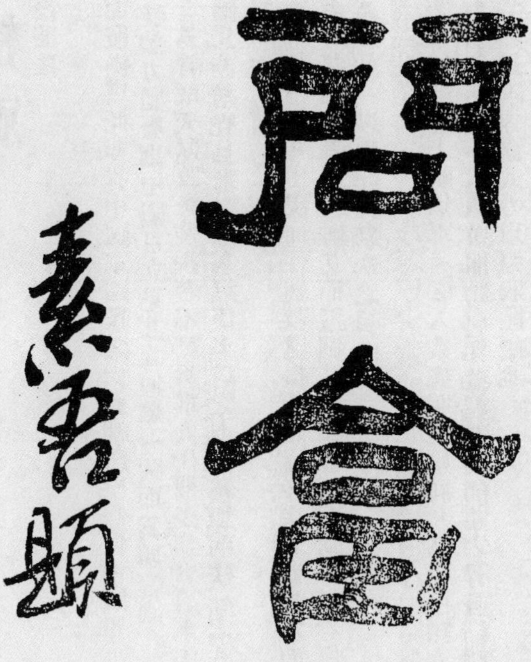

尚武精神

短篇小說

烏都都　蓬　蓬　蓬蓬蓬

開步走　立正

糾糾桓桓之士魚貫而莅操塲此非我中國軍國民之尚武精神乎假使中國四萬萬人人人有軍國民之體質無事編練劲旅有事効力疆塲則中國可立見其强何難一躍而爲頭等國

雖然軍國民之體質豈易言哉天賦跛癃殘疾者不可爲軍人作弱多病者暮氣深者且氣牿亡者亦不可爲軍人是故欲强中國國民非培養旦氣驅除暮氣使多病之人化爲無病作弱之人轉而强壯跛癃殘疾者一變而爲彪形大漢虎賁少年方可

天佑漢族世界第一總統牌精神丸出現而怯弱救虛損凡體羸多病者皆治之而振已慠之精神復混然之元氣凡所謂暮氣深者旦氣牿亡者服精神丸而振刷精神其奮發有爲可操劵以俟即跛癃殘疾之無可救藥者服之或亦可希冀於萬一以遂壯身愈疾之目的

烏都都　蓬　蓬　蓬蓬蓬

國民軍來了國民軍來了雖世界上國民軍未必人人盡服過精神丸然欲中國人盡知兵使他日一躍而爲頭等國以期吐氣揚眉者正不可不人人盡服精神丸蓋精神爲辦事之母有精神乃能辦事乃能人人有軍國民之體質而皆待爲國民軍俾藉武力以强我祖國也

或曰婦女童子老人皆不可爲軍人豈皆不必服精神丸抑知有壯健之母乃能生壯健之兒則婦女宜服精神丸以生强健之子成他日之軍國民童子入校肄業即有體操一科尤宜服精神丸若老人如昔之廉頗黃漢升雖當時無精神丸而精神矍鑠千古播爲美談則今日既有精神丸凡有老當益壯之思想以期爲國宣猷者更安可不服精神丸故援筆作尚武精神短篇小說以警告當世男女老幼之有志强國者

上海三馬路中法大藥房識

答二十　　　徐石生

凡行局所的外科手術。必先用痲醉藥嗅之。或飲少許。使患者不知痛苦。然後施其佳良之手術。得踐圓滿之痊愈也。自古瘍醫跌打接骨等科。皆必備之。其方秘而不宣。亦不外羊躑躅花。即俗名鬧揚花。川烏。草烏。茉莉花根。醉仙桃俗名癲葡萄等。大辛熱之品。爲細末。儲之以待用。近年西藥流入中華。如寇加因。哥羅方藥水。每用少許。即令人昏迷不知。西醫施手術行解剖。必需之要藥也。中醫亦有購用之。今若不用西藥。即以上列中國之痲醉藥。可以代之。他如鬧揚花。川烏。草烏。而酒藥中。亦每用之。故酒醉亦昏迷不醒也。是否別有何藥。尚希　明哲教政也可。

問三十九　　　吳傑三

近有一種咳嗽。俗名百日咳。又名鷺鷥咳。初似傷風。身熱。飲食漸減。而咳亦日劇。甚至面紅眼突。嘔吐遺尿。咳血衄血。涕淚交流。有連咳數十聲。止而復作作而復止。每晝夜二三十次。少則十餘次。多則百餘次不等。汗如泉湧。痛苦非常。小兒疾病之慘狀。無逾於此。鄙人學識淺陋。不能求原辨症。療法選方。因見　貴報有問難一門。故將此症就正高明。想　貴社多醫學博士。諒必有以我也。

答二十七　常熟張汝偉

朱君所詢堂嫂二人。一肥一瘦。年近四旬。均無生育。癸水雖調而少。汗出青綠色。百治無效云云。鄙人年幼無知。閱歷又淺。盲人瞎馬。盡屬妄談。姑就懸憶之理。就正朱君。二嫂既每因操勞。則五志火動。按操者。用力之事。用力之事。必屬四肢。四肢者。太陰主之。勞者。用心之事。必擾君火。經云。二陽之病發心脾者。是也。心脾不交。火土不化。是以每一操勞。則五志火動。及亢陽炎蒸之候。背部汗出如淋者。一則脾陽不旺。腠理自疎。一則君火過用。以熱引熱。然月事之所以仍調者。以無隱曲之故。而肝木之氣。尙得條達也。若無青綠色之汗。必不月而爲乾血症矣。鄙見此症。非純由血虧所致。乃由於心火旺。脾陽憊。而肝木横也。治之之法。宜交其心脾。而疏泄肝木。肥者兼以疏氣化痰。瘦者兼以化痰清熱。用綱目增損三才丸。合丹溪植芝丸意。用酒炒當歸三錢。南沙參三錢。酒炒川烏一錢。製香附三錢。赤白芍藥酒炒。各三錢。辰砂拌天冬。錢半。遠志一錢。同生棗仁三錢打。硃茯苓四錢。同鹽水炒兎絲子三錢打。細生地三錢。粉丹皮三錢。海螵蛸生牡蠣紫石英各四錢。先煎代水。肥者加半夏麯三錢。川貝母一兩。瘦者加白薇鬚錢半。煎服。每日一劑。服半月後。待經水來過一二日。始交合。或可得而孕矣。是否有當。尚希朱君主裁。

答三十五　張汝偉

令堂因怒仆地。遂至口眼喎斜。不醒人事。服三生飲後。但能知人。左畔手足如死。小溲就復不禁。某醫用參耆桂附而反劇者。曰。是有故矣。七情之中。怒最傷肝。肝主筋。肝之脈。系於目而絡於口。肝位居左。左手左足。亦肝之分野。令堂旣於盛怒之下。其氣聚於上。溢於肝而充於胆。又復仆地。年逾耳順。腎水本不能充。激動其肝絡。是以口眼喎斜。手足如死也。服三生飲。暫開其竅。氣結依然不化。腎肝爲子毋之臟。子虛則毋亦病。是以小溲不禁也。參耆但能補氣。而不能疎氣。桂附適以助火。而不能柔肝。宜其服之不效也。夫風之在於天地間者。無時無處無有也。特因時而變。因地而異。和則爲之空氣。不和卽爲邪氣也。故六淫之中。風居首。風寓於木。是以風將起而木先搖也。風又寓於火。油乾則火躍而動也。電燈將熄。其光線必搖動不已者。卽空氣虛而內風動也。故中風者。乃人身本有之風。寓之於中者也。卽西人所謂空氣。無處不有者是也。仲景有肝中風。脾中風諸條。俱當作肝中脾中之中字解。惟後人以中讀中的之中。遂不明仲景候氏黑散。及風引湯之用意。夫候氏黑散。內有礬石。風引湯。多用石藥。礬石石藥。俱取塡塞空竅。所以不使中風倏然動也。夫風非外來中者。而徒用羌防搜風。安能取效。令堂之恙。乃怒氣結於上。中風動於下。鄙意治法。卽宜用候氏黑散。風引湯二方。塡塞其空竅。使內風不動。然後進疏肝通絡。理氣解鬱化痰之品。方不貴乎重濇。輕可去實也。擬方列下。尙希餘君裁之。倘能惠以福音。賜示苔脈。叅當詳細研究也。方用（分兩不定以便餘君酌裁）

甘菊花冬桑葉（疏肝熄風肝肺一和）生牡蠣煅龍骨（塡塞空竅潛納龍相）

小川芎生枳殼（一升一降利其肝絡）製南星川貝母（一開一化滌其頑痰）

川桂枝東白芍（建中和營戊己並治）明礬玉金製香附（解鬱開達疏肝理氣）

旋覆花眞新絳（斡旋氣機並和營血）引用桑枝瓜絡蒺藜。入經絡以搜其風。服十劑後。再行增損。如液乾津竭者。可加楓石斛製首烏。（滋陰潤肺納腎熄風）

答二十九　盛澤王鏡泉

承君虛懷下問。爰特羅列諸說。以備採擇。

沈存中夢溪筆談。考秦漢以前。秤斗度量。謂古秤三斤得今十三兩。每一兩得今六銖半。此不過考據之學。非藥之權量。蓋醫藥始於神農。則秤亦當用神農爲準。故千金方云。神農古秤十黍爲一銖。二十四銖爲一兩。六銖爲一分。分字讀去聲。四分亦爲一兩。古無錢數也。又吳醫彙講古今權量考。王樸莊先生云。古秤二十四銖爲一兩。核今秤七分六釐。凡云一銖者。今得三釐一毫六絲。凡云一分。今得一分九釐是也。即以仲景白虎湯論之。用石膏一斤。爲古方至重之劑。核今秤只得一兩二錢一分六釐。外臺秘要載白虎湯用水一斗二升。煑取六升。溫服一升。則每服該得石膏二錢零二厘。照此論之。古人之方並不見重也。及考古之升斗起於黃鐘。前漢志云。容千二百黍合龠爲合。十合爲升。十升爲斗。至唐孫眞人云。準周尺以八尺爲一丈。謂升式上徑一寸。下徑六分。深八分爲古之一升。核今升得六勺七撮。凡云一斗。今得六合七勺。傷寒論載小柴胡湯用水一斗二升。爲古方用水至多者。核今升八合四撮。今將茶盞較量。祇有兩盞六七分。追統亂煎之法。謂用水一斗二升。煮取六升。去滓再煎。取三升。溫服一升。以古之六升。核今升得四合三勺六撮。此足徵古時之升斗亦不大也。世補齋醫書云。凡用漢晉梁唐之方。悉準七分六釐爲一兩。其說與王說相同。則王說當無亥豕魯魚之誤矣。現丁仲祜先生著有古方通今一書。將古之權衡。改爲今之分量。其用甚便。他日擬購讀此編以互證之耳。

磅。英美衡名。有兩種。常衡以七千克冷爲一磅。約合庫平十二兩一錢五分五釐。關平十二兩。金衡。藥衡。皆以五千七百六十克冷爲一磅。約合庫平十兩。關平九兩八錢七分四厘。

郵政局所用分量。係以格蘭姆計算。一格蘭姆。合庫平二分六厘八毫。格蘭姆諒即是夾辣碼。臆見如斯。未識當否。匆答即請台安

曹伯藩

答三十六

此症現左脇脹痛拒按。鄙意以爲尙非膈症。乃肝經鬱火。犯陽明胃絡所致。故能服獺肝而愈。按獺爲水獸。其肝有獨異之形質。治肝亦有獨異之功能。查本草獺肝雖不載平肝功效。有云諸肝皆有葉數。惟獺肝一月一葉。其間又有退葉。僕曾記數年前。敝族有一用滾釣捕魚者。臘月下旬。放釣於皂李湖。適獲一獺。剖之而肝有十三葉。以是年適逢閏也。爲族姪以米三斗易之。其母素來肝火極旺。時患胸痛吐酸之症。焙服之而症霍然。固知此物之平肝功效。有明驗焉。若眞噎膈症。湯飲下咽則無礙。穀食必噎而膈住。須以熱飲頻頻送之始下。既下咽則不吐矣。但年久日重。雖湯飲送之亦無濟。甚則只能以稀粥活命。陳修園時方妙用。論症最詳。治法亦最多。然僕曾親見患此症者。雖百藥而罔效。徐靈胎謂此症由氣虛液虧。胃脘乾枯而成。列爲不治之症。恐非此物所能收全功也。此答順請道安。

答三十八

俞鑑泉

內堂弟夏壽蓮君。頻年以來。苦心窩下痛。時發時止。今年病大作。納減肌削。迭經方治。雖寬鬆而綿綿不斷。虞百官。醫家施湘洲君。囑其向胡慶餘買狗寶治之。每洋兩元。約云中等白蛤壳一壳許。色白粉質。伊以己意。糝入粥內。分六日食之。氣清香。類麗參。服之症果愈。今裘先生之問馬寶。覺此等藥品。頗足研究。夫癡狂爲神經病。心屬神屬火。馬爲火畜。馬行速不瘵。識途。確具神足心專之能力。 宜乎稱爲火象。馬寶之生於馬腹。以動性之體。生此靜物。大都得馬之精氣。 故有安神定心之功歟。若狗寶。本草從新。 第載其專攻翻胃。善治疔疽。狗屬土。心口下處痛。胃上脘絡氣結也。以犬屬土者。腹中所結之物。以攻胃脘之結。且得血內之氣。所結之物。功較草木似優。 此核之吳鞠通治絞腸痧。用馬糞之以濁攻濁者。理或近者。嗟乎。神經病者。 人生可苦可憐之症。胃脘痛亦纏綿之疴。馬寶。聞申江京都天寶齋有。售價甚昂。亦有驗。今得裘先生之發明。益信此物之功能。從此醫多一藥。人少一病。益服古人以寶名此物之奇。讀悉問端。深爲病者慶幸。容贅數言。非敢言答也。幷誌狗寶之功能。世多高明之士。必更有細察其形質溫涼的實之效用者矣。順請道安

答二十　　王心我

痲醉藥可分二類。一爲痲醉全身所用。一爲痲醉局所所用。如克羅路勒輕養哥羅方等。吸入之。能直侵神經中樞。故可用爲全身痲醉藥。至蔻加茵。爲南美秘魯等國所產之蔻加葉中所含之物質也。將其溶液塗佈皮膚。使能末梢神經呈痲痺作用。故可用爲局所痲醉藥。今　王君其倫。以其產非自我。矧吾國地大物博。醫藥學之發達。遙在數千年前。遠如華陀之用痲沸散。以濯腸刳腹。近如陳士慶（見虞初新志）之用白水膏。以按頦接足。此種方雖湮沒而不可考。然我國之秘守驗方者比比。故有不用蔻加茵。而以中藥代之之議。惟藥有痲醉性者。含毒必甚。於其用曼陀羅花方之內服。不如用金鑑外敷痲藥方之無危險也。但金鑑方嫌其痲醉效力太弱耳。（余曾試用）余以太倉薄荷與滴

花燒酒等分溶化。貯玻栓玻瓶內。用時以毛筆塗佈之。此藥亦能痲痺末梢神經。且產自吾國。造自吾國。請試用之。金鑑外敷痲藥方即金君里千所答之方

答二十九　　王心我

磅。英衡量也。有常磅與金藥磅二種。醫藥學上用者。即金藥磅。等於吾國庫秤十兩〇〇六厘。常磅等庫秤十二兩一錢六分。Gramme 夾辣碼。一譯格郎姆。一譯克郎姆。一譯克蘭。一譯葛蘭姆。日本譯作瓦。創自法國。近爲世界通行之衡量。一Gramme 在攝氏檢溫器四度時。與一立方生的密達蒸汽水等重。其重量等吾國庫秤二分六釐八毫。至王縉林氏考正之量衡正確與否。余所不知。恕不作答。

答二十八　　潮安陳伯豪

陸某之病。當係腎虛。眞陰失守。孤陽飛越。蓋腎脈縈於舌本。腎虛則水不能濟火。以致命火上升。故言語不明。腎主通身之骨。眞陰既虧。火燥於上。故下

紹興醫藥學報　第六年第七、八冊

部寒冷。而足廢不能行也。其唾涎不止與四肢冷汗。是亦水火不能歸元之故。以劉河間地黃飲子加減爲丸。久服之而戒房慾。必能取效。愚見如此。質之朱君以爲善乎。

問四十　施惠康

產後兩三日。形倦神衰。氣喘汗出不止。手足冷過腕節。脈微似有若無。舌苔淡黃滑潤。推原其症。本難立方。因思胎前先患暑熱。時將足月而產。溫熱論有戰汗一條。或可挽救。鄙意方用參耆淮麥等品扶元歛汗。未識曾可用否。望請諸君。詳晰指迷。速賜敎論。以解愚蒙。

問四十一　曹伯藩

有族人某。年三十餘歲。向務農。現在上海盆湯服役。已三年矣。八月間患寒熱不退數日。醫以凉藥投之。忽然兩膝酸痛。即至張聾子處診治。(係上海醫時症最著名者) 據云爲前藥誤矣。此濕溫症不從外達。而用凉劑。濕陷下焦矣。書方二劑。用淡豆豉荊芥薄荷梔子蔞皮杏仁通草等藥。服之而後退。兩足轉軟。覆診。仍以前方去豆豉。加米仁廣皮大腹皮。服之而諸恙均去。胃口亦開。而足更軟。不能跬步。乃狼狽回家。其時僕適因堂兄病回里。就診於余。兩脈浮部軟滑。按之沉部稍弦實。舌苔無恙。兩足不紅亦不腫。據云只能直立。一經彎曲。則跌倒矣。竊思此症必是乾脚氣。遂照陳修園時方妙用。四物湯加牛膝獨活木瓜肉桂澤瀉爲方。囑其服四五劑。有效來函再診。日前伊弟來函。談及服前藥並無見效。現更醫數人。服醫方及單方甚多。均無一效。一介貧民。趁工度日。患此凶症。不病死亦餓死。究竟乾脚氣之症。另有妙方否。抑此症尙有別因。非脚氣也。乞　高明有以教我。并能　賜良方。則幸甚矣。

問四十二　上虞俞鑑泉

鄙人於年前。見友人案頭有廣東名醫治癧專書一册。詢之由別處贈來。閱其治說方藥頗佳。內一方名點癧汁。用處甚多。方係新石炭八錢。乾餅藥四錢。

（又名梘砂）辰砂五厘。以水化上藥取浮藥上二分之浮汁點之。內乾餅藥（梘砂）實未知何物。又治童子瘰癧條中。外治消腫散。生南星五錢。生半夏五錢。生草烏五分。凋竹五錢。生甘三錢。細辛五錢。重樓一兩。研末火酒敷。方中凋竹一味亦不知何物。又風火癧條下。有外治方用黃花罨菜。白花罨菜。亦不知何藥。爲此索解有年。務乞海內博聞之士示知。以便施治沉疴。不勝盼切之至

問四十三　暨東宣鍈吾

僕有舍弟。年十八歲。幼患喘咳之疾。迄今未愈。試以種種單方。終歸罔效。以致人不壯健。體不肥胖。稍一操動。或偶感風寒。即發是病。發時氣急異常。連咳不已。稠痰頻吐。寢臥不安。飲食亦不多納。發數日或十餘日而止。僕想年方少壯。疾自幼起。斷不至有勞病。設是勞病。亦不至延命十餘年。究屬何病。問之醫而亦莫知。惟其人平時胃口。尚稱不弱。久耳　貴報素多賢哲仁人。夙抱慈善主義。特闢問答一欄。惠濟病民。特請　俯賜良方及治法。俾免夭折而

登壽域。感德莫甚。僕昂首以待焉。

問四十四　竹芷熙

僕友沈。年已四旬。素屬舌光無苔。尖紅而潤。每年必服滋陰藥始形安然。稍有間斷。則舌尖由紅而絳。故歸身白芍熟地沙參麥冬諸品。不絕於口。今秋八月間起。又增胃氣痛。嘔淸水。腰痛。背抽。大便鶩溏等症。以致滋陰藥不敢沾唇。溫熟劑與舌有礙。進退維艱。會中諸君。不乏和緩其人。特書沈某之恙。幸祈指敎。賜一良方。感戴靡涯矣。

問四十五　裘吉生

讀古方見各藥之用量。往往以數兩數升計。後人解之者。無不曰古之衡量。與今之衡量不同。且考據精詳。覈古之若干兩若干升。謂今之若干錢若干合。已無容其疑義矣。然方中常有不計衡量。而以枚數個數爲計者。如大棗若干枚。附子若干枚。桃仁若干個。杏仁若干個。且有如水蛭與䗪虫等峻藥。亦以三十個計之。按大棗以三錢一枚算。用十五枚即爲四兩五錢。水蛭每個。亦可一錢餘。用三十個。亦即爲三兩餘矣。是豈古之枚個。與今之枚個。奈亦有不同耶。希海內通人。明以示教。

問四十六　裘吉生

藥物與食物。同入於胃。其效力亦無差別。故古人有食療法。近世衞生家。益以注意於食物。作却病强身之法則。惟有入藥不過取用數錢數分之物。而平時作爲食物。竟以盈盌盈盆而不覺其害者。如京津間食山藥。（山藥糊。純以山藥粉。山藥絲。山藥砌片用豬油白糖烤之。）廣東食附子。（黑附子燉豬肉成個食。）奉吉間食大葱。辣茄。（生葱與大青茄。每餐生嚼必數兩許。）閩浙間食薑。（閩薑。以生薑用糖或蜜炙之。醬薑芽。以嫩薑用醬油浸之。每食往往至兩許。）餘如棗。杏仁。其他各物。入藥有限。而入食品儘量用者。不可勝數焉。此中樞鈕。實爲索解不得。敬乞博學家指示其原理。

醫藥界近聞

大龐金氏之門牆

大龐金氏世醫也門常如市從之游者但取贄金二百番不拘學齡不限程度聞已畢業而懸壺問世者三十七人不必論外現在授業者尚四十六人年十五六至四十餘不等認字不得者亦有住宅半間容人十個度日一天開方數紙不謂醫師亦有廟頭館之私塾耶

上海中醫學校

上海中醫專門學校爲丁氏甘仁等創設其稟報政府之文已載本報專件門茲聞該校已經開辦定預科二年正科三年預科之科目爲生理學病理學藥物學診察學國文修身體操正科之科目爲傷寒溫病雜病婦科幼科、外科眼科喉科實習國文修身體操生理學之課目爲全體官骸臟腑體用經絡判別男女異同病理學之課目爲醫學通論陰陽原理六氣之淫七情之變藥物學之課目爲本草藥性古今方歌訣認識藥品炮製方法診察學之課目爲四診通論脈訣舌訣國文之課目爲普通文學楷書草書修身之課目爲選諸儒名論體操之課目爲柔軟體操療病體操傷寒之課目爲陳氏原注唐氏補注傷寒方歌括傷寒方論翼溫病之科目爲溫熱經緯溫熱論吳又可温疫論世補齋陽明篇雜病之課目爲陳氏金匱唐氏補注醫宗金鑑張劉李朱四家選集婦科之課目爲傅青主婦科醫宗金鑑濟陰綱目選竹林女科幼科之課目爲幼科三種醫宗金鑑推拿新法痧痘附種牛痘外科之課目爲全生集醫宗金鑑徐批外科正宗瘍醫大全選集製藥煉丹眼科之課目爲龍目論醫宗金鑑鴻飛集製藥煉丹喉科之課目爲重樓玉鑰醫宗金鑑喉科之課目爲紫珍集選製藥實習科之課目爲醫案問答臨證命題製方云

紹興時疫之經過

今年夏秋各處時疫盛行惟紹興爲最玆記其經過之情形初起多在市廛漸及鄉間發生於六月下浣盱行於九月中浣症候以暑濕白喉赤痢瘧均有惟間有一種暑毒傷營一二日即發㾦痧者爲最多亦有發熱一日即見咯血或牙宣或鼻衄

紀事

一寒署

上海總會大會記

舊歷十月十六日上海總會開年會先期函囑各分會選舉代表赴會改選職員紹興分會公舉謝幼舟君爲代表茲據報告總會前派赴京請願代表未歸除照章選舉外其餘進行計畫不及討論木埠會員到者八十餘人外埠到者計江西紹興松江泰興崇明漂水臨平呂巷餘杭等處新選各員姓氏錄下

◉正會長　余伯陶君　◉醫界副會長　顏伯卿君　徐小圃君　◉藥界副會長　葛吉卿君　崔驥雲君　◉醫界評議員　朱堯臣君　包識生君　柯春喬君　倪銘三君　張禾芬君　徐相宸君　沈智民君　金萬伯君　丁甘仁君　胡作屛君　馬逢伯君　毛玉書君　王問樵君　濮鳳笙君　王槐庭君　許培卿君　杜靜仙君　徐起之君　林渭川君　徐瑞筠君　◉藥界評議員　童槐靑君　王祖德君　楊丹霞君　童芝蓀君　徐潤祥君　華雅堂君　沈葆聯君　王焱齋君　席利賓君　朱裕康君　舒高舜君　湯以堯君　楊景堂君　陸

德峻君　葛仁勇君　邵明輝君　張炳輝君　羅榆舟君　樂錦泉君　沈樂君君　◉文牘員　陳巽清君　朱少坡君　馬鏡清君　徐訪儒君　◉經濟員　鮑承良君　潘蘀齋君　◉幹事員　徐少圃君　徐豫發君　黄少岐君　王雨香君　◉交際員　蔣雲洲君　應鶴峰君　朱作良君　傅春波君　魏能飛君　林少田君　陶寶珍君　崔礪山君　◉調查員　朱贊之君　王啓沅君　胡一菴君　陸頌花君　劉少山君　周湘園君　岑吉生君　程梅卿君　董紉庭君　周定伯君　劉松山君　董瑞廷君　朱瑞性君　朱成章君　王永山君　朱杲人君　譚瑛君　宋文逈君　宋文照君　敖韻芬君　金文卿君　◉書記兼會計員　蕭退庵君　◉外埠評議員（北京）韓旭東君　張振聲君　陳春園君　齊如璟君（南京）王筱石君（廣東）劉筱雲君　黎天佑君　陳伯壇君　任熾南君（福建）鄭肖巖君　王菊初君　陳剛鈞君　蔣麗水君（雲南）姚靜僊君　李杏壇君　李夢園君（河南）石炳南君（

湖北）法筱泉君　陸慕斑君（江西）朱　琨君　羅仲農君（杭州）李雲年君　葉心如君（四川）張樹南君　李紹白君　姜選臣君（廣西）黎肅軍君（蘇州）錢縉甫君　張叔鵬君（紹興）何廉臣君　胡瀛嶠君　裘吉生君（寧波）周肖彭君（鎮江）袁桂生君（呂巷）錢杏蓀君（烏鎮）張藝成君（蕪湖）蘇雨田君（餘杭）葉倚春君（松江）查貢夫君　黃肯堂君（溫州）徐定超君　●外埠交際員（南京）郭演康君（蘇州）陳彩芳君（湖州）胡錫麟君（江西）徐寶卿君（九江）陳雨辰君（山東）姚鎔村君（楓涇）施次吾君（棠陰）吳霽峰君（臨平）鄔琴譜君（紹興）陳樾喬君　謝幼舟君（漂陽）陳逸卿君（天長）祟肖葵君（崑山）王葆年君（漂水）張淦泉君（曲溪灣）潘申甫君（星加坡）黎北海君（越南）陳伍之君（日本）衛鶴儔君（香港）趙藻階君（暹羅）陳鶴巢君　●外埠調查員（

靖江）蔣雨塘君（堂山）趙　珍君（廣德）錢存濟君（南翔）黃頌淵君（龍山）溫伯慈君（德清）施艙艅君（松江）聶毓芳君（崇明）茅蠡卿君

本分會評議員遞補姓氏

本分會評議部議事規則凡評議員連續三次不到常會與議者即同辭職論以次多數被選者遞補之良以執行會務應由評議部議員多數議決而評議部開議又須全體評議員到會過半數故有此規定以期無礙會務之進行前因查得評議員中除何君廉臣陳君心田曹君炳章高君德僧張君若霞外餘皆不到常會與議者逾三次矣爰照章將次多數被選各員遞補當由書記員具函分投咨照各員茲錄姓氏於后

周越銘君　汪竹安君　鈕養安君　楊質安君　蔡鏡清君

孫康侯君　吳麗生君　胡東臯君　史愼之君　范少泉君

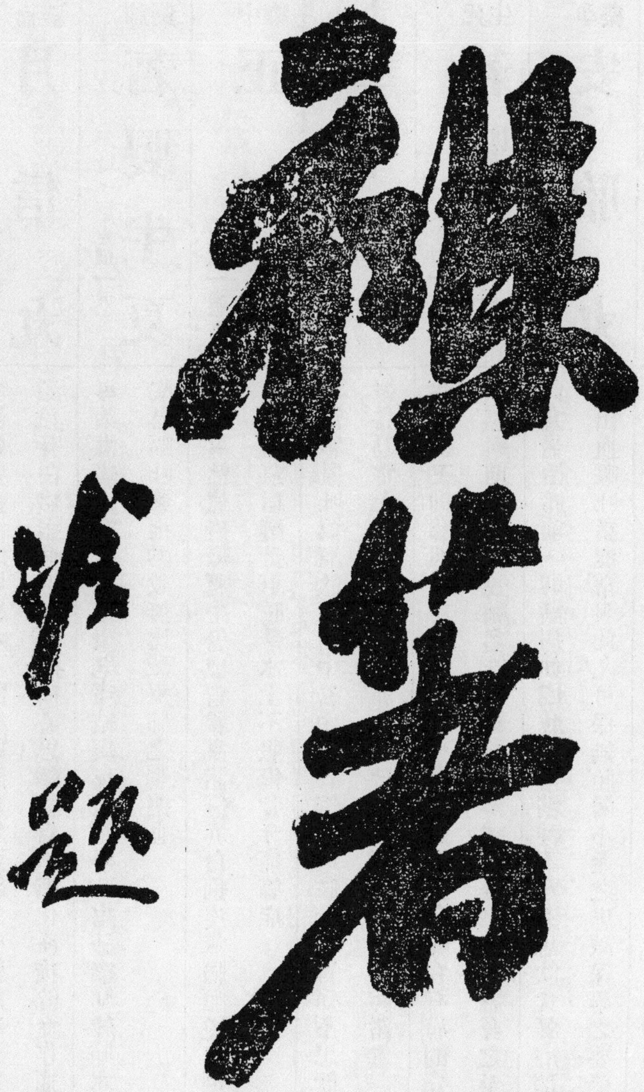

廢止五行生尅問題之正確解決

廣西黃惠初

竊聞萬古不泯。聖人之言也。通權達變。智士之行也。非聖賢不足以久遠。非智士不足以變通。故從來百工藝術。無不本諸立法以變通之。醫學自神黃著書立法以來。數千餘年。雖朝代屢更。滄桑迭變。而其聖法仍昭著若星日。環古常明。後之賢明雖代不乏人。但其著述無不本諸先聖也。間或稍有變通。而變通亦不敢出於正理之中。而且能超出原法之上。法斯爲良。否則寧守其常豈得爲迂。僕素不諳醫。且年少識陋。但生平雅慕此道。奈呼籲無門。今幸得閱　貴報。不啻寶筏慈航。藉以操習。趨從有自。將來之造就。未始非　貴會玉成之。惟昨接六十期報。見有廢止五行生尅正確解決之問題。不揣愚陋。敢伸一言曰。金匱云。人在風中而不見風。猶魚在水中而不見水。又云。風能生萬物。亦能害萬物。夫風者氣也。是知天地萬物。皆從氣而生。亦因氣而化。然氣在天地之中。無形則爲陰陽。有形則爲水火。在人身無形則爲榮衛。有形則爲精氣。故人稟水火精氣而生身。身中之氣。亦應天氣。所以天地之能化育萬物者。以陰陽四時五行之氣而薰陶之也。故藏合五行。聲合五音。氣合五色。脈合陰陽。生尅制化合四時。無非陰陽五行也。所以陰陽應象大論。直以五方五色五行。爲五藏之體用。又四氣調神大論。示人春養生。以爲夏奉長之地。夏養長。以爲秋奉收之地。秋收斂。以爲冬奉藏之地。冬養藏。以爲春奉生之地。生長收藏。莫不法乎天道。故氣能生發萬物。亦能戕害萬物。無非生尅二字爲之。雖屬無形。實爲有象。又如心火病則色赤。腎水病則色黑。肝木病青。脾土病黃。肺金病白。無不畢呈諸其部位也。及其相尅之色亦然。又有陰盛則夢涉大水恐懼。陽盛夢大火燔灼。陰陽俱盛。夢相殺毀傷。上盛夢飛。下盛夢墜。饑飽夢取與。肝盛夢怒。肺盛夢哭。此內經所謂言之可知。察之可見也。又謂五藏受氣於其所生。傳之於其所勝。氣舍於其所生。死於其所不勝。病之且死。必先傳行至其所不勝乃死。此明言其相尅相害也。是則五行生尅之理。於

雜著

人身有無關係。不待智者議之而已定矣。竊思袁君桂生。乃天資超卓之士。豈肯爲廢止五行生尅之提議耶。 想其或因此道日趨日下。 特立此離經背道之說。以啓吾輩挽回道脈淵源。私忖臆度。不知袁君以爲然否。幸明以誨我。是所厚望焉。謹此上呈。伏乞指謬。敬請 道安。

廢止五行生尅問題之正確解決

廣西徐梅洲

昨恭讀 貴報。見有廢止五行生尅問題之正確解決提議。不勝滋惑焉。 夫天地萬物。無非五行生尅之所造化。但五行之形跡可見。而生尅之形跡不可見。故重西醫者。恒置而不談。以西人尙塊然之形質。不明理氣之精妙故也。今將天地陰陽五行生尅之理。試申言之。夫生長收藏。此四時五行之生尅也。亦即天地陰陽之生尅也。人生在氣交之中。此身中即稟此五行之氣。五行之質。而後成此身。身中既具此五行之氣質。而五行生尅之理亦寓焉。 默稽吾人成此形體之來歷。實陰陽二氣之所結搆而成。故二氣者。五行之原也。人身藉此二氣。是即所謂生也。以其有形之質。由無形之氣所行。無形者。萬化之根本。生物之祖氣。是名太極。有此太極。生兩儀。兩儀者。陰陽也。兩儀生四象。四象者。四時也。而五行生尅即寓其中。故春生夏長。秋肅冬殺。 觀萬物由壯而强而至老死。非有生尅不能成其消長之機也。故天有五行之星辰。人有五行之臟腑。而五行生尅之理。猶疊見諸聖經賢訓。昔賢每引爲診斷治療之法。皆獲奇效。是五行生尅。匪特作病症之標幟。實亦辨症之憑據矣。 若云金木水火土。不過借作譬喻臟腑之性情。人之身中何嘗有金木水火土哉。 至於生尅更無其事矣。彼豈知有其名。即有其理。有其理。即有其氣。故宋儒有云。理不離氣。氣不離理。以理氣之名言。證之醫經。若合符契。不爽毫髮。試且將人身中之五行而剖白之。如火氣亢盛。則症見唇焦舌赤。口乾喉渴。或齒痛。或喉痛。或逼血妄行爲吐衄等。此即火之實象也。又如水氣焉。 水氣泛濫。 亦可見可憑。畢呈諸症。如頭腫面脹。四肢虛浮。或子後作瀉。此皆由脾虛不能制水。腎虛不能行水。肺虛不能調水之故。此即水之見象也。惟木金兩體。却難形容其眞象焉。以其非等水火之形色外呈。顯而易見。必須藉其能力而後知。因木體本靜故也。但其體雖靜。若遇風則搖動不休。以木能生風。風動則反搖木矣。故肝膽之病。恒多有頭暈目眩耳鳴作據也。更將金體論焉。金體堅剛。愈難形容出其病象。惟金聲清亮。則當以聞聲而認取之。蓋金空則鳴。實則啞暗。破則聲散不全。故肺病之人。始則咳嗽有聲。繼則聲斷不亮。再繼則啞然不聞矣。此則辨認症之形金也。若論土也。雖無形象外露。儘堪以物理推尋。夫土居中洲。爲萬物之所歸。萬物之所化。故凡表裡寒熱之邪。無所不歸。無所不化。若中土病。則失其運化之權。無論寒熱虛實。腹必脹滿。故脹滿爲土之徵兆也。已上皆人身中之五行病氣也。至其生尅之理。猶當細詳於病症之治法中。如火尅金之症。咳嗽聲嘶。喉乾舌燥等。則宜清金潤肺。或補土生金以治之。使金旺則能生水。水屬腎。肺屬天。水天一氣。更何有火之能尅金乎。此子救母也。若肺氣虛寒。又當以火溫之。是亦仇我者。反來助我矣。又如水氣泛濫之症。則當以崇土爲先。免受浸淩之急。此以土尅水也。或溫陽以化之。陽回陰自消也。或助肺以通調之。氣行水自流也。此皆言水之太過。若水之不及。腎枯水涸。則當滋陰生水。或淸肺金以生其源。此亦相濟相生之理也。若木氣肆逆之病。實則以金平之。古人有用左金丸之法。虛則滋水以生之。鬱則用逍遙散。助土德以升達之。此乃用尅。用生。或用我尅者來助我。亦無非生尅之道。若火氣亢盛。心下痞結。則用大黃黃連瀉心湯。瀉少陰亢盛之火交於下。以解痞結。如少陰病得之二三日以上。心中煩不得臥者。則以黃連阿膠湯。瀉炎上之火以下交。滋水陰之氣以上達。補中氣以交媾其水火。亦不離生尅也。若夫土病。土居中洲。爲萬物之所歸化。若土病失其運化之權。腹必脹滿。如實症短氣腹滿而喘。用大承湯下之。以洩其實。虛病腹滿。用厚朴生姜甘草人參湯。以滋生中焦津液。而交上下。已上各論。固甚淺白。稍閱過醫書者。即知之。何堪入論。然非此譬喻。不足以昭顯五行生尅之義理也。至於西醫。治熱症用冰袋。寒症用火爐。亦寓五行生尅之理。是五行生尅。豈可廢哉。故特設立病症治法。以明晰之。不再引證內難諸經。及諸子名言。以黎君伯概及吳翹雲東子嘉諸君等。已經伸引無遺。故不再贅。惟所不解者。以袁君桂生乃醫學精粹之士。肯與此無理之言。詎非其有意昌明此理。特揭出此廢經離道之說。以激起羣力。而挽回吾中醫之正統淵源歟。洲羣處僻隅。見聞謭劣。本不敢以一斑之見。弄斧班門。惟生逢此醫脉廢墜之秋。若不羣力以亟挽之。猶更為東西洋醫之所鄙棄也。故不惴淺陋。敢貢芻言。伏希 諸大方家摘謬。是禱。敬請 道安。

廢止五行生剋問題之正確解決

東子嘉翰清

五行生尅。其理久晦。早為科學家所詬病。習西醫者。莫不目為非道。春間袁君桂生。有疑於此。乃擬廢五行生尅之提議。誘人研究。鄙不揣愚蒙。有一知半解。貢獻於海上神州醫藥報。論近二十篇數。纔登其一篇。即有朱君阜山在本報詆鄙人之非。旋神州報。又有黎君伯概。與袁君言五行生尅不可廢之書。今貴社更以此爲問題。足見貴社以斯關係爲重。令人可仰。 鄙謂中醫以五行生尅究病理。雖言有利。亦未嘗不云無害。 惟其害由於不明而生。 講明之。害去而利不失。此我言不可廢之宗旨也。彼祇見其害。而昧其利。此他部分欲廢止之主張所由出也。然不見其利。亦由於不明。旣昌明以去其害。又須詳明以表彰其利。雖欲廢止。恐彼亦不忍割舍矣。五行生尅。利於何在。謹就管見。略一陳之。

(一)利於衛生也。 明五行生尅。能順之。則苛疾不起。不明五行生尅。 而逆之。則災害立至。可不審乎。肺勞病人。金氣大虧。不宜久居空氣火熱之鄉。更致邪而損正。但此病人。雖忌於熱地。而宜於冷方。然又不宜遽自熱地。 遷至冷方。蓋盛者。不可逆折。逆折有反應之弊也。所以感冒反發熱也。 必先至涼區。由漸達於冷方。始可無扞格之虞。體壯之人。不宜常於閑逸。逸甚則金水偏勝。木火被制。筋力神志軟弱魯鈍。必須振起筋神。以抵抗金水之困。然此等人。又不宜突然操勞。用神太過。否則氣不勝形。形阻反生氣逆之病矣。要之五行厄運。横逆之來。避之防之在我。五行善機所處。趨之求之亦在我。我若不明。焉能避趨。凡聲色光電。熱氣水土。飲食服用。人情事業。莫不有五行之作用。息息與人身之五行。爲禍爲福。人秉賦之五行不齊。而會逢之外界五行又多異。然則身外之五行。與我身之五行。既常相接觸。可不知何者與我爲宜。何者與我爲忌。此雖不講五行生尅者。亦能略知。而終不若講五行生尅者。知之親切。知者能解五行之禍。而不被其厄。愚者任五行之遇。難免不遭其害。然心理之五行來感。富貴貧賤安危而不移其志。則禍亦不能害於其身。心正者。固可不爲所累。而生理之五行來觸。跳出三江外。還在五行中。金石之軀。亦受風雨之剝蝕。然趨吉避凶。人智勝天。化險爲夷。道在能爲。例如木火素旺之人。秉性耐秋冬。不耐春夏者。屆春夏而飲食起居。趨寒凉以制木火之亢。而扶金水之弱。避溫熱以減金水之耗。而解木火之助。此明五行生尅之理。而順之。利益豈淺鮮哉。 竊謂身外五行與身內五行。尙不知所應取應舍應防應化。全不明迎隨。而曚人騎瞎馬。夜半臨深池。可不危哉。

(二)利於診斷也。 醫之最難者。診斷病形。病形莫辨。孟浪投方。害多益少。內經曰。治不法天之紀。不用地之理。則災害至矣。夫天地之紀理。卽五行也。中醫診斷百病。大要在診斷各五行之性。與其病性關係。屬何爲太過。何爲不及。若者順。若者逆。孰緩孰急。誰往誰復。果能周到診定如斯。則病之本末先後。表裏精粗。全體大用。無不明矣。且六氣爲五行之用。 西醫雖不講五行生尅。而亦以體溫針。測體熱之升降。消息子。探各部之虛實。而求病之形情。是仍不能不察六氣之偏。卽不能不究五行之偏。而斷病之正確解決也。 夫陰陽五行。化生萬物。病亦無非是陰陽五行不調以化生。 果能斷定其不調之處。

再能調之。則病可痊。況中醫診病。素憑五官決斷。一旦不據五行生尅推病理。而各種靈巧診斷器械。勢又不能速辦。解剖之術又未精。更不能凡病皆施切開法。診察以立方。則無窮病機。將何識乎。夫病性變化無常。鬼神莫測。合中外古今千萬聖賢。亦不能盡知。惟五行生尅之理。可以約略其繁。無論光怪陸離。幻轉億兆奇病之態。莫不可以五行生尅。別其病性之善惡。定其治療之難易。如本報張君汝偉。第二十三問友人之病。以五行揣之。亦可判其病性之大概。其口角流涎。大都風火遍竄口腔某穴。帶水濕之泛溢。實爲後病之前兆。旋因所患之痧子。恐非眞痧子病。要不外因某故。令風火更造其遍。神志糢糊。乃極則反兼勝已之化。水尅火而冒明之象也。兩手牽動爲絡隧有閉。風電不能分流而淡。遏之而濃。逆傳而震搖也。茶飯必賴人扶持。偏廢中經之症。牢不可破矣。所服各藥。既屬治中樞之品。主病在末梢。祇治中樞。宜毫無效果。中樞之見症。實末梢反射之病。末梢之疾。始初又爲中樞傳來。每見得此病者。多肥胖土膏過充之人。由其因他事。使身內風火暴張。更爲肌肉所壅。勻淡無由。遍着筋中爲害。風勝濕而化燥。火煆土而成金。故肝主之靈活神筋。退化爲乾枯頑鈍之死金質。其兩手牽動益烈。是風火不遂。必爲經絡痲痺所致。有時坐臥終日。乃風火之潛。有時行止不甯。乃風火之揚。治此症。當在疏通上着想。烏痲辛羗蚓蠍等味。頑固之病。非瞑眩不克。針灸膏摩。形成深着之患。不夾攻無濟。然終不能十全。因年少或可減去七八。張君聰明熱心英俊。自能挑選良方。以酬契友。無須僕贅。此答。（又）曹君伯藩二十五問。某病。謬見以五行斷之。病源或爲大驚所致。驚則傷胆。肝魂不藏。所以不寐也。肝胆之氣逆於帶脈之上。上躍而不下疎。故臍上似有一圈。如升蘿。沿圈跳動微痛。此與奔豚相近。胆汁既多化消用於火神上而不寐。必少灌入腸胃。尅濟於土而腐穀。故大便色淡白。不黃而少臭氣。其他無見症。病主在奇經。關係營養與動作微也。氣力較弱。脈來小弱。因胆汁之火不生土。土欠消化之力。則中氣餒。而金不亢。則木少受束縛。而伸其權。肝胆之偏將正。此生理之五行生尅自療之機乎。服紫河車三具而愈。與久病稍有谿。而不反。適逢其病欲愈之會乎。此病初起本非虛症。末後亦非大虛之恙。原因與胸下沿圈跳動微痛所以然之理。謹答如上（再）二十六問之顧姓病。精從喉出。雖古所未聞。以五行生尅之理。亦可參會其病之眞實來源。精屬水類。水性潤下。凡水之反升。皆火熱之沸騰。其人素體本厚。而性必好色。交姤之際。神火專注於生殖器。突遇非常之驚嚇。神魂飛越。反挾欲泄之精逆入衝任乎。心肝胆腎。與衝任之脈。皆連貫通於咽喉。精既因神魂攝入衝任。衝任之氣。有升無降。青雲有路。自然能上。靈魂由驚顚倒。慾念再起。淸潔之位竟爲濁質反走之熟徑。女子逆經常見。大率其理與斯髣髴。一念色慾。即有精吐。可知神火之感激。覺四肢酸痲。亦淫電之牽引。他處不覺其困。因所損猶能償其所失。至脈洪大。神疲力倦。乃病之勢所必然。所吐確是精。果從衝任上溢。鄙斷如斯爲覆。此等症。聞症筒。候脈表。等械。能量定乎。五行生尅。雖爲玄空理想。而能參悟此實事之底蘊。捉摸有據。豈非診斷之大利器乎。

(三)利於別物也。　物之外貌易分。物之內性難窮。苟不別其精粗剛柔等用。而漫取之。難免不僨事矣。如肝之性用。西醫祇知其能生胆汁。胆之性用。祇知其能輸汁於腸胃。而腐穀瀉糞。心之性用。祇知其能循環血脈。而不知尙有神妙之功能在也。夫一物多用。如口爲飮食之門。又爲言語發聲之機。前陰爲排泄小溲之關。又爲生殖之器。豈可拘形跡卽云足知其能力哉。　竊謂物之各用。試驗之。解剖之。鏡照之。化分之。猶不能周知之。若果能深明五行生尅。以之別類物性之常數。任用之。絕不有誤。惟此五行生尅之理。深明者。　幾如鳳毛鱗角。然捫虱談虎。我似容易。而夸父逐日。鄙更非深明者也。　欲明物之性。必須細審其物之生活狀態。氣味聲色。之禀於五行生尅何所。而后物之作用無遁情矣。如內經以雞爲木畜。實以雄雞之啼。是天之風陽旺時氣候。感應於雞之五內。雞肝心風熱之氣。勃勃憤懣於胸中。不得不大呼以伸出之。此雞應木畜。不待多食發風疾。而後知其稟風木之氣特長也。又如慈鴉反哺。亦關於五行生尅。羽族孵雛。體均發熱。發熱重則毛羽落。此一定之理。烏鴉孵雛。因體色純黑。雖傳體溫於外。爲水遏火。多接光熱之內。爲水攝火。其發熱超勝於凡類。所以羽毛多脫。爲金傷。而目昏爲子復母仇。水尅火。而傷明。故不能飛以覓食。其反哺。乃天理勢所必然乎。白頸鴉。以白項之色。孵雛之時。發熱不得過熾。故受傷微。不礙動作。又馬行疾。驟停歇而生病。亦莫非是五行生尅之作用。以馬體稟火氣最旺。疾走動極。所生之陽火更旺。火旺極則金融。而毛竅開。汗出爲金生水。有汗熱則不過盛。是金之子水來承。亢則害。承乃制。倘驟然停止。令汗液凝結。閉塞元府。忽行金性堅成伐木之令。暴折遏抑風木之氣。風木驟極而反抗逆。熱血冲腦。亦稱中風。爲再逆之機。多暴死也。馬體火旺。冬月放於原野。風雪冰結之區。其體反健。此相制實相濟也。

嗚呼萬物之性用。舍此五行生尅。何能窮其究竟。中國藥物之性。多從五行生尅之理以發明。雖不能完全確當而無遺。然多有化學法化不明之物性。不能盡其所能。早爲我國均知。善利用其長。例如皂刺山甲之透膿。爲象其形而知其性。斷非化可驗。我非以此輕化學也。良以各有長短。宜取精用宏。不可因噎廢食也。五行生剋之理。能別自然界之所以然。難以明人工之何如是。能順其天然。難以造其特製。而特製之物。又不能逃五行生剋之材料。夫時序流行。鳶飛戾天。魚躍於淵。草木之榮枯。人物之生死。皆物質本然之作用也。然物質本然之作用。無一非五行生剋所成。能窮五行生尅。即能窮物質本然之作用所以然。其利孰有過於此哉。

五行生尅之理。千古難明。此區區一篇。豈能令人一日豁然。閱者。倘以此爲有研究之餘地。請閱神州醫報鄙人之稿。可更進一層。而得實據。

五行生尅不明之害。鄙不欲提出以破除之。因思鄙爲保存派。所知其弊。莫如彼推翻界知之深切。故竚待　賜教。

廢止五行生剋問題之正確解決

江蘇東臺南安豐市張漢書旁觀

人皆有望對岸之焚。見隔水之溺。而不能救。原與旁觀者無濟。但惻隱之心。人皆有之。我恨舌短音低。不能大聲疾呼。喚彼親近。以解倒懸。而又骨鯁於喉。欲吐出之爲快。嗚呼。邪教迷人。吾國尤爲病深。溯古迄今。牢不可破。幸晚近世界交通。科學昌明。荒誕無稽之說。得以稍歛。五行生尅。歷代承用。如霧裡觀花。若有若無。蒙從失其效果。遂盡爲格致家一掃而空。言此無據。早有多人。刻復翻此陳案。是非爭論。紛至踏現於眼簾。雖皂白未分。而水落石出。當在不遠。僕謂五行生剋之理。細以科學證之。確有見道之處。覺世俗襲用。謬妄已極。大抵方士纂亂。沿訛。而改換其眞正廬山面目。聖教被鄉原所蔽。國無進步。亦有由於此也。僕非醫士。醫理茫然。僅就普通具體略一論之。孔孟經論。本爲凡衆常軌。梟雄籠絡天下。竊八股以科取士。侏儒欺騙舉世。用筆墨以干祿位。皇皇大道。反爲奸黨捷徑。陰陽五行。原屬切實定理。左道惑人。借籌飄渺之事。愚民妄念。欲預知將來禍福。惟憑空推算而已。鑿鑿之義。轉變病國厲階。體物而不可遺之眞跡。竟成視之而弗見。聽之而弗聞。雖善無徵。安有信從者哉。夫水火者。日需之物也。人知天雨之水。江湖河海之水。清泉之水。爲水。而鹽滷。菜汁。體液。人不知亦屬水也。人知薪火。油火。鎗炮之火。爲火。而氣熱。電熱。體熱。與夫摩擦醞釀之熱。人不知亦一火也。不過因出處之異。而用乃各別。然親上親下。終不失其天眞。不觀夫寒暑表乎。空氣熱。水銀感之而發升。此陰從陽化。木主升。火性上也。空氣寒。水銀應之而縮降。此陽退陰復。金主凝。水就下也。又如璃燈罩。點熱時。偶激水一滴。立即裂。火伸水屈。冲突大起。非明證歟。夫水曰潤下。潤下作鹹。今至下之區。在海洋而水多鹹。蓋竄透沉墜就下。是鹹味本性。六合鹹味。總趨匯於海洋。可知其能善達下也。淡水薄。浮物之力小。鹹水厚。托物之力巨。鹹海之舟裝足。一人淡水之江必沉。鹹味沉下。實水中之水精原質之厚重者也。木曰曲直。曲直作酸。木以直升爲用。然有升無制。必散蕩無拘。所以能成木者。發升之氣。必賴金氣凝結而屈曲之。方克爲定木。倘發升力大。屈曲其直太過。所以作酸也。夫梅杏桃李櫻桃蒲萄之酸。以進化成熟太早。反多受屈曲其直故也。凡物之成酸。何一非發育不遂。嗚呼。中國文明進化亦眞甚早。乃少數聖賢之文明進化。而普通常人實未成熟。則文明進化之機。不旋踵即爲時遇運會所忌。乃前生先萎。遂演成專制政體。屈曲我民。多成無良心之壞酸人格。可不悲乎。火曰炎上。炎上作苦。火性不得向上。斷不能成火。火性向上。理無二致。其所以作苦。乃火缺水濟。物極必反。化味下行也。土爰稼穡。稼穡作甘。石田不能稼穡。能稼穡方爲土。蓋土斂穡木火金水四氣。能稼之。方能作可知五穀皆兼含穡金木水火四質。以會合而成。其精華。能出稼則爲甘也。

飴糖實人之巧製。蜂蜜爲動物生理所成。人身甜肉經。又應土之生甘。總屬其所收之原質而變化。金曰從革。從革作辛。金以凝固爲進化。解散爲退化。革者。解也。從革者。從火融而解革也。故物之作辛。其爲凝結太過。反生壯火。隨從壯火而發辛乎。大都五行之作五味。單一質絕不能作。實混和數質而作。如菜之作虀。雖爲一菜所作。必賴空氣水火蘊過相佐而成。又如樹結甜果。雖爲樹本來之性能結。然其所以能結甜果。亦以本種先天具有甜質。而能招空氣水土中之甜質。從之而化盛。萬物之味。所以多異者。以萬物之先天質。秉賦不齊。後天吸受之質錯雜。交互而變化也。可知諸味本於五味。五味爲衆味之主。確爲五行所作。然究其極。五味又係一甘味變化。各色爲五色間雜以變。而五色又爲黃色所化。黃色退化爲白而屬金。冲化爲綠而屬木。進化爲紅而屬火。過化爲黑而屬水。赤道之人。皮色多黑。其亦係火極。反兼勝巳之水化。土氣受火氣。化之太過。而變焦黑者也。至於諸音諒亦出於五音。五音斷亦祖於宮音。以紛亂太繁。卒然難核也。凡物之形色氣味。變化無窮。視之。聆之。齅之。嘗之。不可勝極。我人日與之周旋。關係切近。可不求其統系乎。然祇以心腦五官度之。誠如管窺蠡測。所得能有幾何。今東西各國。試驗器具。日出日盛。故所得之實際應用。迥非我古賢所能望其項背。我同胞何仍空談無着。固步自封。而不借助他山。即顯微鏡一物。我國置辦。尙猶僅見。可知先覺還未重實事也。五行生尅。雖爲古聖理倫之空言。確是先哲探天之要道。細末事物。縱難以盡符。而總綱大體。究終毫厘不爽。如北方屬水。南方屬火。赤道之北。實係北寒而南熱。赤道之南反是。原爲古聖一偏之見。而據電學家以羅盤驗之。北極實爲眞陰。南極實爲眞陽。亘古不紊。中國古聖是說。定非妄誕欺世空言。又今物質學中。有勢均。平等。相攝。相推。重墜。輕浮。干涉。反動。循環。進退。聯合。分散。等義。與五行生尅較之。何一不針鋒相對。或謂中國學說。多虛小淺顯者。非彼邦皆重要精切者。然此言責后人則可。責古聖則不可。考歐洲學術大昌。亦不近百年間。我國古聖。雖當時無機械測量物質之形。而因物窮性。實遠過彼世紀之西人。奈中國後代。不實事求是。如他晚近之脚脚不空。況學術大都由粗入精。瓦特不過因壺蓋爲熱氣一動。乃繼續推明而製氣機。遂成莫大妙用。嗚呼。我國五行生尅之言火性。何嘗不明。何物異端小道。不惟不能推廣。而使切近放大。且縮之小而又小。推之深而愈深。遠而愈遠。遂致顯微千里爱克斯光鏡。皆不能見。使人終身由之而不知其道。反無證據。空被迷醉。誣聖陷民。莫此爲甚。我同胞不醒何歟。然見兎顧犬。尙未爲晚。亡羊補牢。猶有機乘。五行生尅不廢。而以科學證明之。擴充之。不惟科學易治。而物質之萬能亦可量。即種種之創造。亦大有補助。夫五行生尅者。布菽也。彼洋裝西餐。身未歷過。安能知之。一般生於斯。食於斯。賴以活命之賢者。尙爾顚倒是非之不明。何怪庸耳俗目醉生夢死者。之謗斯道也。停食不消。因而致死。由自不知節也。豈可歸罪於五穀。以爲神農后稷作俑。而令天下人辟穀耶。袁簡齋曰。人心不同。各如其面。嗜羊棗者。膾炙不足以動之。甚至劉邕嗜痂。海夫逐臭。雖易牙復生。亦不能測其所以然。性之所近。習慣自然。先入爲主。賓至扞格。學者大率類是。今舉國志士。大多數亦中其言。惡舊者猶拒新。好外者更惡內。甚則擯家人於門外。引豺狼於室中。割他股以行孝。獻自身以取媚。剜心頭之肉。醫眼前之瘡根。如目釘。貪若口蜜。詎知無一得當乎。僕慚兩隻空拳。徒爲袖手。何令我立向斜陽。涕泗徬徨哉。

廢止五行生尅問題之正確解決

常熟張汝偉

有天地即有陰陽。有陰陽即有五行。有五行即有生尅。有生尅即有順逆。有順逆即有疾病。人在氣交之中。秉天地之氣而生。亦屬一氣貫注。今也論疾病而舍五行。廢生尅。是何異指人爲天地外之異氣。病無陰陽症之可分。而並順逆之不必講究也。通乎不通。不待辯而自明矣。特是時當今日。吾醫藥兩界。苟且因循。不務求進。遂有一落千丈之勢。抑且西醫盛行。西藥充斥。彼以封股療肉。剖驗手法。炫其術。遂詆吾中醫五行生尅之說爲荒誕。妄者又從而和之。豈不甚可笑也。曩者謬於拙著醫學抉微內。曾有五行各一其性。而交相爲用一篇。諒諸君或有鑑及。迨後閱神州醫報二十八期。袁君桂生。提倡廢止五行生尅之提議。疑慮者久之。後又讀包君識生之論。以爲破除迷信則可。又屬近理。及讀東君子嘉。先後兩書。詳論五行生尅之理。獨具心得。閱者覽之。庶幾不爲前說所惑。而守先聖之典型。迺一波未平。一波又起。朱君阜山起而平議之。名則保存國粹。實則主張廢止。遂使正確解決。又飄搖於蕩漾之中。此貴社徵廢止五行生尅問題之所由來也。謬見聞謭陋。讀書不多。何敢置喙。顧念事關國際興亡。不得不披肝胆。竭愚誠。以己之知供人知。雖不可爲南山之屏障。或亦可砥柱夫狂瀾。不亦幸之又幸也。

夫國家之時代有更易。而其安天下之心。莫敢異也。宗教之創始有派別。而其勸民善之旨。莫敢異也。滄海桑田有變更。而天經地緯東西南北。未聞以之動也。是故治國者。而不知安天下。即不成爲國。行教者而不知勸民善。卽不可爲教。孔子之爲萬代師者。賴有仁義道德四字也。故羅永紹僅擬廢祀。已爲天下人吐罵。吾中醫藥界。自神農氏以來。四千餘年。神聖不可侵犯之大道。得能維持至今日。而吾道不衰者。亦僅賴此五行生尅之大旨而已。若爲醫而不究五行生尅。猶行政之不究治民。行教之不究勸民。即無異醫者之不究活民。而幷昌言於衆曰。天地已倒置其位。東西南北。已互易其方。信乎否。此謂决不可廢止五行生尅之說之所由來也。

雖然。此特言其大概耳。至於袁君所指素靈天眞論調神論數篇。及仲景傷寒金匱諸書。謂皆無一字涉及五行生尅等語。已經東君反復辨論矣。謂再以經言經。以補不逮。陰陽應象大論曰。東方生風。風生木。木生酸。酸生肝。肝生筋。筋生心。肝主目。五節。其五行生尅之妙理。則在於怒傷肝。悲勝怒。風傷筋。燥勝風。酸傷筋。辛勝酸。等三十句。醫者立方用藥。孰不從此體會。乃袁君謂間有之說。不亦誣乎。至於針解篇九應之說。別解篇天有地有人有之說。雖不言五行。而生尅之理寓也。病機篇。當頭第一句。即曰五氣更立。各有所勝。盛虛之變。此其常也。五氣者。五行也。盛虛者。生尅也。下文又曰。求其至也。未至而至。至而不至等病狀。其論五行生尅。亦可謂精且詳矣。爲醫者。何人不讀素靈。而細繹語味。何篇不涉五行生尅之理。若運氣篇一卷。言之更詳。袁君安得謂之間及。緫之五行者。不必木火土金水謂也。酸苦甘辛鹹。靑赤黃白黑。怒笑思憂恐。均五行也。譬如辛甘發散爲陽。酸苦湧洩爲陰者。亦即五行之中分陰陽也。故曰。積陽爲天。積陰爲地。人得陰陽之平氣。有偏即有所勝。有勝即有所病。今舉一傷風小恙以例之。傷風症。必頭痛鼻塞無汗。用疎表法。即愈。醫者但知其然。而不知亦有五行生尅之理也。葢風爲陽邪。肝主風。而傷風症。必先鼻塞無汗者。肺氣通於鼻。肺外主皮毛。肺屬金。

肺之腧在背。傷風症。不由口鼻入。即由肺腧入。故風邪入肺則竅不通而鼻塞。腠理閉而無汗矣。所幸金能制木。風爲木邪。故用疎表宣肺之法。汗泄鼻通而愈矣。此所謂從所勝來者。謂之微邪是也。舉一例百。無處不含斯理。若傷寒論之言傳經。太陽傳陽明。陽明傳少陽等。或順傳。或逆傳。或間傳。先具生尅順逆之理。特未假五行之名詞。以明之而已。若金匱首篇。即曰上工治未病。夫治未病者。見肝之病。知肝傳脾。當先實脾。即此數語。已示人於五行生尅之不可不講求也。蓋肝木必尅脾土。土旺不爲木尅。而木亦無所恣肆矣。餘臟可以類推。又曰。五藏病各有所得者。愈。五藏病各有所惡。各隨其不喜者。爲病。亦明言五行承制之理。陳修園註之甚明。豈可謂金匱亦無一字涉及五行耶。此袁君提議廢止之說之決不可信。可斷然無矣。

若包君之論。識見宏通。引證亦精確。特謂總不能廢。亦當打破迷信。吾不知其何所見而云然。夫以心爲陽而內含眞陰。腎爲陰而內含眞陽。其有火也。同用知柏以取效。遂疑五行之說爲不足據。豈知陰陽本屬樞紐。孤陽不生。獨陰不長。地氣上升爲雲。然後天氣下降爲雨。井水溫而堅冰至。陽內陰外。陰內陽外。本屬相交。若以水中有火。火中有水爲疑。必欲以陰陽褻分爲二。豈通論哉。不然。何以肺得清氣。而藏濁魄。肝得濁陰。而寓清魂。肺浮金沉。木浮肝沉之理。眞可與心腎之理比例而觀也。今即求水火二物以喻之。以極明之保險燈。其初燃時。罩上必有水氣。或以極熱之火爐。用布蓋之。霧時取起。即潮濕異常。豈非火中本有水乎。夏時大雨。每日有電火閃爍。而陰濕之地。最多螢光。電與螢。俱陰火之類也。江海之水。每至夜間。必有火焰。隨浪捲起。此友人從普渡山來。親見謂余言也。即此三端。豈非水中本有火乎。所以五行雖各一其性。而交相爲用者。如余前論所云。此包君破除迷信之說不可信。亦可斷然無疑矣。

若東君子嘉。論相生相尅之說。雖未獲覩全豹。其保存國粹。暢明經旨。甚可爲吾輩取法。而亦神農仲景之功臣歟。

今之所最足爲人口舌。致人疑問者。則朱君阜山。指五行生尅爲哲學的理論。不如西醫從科學的實驗一層。余閱之。不禁失笑。姑舉兩病。以證實驗的與理論的之孰是孰非。癸卯秋。友人某。在滬患溲血症。經西醫治之。謂其肝臟已壞。內有瘀血。須用通尿管通之。一通之後。而血如貫注。又用白藥以煉之。(余不習西醫白藥不知何名究屬何質)而大腹板脹。乃延中醫診之。曰。此不過肝火盛。而濕熱下注耳。用龍胆瀉肝湯一劑霍然。夫肝屬木。木中有火。木鬱則火不泄。是以下注而爲溲血。龍胆苦泄肝木爲君。梔芩清心脾。柴胡達少陽。餘則佐以泄熱和陰而已。蓋木鬱得達。則火宣。火宣而病愈矣。豈非哲學的五行生尅之理。勝於科學的手法實驗之較穩而效乎。又有一人。於夜間猝患睾丸脹痛。中醫之所謂疝症也。其人邀西醫治之。用按摩法。使强縮其小。甫至天明而死。夫疝氣舍衝心之外。决不至於即死。當時若用中藥如茴香當歸。肉桂川楝之類。按方服之。外用鹽炒香附。開口胡椒鹽炒熱熨之。不難即愈。而實驗的科學。用之竟死。循無謂之五行生尅法以立方。謬亦治愈多人矣。朱君之所謂實驗。毋乃類刻舟求劍。膠柱鼓瑟矣。下文云。金木水火土者。猶代數學中之代名詞也。猶以甲乙丙丁代之。或以ABCD代之。竟指爲毫無關係。比之於八股之文。不可不廢云云。更屬不經。夫字亦多矣。古人若非有至理存乎其間者。又何必取五行之名詞代耶。使五行可廢。文王之演易。伏羲之八卦。俱當廢之。而太陽陽明等名詞。亦可同時廢止也。用夷變夏。尚謂保存國粹。吾不信也。且八股之害。弊在於空。或以一字爲題。或以一句爲題。或彼章一句。此章一句爲搭題。意不聯屬者。强撮其聯。一章一節。氣本一貫者。乃不可犯上犯下。與孔孟之旨。本屬懸殊。宜其見廢。若五行生尅之理。乃鑿鑿有據。醫學之精微處。豈可與八股並論哉。蓋科舉廢而仁義道德不隨之於俱廢也。醫之有五行生尅。猶儒之有仁義道德也。庸可廢哉。此朱君廢止五行生尅。爲保存國粹之說決不可信。更可斷然無疑矣。

由是言之。五行生尅。與疾病之關係。直有不可須臾離也之概。奈之何其廢哉。至於運氣之說。抑從五行生尅而進言之。雖有驗不驗。然觀吳醫彙講中唐立山之司天贅言。世補齋六種內陸九芝運氣表。又覺鑿鑿可據。未必盡如黃坤載之牽涉附會也。矧五行生尅之理。既爲天地間經常之大道。奈何以得天地精氣之人。而獨言無涉者耶。泰東西文明諸邦。每每朝得一法。夕佈通衢者。其始也。亦不過懸一理想而已。久後竟得見諸實行。且收成效。以五行生尅喻治病。在創始者。未始非有研究之價值。迨後習非其人。研精者鮮。不知底蘊。其法失傳。外人乘隙來攻。莫敢抵禦。又從和之。豈不可嘆。不觀乎泰西諸哲學家乎。汽機之創始也。瓦特因沸水而悟。巨體吸力之發明也。奈端因蘋果落地而悟。物體分合之定數也。侯失勒約翰因樹葉而悟。梧桐葉可以收胎。葉天士以立秋日而悟。其悟也微。其造就也大。有如通小便。而用開肺法。謂以茶壺揭蓋則通之理而悟。蓋亦小腸爲火府。肺則屬金。火尅金者也。金氣一宣。而火燄透達。燄透則氣宣通。氣通則熱下行。熱行則便通矣。豈非亦五行生尅與疾病關係之一端可證實者也。餘如此類甚多。神而明之。存乎其人。非紙筆可能畢其辭。謹貢一得。以表解決。餘若黎君伯概之書。束君子嘉之文。俱當滙而參之也。謹答。

廢止五行生尅問題之正確解決

曹伯藩

我國醫學。以五行配五臟。自素問靈樞。以及諸書。無不備載其說。後賢如李士材趙養葵諸家。論補母瀉子。培土生金。壯水制火。等法。尤爲推闡盡致。其無可廢之理由。似無待贅言矣。今者袁君桂生。有擬廢五行生尅之提議。不啻當頭棒喝。竊嘗深思之而未可厚非也。蓋中國治病立方。首推仲景。而仲景傷寒金匱。不聞談及五行。嘗藥辨性。始自神農。而神農本草經。亦未講究五行。是五臟之以五行命名者。曾如朱君阜山所論。猶之代數中之符號。或以天地人代之。或以甲乙丙丁代之。實無不可也。何則人身一氣血之樞紐。五臟主血者也。必謂腎屬水。心屬火。肝屬木。肺屬金。脾屬土。其實腎心肝肺脾。皆藏血液之內殼也。非眞如五行之水火木金土。形質之各異也。但五臟經絡相連。血液俱足。則諸臟皆安。設有一臟血液虧涸。則別臟亦受連帶關係。謂之以臟生臟可也。謂之以臟尅臟亦可也。何必拘拘執定於水火木金土乎。朱君阜山謂五行生尅。乃哲學的理想。西醫乃科學的實驗。我國醫界。若欲生存於二十世紀。當輕視哲學而趨重科學。此語也。實當今扼要之至言。而或者謂中國醫學。有優於西醫者。如治六氣等病。實理想之功較勝也。西國醫學。有優於中醫者。如施剖解等法。蓋實驗之功較勝也。當此歐洲醫學競爭之時。實驗之學固不可不急急講求。而理想之學。亦斷不可一味抹煞。蒙竊謂理想之學固不可廢。而可廢者五行符會之談也。如必執五行生尅以爲理想。其治病未有不涉於晦途者。試觀仲景治風寒暑濕燥火之症。用汗吐下。及和解溫涼諸法。何嘗從五行中研究而來乎。五行生尅之論。無事喋喋爲。朱君阜山之言。不可不謂之正確也。

廢止五行生尅問題之正確解決

松江曹伯蘅

嗚呼。我中醫之危如累卵。迄於今日而可云甚矣。外受西醫之諷譏。內受國人之鄙棄。一若中醫二字。爲殺人之代名詞。譬諸暴軍所至。雞犬不寧。名爲干城之選。實甚盜匪之行。誠無往而不受其貽害者也。嗚呼。誰實爲之。謂之何哉。幸有二三名醫。發保存國粹之宏願。謀狂瀾既倒之挽回。登高一呼。衆山響應。結團體。刊雜誌。研究精進。不遺餘力。功效卓然。方興未艾。語云。物極必返。否則泰來。我不禁爲中醫前途賀也。茲者。更有廢止五行生尅問題之研究。諸名醫各有討論。有字皆精。無語不驚。惟詞各一執。難免過甚之言。而少正確之解。僕何人斯。敢爲置喙。轉念葑菲無下體之遺。愚者有一得之慮。用爲平心之論。以作芻蕘之獻。

雜著

夫欲研究廢止五行生尅問題。必先研究此五行生尅與中醫之有無關係。苟五行生尅與中醫有些微利益也。即無廢止之必要。苟此五行生尅。與中醫有些微損害也。即無保存之理由。竊謂中醫上之五行生尅問題。猶數學上之天地人甲乙丙等符號耳。不聞研究數學者。有此符號而失其進步。亦未聞廢此符號。而方能進步。是故數學上之符號。時或未始可存也。時亦未始可廢也。時或未嘗不可存也。時亦未嘗不廢也。中醫之於五行生剋問題。亦然。蓋中醫之精華。不在五行生剋問題也。五行生尅問題。亦不足以盡研究中醫之資料也。故中醫之進步與否。不在五行生尅問題之存廢。五行生剋問題存。固未必爲中醫進步之砥柱。而時或藉此爲發揮捷徑。五行生尅問題廢。亦未必爲中醫進步之導線。而時或舍此以別開精論。不觀歷代中醫乎。名醫輩出。精論卓然。莫不爲後人所崇拜。亦未聞以五行生尅爲累也。是五行生剋之於中醫。實有可存之勢。而無必廢之理。則以不廢廢之可耳。惟在研究中醫者。宜視此五行生尅爲數學上之符號關係。萬不可傍附曲會。失之穿鑿。表示其迷信之關係。如是中醫前途。庶有豸乎。否則。謂必欲保存五行生尅問題而後謂保存國粹。無此理也。或則謂必欲廢止五行生尅問題。而後謂研究中醫。闡揚學理。有此說乎。蓋中醫之保存發達。非五行生尅問題之關係也。保存之。不足爲中醫前途病。廢止之。未必是中醫前途益。中醫前途之保存發達。盡在我輩之研究。我輩研究中醫。固不盡在五行生尅問題也。吾故謂廢止五行生尅問題之正確解決者。一言蔽之曰。不廢廢之耳。

廢止五行生尅問題之正確解決

馮性之

閱紹興醫學報第五十九期。載有廢止五行生尅之評議一篇。不禁爲之廢書而三歎。夫中國醫學。自神農氏揮赭鞭。遊岳瀆。嘗百草以療民疾。即爲醫藥治病之權輿。繼而皇帝御宇。召雷岐命跗諸大臣。作靈樞素問八十一篇。其中明言奧義。數千年以來所奉爲圭臬者。理化而已。理化者何。即五行生尅之精義也。朱子云。天以陰陽五行。化生萬物。宇宙間之形形色色。未有能出陰陽五行之範圍者。况醫學之更切於實用者乎。易曰。形而上者謂之道。形而下者謂之器。中醫之尙氣化。即形而上者謂之道也。西醫之尙形質。卽形而下者謂之器也。因西醫治內症。不識氣化。祇知一病一藥。莫究病原。膠柱鼓瑟。恒多缺點。此種事實。問之一般社會之經過西醫治療者。類能道之。中醫之治療也則不然。一病有數因。一藥有數用。神明變化。活潑潑地。其中出奇制勝。四千餘年列聖相傳之心法。皆確鑿而有經驗者。今以醫學不振。倡爲廢止五行生尅之謬說。直等管窺蠡測。毫無價値之言論耳。僕以爲五行生尅之說。當分晰言之。素問五運六氣。凡天在泉之主病。間或有驗有不驗。但勿過事迷信則可。亦不宜絕對廢止也。則凡證有五色五聲之考察。藥有五氣五味之引導。非五行生尅之妙用乎。虛則補母。實則瀉子。以及淸金制木。培土生金。壯水以制陽光。益火以消陰翳。何莫非五行生尅之至理乎。中醫自軒岐而後。若秦之扁鵲。漢之太倉公。張仲景。唐之孫思邈。金之四大家。淸之喻嘉言。徐靈胎。葉天士輩。皆醫中巨擘。治愈病人。不啻恒河沙數。未聞有外五行生尅之原理而別爲一說。何得崇西詆中。將中醫之學說。悉蹂躪而廢棄之乎。乃有謬妄者流。信口雌黃。視中醫爲糟粕。甚至五行生尅之說。比之八股之害人。又以中國醫學猶干戈。西洋醫學猶鎗炮。總屬醉心歐化。蔑視中學之妄談耳。若以中醫不振。而謂五行生尅之不適用。何異因噎廢食。因蹶廢步乎。鄙意以謂中醫之不振也。厥有二因。一由於牟利之太多。一知半解者。略識幾味藥性。讀幾句歌訣。共趨捷徑。徒襲皮毛。貿然出而問世。藉以謀利。以故出類拔羣。醫學深邃者。實寥落如晨星。此由世風不古。因而學術寖微。萬不宜見駑駘而并棄騏驥。惡莠草而並廢嘉禾也。一由於醫書之龐雜。醫籍之廣。直是汗牛充棟。其中如靈素難經傷寒金匱外。後賢著作如林。不無一長之可取。大都末學支離。瑕瑜互見。實鮮完善之本。葢書之精深者。罕能窺其堂奥。書之謭陋者。每易入於岐途。又況異說紛紜。莫衷一是。致令後學者目眩心迷。無所適從。因習醫學者之觀書。並無一定之標準故耳。苟欲振興醫學。非從編輯教科書不可。竊觀中醫之學理。萬無天演淘汰之理。惟在醫界中之博士。提倡之。整飭之。急起直追。以圖自立可耳。略呈芻蕘。未識河漢斯言否。

廢止五行生尅問題之正確解決

周小農

五行生尅。爲新學家詬病之一。中學受其激刺久矣。丁此人心陷溺。趨於極端。樂其便以助之攻者。實繁有徒。濁世難淸。費中可憾。國學之穩健者。積憤自强。僉謂欲存國粹。宜自守約。守約之法。義取實用。中原以多事而逐鹿。大道以多岐而亡羊。必去虛輿之弱點。免予反對者口實。用所長以遺所短。此爲正確解決之職志。抑吾人當以能立能達爲體。立者奮發自强。站得住也。達者和衷共濟。行得通也。

或曰。今野心家。崇時尚。媚外敎。欲自滅其國學。且慫秦政焚書未盡。大有論語當薪之勢。神州古籍。等諸芻狗。黜孔崇墨。學界大沸。章炳麟作訄書。以孔子下比劉歆。如此卓卓犖者。猶不得免。其他則又何說。吾醫界竭力推衍五行。以保氣化之原則。猶覺不遑。安在其可廢止五行生尅耶。

余應之曰。洵如子言。未知保守中學之道矣。五行之說。非光復後始起訾議也。前清光緒間。西儒傅蘭雅答寶抵王君問。謂五行生尅之說。時下多不參求。終且識爲閒儒開心之資。丁氏福保衞生學問答等書。亦甚譏之。故今日而言羣作糟粕之五行。其爲舉世所唾棄必矣。學者傳薪。設以廣博古奧之文。使之捐心一慮以摹之。其有所益乎。故吾謂宜崇有用之國學。無事拘泥其虛神。有一故實。可徵其非。王鳴盛云。昔顧甯人寓傅青主家。晨未起。青主呼曰。汀芒矣。甯人怪而問之。青主笑謂子平日好讀古音。今何自昧之乎。蓋古音天呼汀。明呼芒。故青主以是戲之。古可好而不可泥。以彼例此。可以借鑑。矧醫學之道。崇實爲主。心存稽古。用貴隨時。乃爲智者。誠以治病。不必泛引五行以鳴高雅而盆時旹。然必破天荒自造新論。方足與世界潮流相支柱。符合當今之趨勢。必有所舍。乃能有所全。訂正闕擬。當求其會通。海內醫學家當不河漢斯言。聊申拙見。以當芻議。

一宜實行釐定教科　教科之書。先宜從內難二經起首。何君廉臣。袁君桂生。屢有著論。救時藥石。可云不刊。神州醫學報第一期。內經析疑。及紹興醫學報五十三期。愼編教科書論。鄙人亦有訂正闕疑之請願。今擬仿林氏萬里等編定經訓教科書之例。分爲若干類。提要鈎元。斷章取義。近人已有先我而行之者。刪其虛而留其實。其術雜怪惑。近乎妄者。不必採入。編定登諸增刊。如有疑義。亦可商榷。將來學校用之。私立小學亦用之。乃爲正著。否則空言廢止。父傳其子。師傳其弟。猶是全部內難。不合時宜。通國循其故轍。外人譏其繁雜。非自强之道也。他如古今醫籍。各科驗案。尤當如此規定。

二宜先徵名家已編講義　內難專籍。編定需時。而名家已編講義。先宜徵刊。

蓋學之不講。正義難知。歐西著名學說。悉賴後學者發揮光明。始克成爲完全學派。中學以邀時譽爲主。教授學子。毫不遴選善本。所在皆然。識者憂之。吾鄉有老醫。大言氣運。日聒於耳。有吾行吾素。他非所知之概。鄙人以爲不然。前讀四十七期。紹興醫學報。何廉臣君公編醫學講義之商榷。胡震君書後有云裘君吉生。教授學生。自編講義。自素靈以至百家。無不提要鉤元 。去冗取粹。而分解剖生理病理診斷辨藥製方看護衛生諸編云云。竊願以已編善本。速付鐫工。並願徵取海內名家已編善本 郵社。共同商訂刊行。 此正本清源之法也。

三宜廣設醫校於各省縣以端趨向　醫學之書。 前賢應有盡有。 今惟五行之說。迷而不返。則其各實學。毫不留意可知。如是則治病。 不求正鵠。 惟事虛擬。言人人殊。法不能同。病家最爲深忌。如各省縣廣設醫校。以正確之講義。爲大同之授業。五行生尅。永久廢止。可免外界之刺戟。而堅人民之信仰。

四宜遴選善本醫籍輸通國外　五行之說。人人皆知。無待索隱。治細辯於廣衆。非其人而盡言。已屬固執。詎容長篇累牘。過於鋪排。爲人所譏。且爲外人所識耶。輕視之始。端在乎此。昔本草綱目。西人爲譯而去。遂有中藥可用之議。今宜徵取各醫籍之通博而無五行及其他虛奧者。送往國外。出品陳列。俾塞讒口而保國粹。

雜　　著

廢止五行生尅問題之正確解決

蔡星山

竊思人生氣化。悉秉諸天地。而天地純以五行爲萬物生殺之根本。故內經根據五行立論。所有變化底蘊。無不從生尅遞移。包識生君引經辯駁。已無遺義。第闡發理想。未指明形迹。黃帝因理想憑空難於說明。特借金木水火土五行名詞。以垂教後代。蒙初涉獵內經。久懷疑不信。旋歷診病。細繹病生原因。有二眞諦。一風寒暑濕燥火六氣。乃天地之氣運。人觸犯六氣之偏以致病。是病因爲天與。二喜怒哀樂恐懼六情致病。是病因爲人自招。恍然古人不我欺。

非特古聖醫經各籍皆然。就西醫書載黴菌是微生物。亦隨天地六氣化生。人呼吸微生物入體內。名爲生病媒介。即中醫書云病因。鼠疫一症。亦是鼠受地上濕熱毒。傳染於人而病。據形迹一方面細思。實天地六氣遞傳。與中醫理想。無不吻合。今研究中醫。不集衆人腦筋心力。發明新智識。而吹毛求疵於古聖陳言字面。又不解生尅神妙。獨不思內經抗則害。承乃制句。確是五行生尅之總機括。凡晝夜寒暑旱潦治亂生死。無不由生尅乘除。人病第一端耳。若遽宣言廢止。不惟貽悖經叛道之誚。且阻中醫進化之機。妄抒狂論。敢還質諸高明。蒙雖略言大概。古集俱存。並非杜撰。請詳考據細繹是禱。況目下祗羣力研眞醫理。實病症。確治法。以紹古聖薪傳。而知新智而已。區區生尅名詞。何有廢止之必要。伏祈 諸名家公同 俯鑑

廢止五行生尅問題之正確解決

京江劉瑞恒

混沌初開之際。天地人物。本未有名稱。迨治世聖人。象形取義命名。而後有

天地人物之名稱。以昭示後世。五行之名稱。亦猶是也。伏羲氏得河圖而定先天卦象。黃帝命大撓作甲子。始有陰陽五行之分。倉聖作文字。而後有傳道記事之具。禹得洛書以平水土。文王因之以定後天卦位。　自是中國在赤道以北之地。皆用後天卦逆尅之理。以測未來之吉凶。孔子所謂。至誠之道可以前知者也。先天卦。本於河圖。有生無尅。金居火位。火入金鄉。人身之臟腑象之。得平均而不相尅制。生生不息之道也。反之則不得其平。而逆尅之害見。故用後天卦洛書逆尅之理。損有餘。補不足。以偏矯偏。歸於中和河圖順生之理而已。此黃帝憫生民之疾苦。而與岐伯咨詢醫治之法。傳爲素問靈樞之書者也。素靈之書。雖非成於黃帝岐伯之時。要其旨。　非後人所能臆造。　必有心傳付託。師弟相承。特代遠年湮。無可稽考。至今已四千餘歲。　中國醫士皆奉此書爲鼻祖。雖文法古奧。淺學難通。註釋之家。代不乏人。　然終未能發明其所以然之理。然猶無人敢議而非之者。降至晚近數十年來。西醫東漸。媚外喜新之輩。直欲掃滅中醫。讓彼西醫獨步。投瑕抵隙。吹毛求疵。以五運六氣爲無憑。嘗言五行生尅爲雜質。驟聆其言。非不足以動人。而實按其理。可以借彼之新。發明我之舊學。彼之化學原質。與微生物黴菌等。用顯鏡檢查而後得見者。何嘗非爲五運六氣之說增一實驗證據哉。特患其於中醫五行生尅之眞理。尚有誤認之處。故未得左右逢源之樂耳。用五行之名詞。不用五行之名詞。皆表面爭執。無足重輕者也。吾但願中醫舊學之士。必增添新智識。以印證其舊學。則何者爲眞理之精粹。何者爲誤解之糟泊。披沙揀金。獲利必厚矣。西醫新學家。參考舊內經。以試驗其變化。則知氣化神理之妙。有超出於試驗形迹之外。而非人目力意料之所及矣。陰陽五行。五運六氣。亦不過空氣中雜質之成分多寡所用之代名詞耳。廢止與否。自有天然之淘汰焉。且醫士之職任。在於能保全病人之生命。醫法之效否。則在於診斷之精粗。今後吾人。當從生理病理物理上。細心竭力研究考求。至於用舊名詞。用新名詞。

悉其聽便可也。試舉五行爲病。一一解釋之。中醫所謂傷寒者。寒即天空之壓力是也。所謂傷風者。即東方之空氣。富於毛細胞。毛狀菌者。是也。此氣生人毛髮生地上之植物者也。所謂傷熱者。即南方赤道之空氣。富於桿狀菌者。是也。所謂傷濕者。即從地上之空氣。富於水蒸汽。黴菌者。是也。所謂傷燥者。即西方之空氣。富於礦物質之微點者。是也。礦物。爲無機化學類。爲死物。無生氣者。故五行水火木土。皆能有生物之功。惟金。但能成物。不能生物。故內經謂爲肅殺之氣。主淸勁堅成者也。五金各礦質。石質。皆燥金之氣所成也。知乎此。則名詞之新舊。不足爭執矣。且西人謂水爲雜質。爲輕二養一化合而成水。然輕二養一。即北方坎卦。坎中爻屬陽。養一之象也。北極在上。故水氣寒。自上而下降。故亦可以壓力名之。其餘名稱。未易得簡易之法。以便後學。則生尅之理變化之道。交互相似相反之理。更難以言盡。則神明變化。研究之功。在人自用心。可耳。廢止與否。更不必强人從同。當聽其自然之正確解決。但此時尚未至其時。如中醫進步之速。要亦待至念年以後。而後可。

廢止五行生尅問題之正確解決

南安尹炳南

學之所重者在精。精後所貴者在專　既精且專。而能折衷。　方可成一學說也。益純一不二。聖人之學也。豈常人所可期望。　方今中外交通。　世界日趨於文明。有一番學說之發現。必有一番是非之爭執。無論何種學說。與世界有密切之關係。不得不爭。不爭則不明。爭之明而統於一也。今讀神州紹興兩報。　敬悉袁君包君東君朱君黎君等廢止五行之爭執。僕未嘗不感情長嘅。但僕乃海濱愚夫。年輕無學。豈敢與　高明之士。共談玄妙。今　貴社命題解決。　徵集人才以折衷。僕不敢當。此可見　貴社熱心。提倡學理。　斯道終不至於危亡也。而僕僅一得之愚。敢再緘默。有負　貴社之熱忱。僅將鄙意上呈。以供海內　諸明士磋商確焉。但中醫五行學理。以愚意揣之。不可偏廢。　亦不可拘執。蓋五行爲萬物生化尅制之綱紀。爲中醫理化曲變之規模。在人身雖無可徵。而理化終不障礙。苟五行不明。則氣化無據。氣化無據。則活潑之靈機。何能發用。雖素有實驗。亦拘於死法而已。內經以五行配五臟。雖假借之符號。實據天人同一生化之理。天以六氣化生萬物。其氣有主客。有勝復。爲一年生長收藏生殺之本始。六氣即五行之眞本。人假五行以配五臟。其理有生尅。有承制。爲醫學虛實攻補立法之權衡。五臟借五行爲理化也。假使當日軒岐。不借五行爲氣化推求。而用本臟之功用。舉肝臟喻之。譬諸肝傳脾。肝生心。肺尅肝。腎生肝之類。此等文字。作何理解。無理解。即無治法。由是觀之。若不假五行以代之。則相生相尅之理。從何依據。若無依據。即無實地之理化。無實地之理化。將何法敎人爲準純。譬若再廢生化尅制之理。則中醫生理之學。更無捉摸。診斷亦無確證。無確證之診斷。更何問其治法。 即如西醫之文。若細胞之組織。赤白血球之榮養。黏膜汁液之保護。以及神經刺戟。 神經興奮。

神經反射等文。其中莫不寓勝復生尅之意。凡物有承制。其具五行之底蘊。此中醫假用五行。有窮通神化之玄妙。千古以來。前聖後賢。從無人有廢之也。暨諸病理之源。外因不越六氣。內因難逃七傷。以及微生物黴菌等。莫不由六氣造偏而生。且六氣發源於五行。五行根於陰陽。陰陽本於太極。太極乃五行之廓也。（此乃天道之五行。精微極其玄奧。非片言可盡。此以醫學配五行。更毋庸煩讀。仍從醫學論之。閱者諒諸。）五行者。五常也。天地經常之氣也。又爲五運也。乃運御在天之六氣也。苟不明五運之常。何以知六氣之變。設不知運氣之主客。時令之乖和。則致病之原因。何得曲盡其情。此五運六氣。不獨配臟腑爲生尅之理。亦爲人病理之關鍵。故內經詳運氣之理。明治療之法。姑舉內經治療數節以証之。內經云。風淫於內。治以辛凉。佐以苦甘。以甘緩之。以辛散之。熱淫於內。治以鹹寒。佐以苦甘。以酸收之。以苦發之。濕淫於內。治以苦熱。佐以酸淡。以苦燥之。以淡滲之。火淫於內。治以鹹冷。佐以苦辛。

以酸收之。以苦發之。燥淫於內。治以苦溫。佐以甘辛。以苦下之。寒淫於內。治以甘熱。佐以苦辛。以辛潤之。以苦堅之。此發明治六淫之大法。各有所主也。至若五臟之補瀉。則云肝苦急。急食甘以緩之。肝欲散。急食辛以散之。以辛補之。以酸瀉之。心苦緩。急食酸以收之。心欲耎。急食鹹以耎之。以鹹補之。以甘瀉之。脾苦濕。急食苦以燥之。脾欲緩。急食甘以緩之。以甘補之。以苦瀉之。肺苦氣上逆。急食苦以瀉之。肺欲收。急食酸以收之。以酸補之。以辛泄之。腎苦燥。急食辛以潤之。腎欲堅。急食苦以堅之。以苦補之。以鹹瀉之。此發明五臟之治。合上文六淫觀之。莫不具生尅承制五行之理。爲治法之繩墨。雖病理變化萬端。大綱不越此法。而聖人猶慮後人弗克變通處方。更殫精竭慮。創立七方。十劑之法。闡明辛甘發散爲陽。酸苦涌泄爲陰。寒者熱之。熱者寒之。微者逆之。甚者從之。從少從多等文。皆教人隨機應變。無不以承制爲宗旨。且內經治法多端。豈可逐一條呈。此不過舉其大綱以例之。尚不過十中之一。而內經統治全體內外之宗旨。則曰必先五勝。疏其血氣。令其調達。而致和平。此等文字。明指五行之確證也。綜以上觀之。內經全體大法。變化神髓。皆根據五行之理。若五行可廢。即錢君所謂內經亦可廢。而中醫無不可廢也。愚固而揣之曰。假五行明人身之理化則可。以五行爲人身之原質。則不可也。再申論之。五臟配五行。原屬無形理想。於人身格致及治法。有神化莫測左右逢源之妙。若西醫解剖生理病理諸學。雖取諸實驗。檢察有形可證。究其臟腑運用之妙。皆不能互相貫徹。及其治療。亦無氣化推求間治反治。惟知頭疼醫頭。脚痛救脚。以內經病理治法較之。其精拙爲何如耶。方今歐風美雨。相逼而來。中醫學說。固要早爲砥定。又不可故步自封。杜門守舊。亦不可揚西抑中。廢棄神聖之絕學。大旨採中西之精華。去中西之糟粕。羣策羣力。共相切磋。歸於至當。不亦善乎。鄙意如斯。未敢自可徵信。伏乞海內高明之士賜教指迷。是所切禱。

雜　著

廢止五行生尅問題之正確解決

解純一

醫藥祖炎帝。醫經祖黃帝。經方祖伊尹。非甚聖明。烏能通神明之德。類萬物之情。以全民用者乎。然伊公湯液久佚。神農本性草晚出。惟黃帝內外經。著錄漢志。其書割截淩亂。純駁互見。迥異本草經之古質。所論五行生尅。淺率遷就。絕似彼時術數家口吻。而神農本草無之。知本草經猶存先聖古意。而內外經爲揣摩時尚之村醫。多所改竄也。至五行之說。盛於西漢之代。術士矜奇。故於欺人。斯人好怪。樂於自欺。乃至國史列五行之志。專門錄五行之書。五行二字。殆成百氏之一種傳染病。雖以苦學之董仲舒氏。未能打破迷陣。宋儒理學諸家。頗謂破除迷信。而周氏茂叔。乃亦有五行一陰陽之說。巧爲廻護。貽誤到今。吾儒尚爾。何獨醫家。僕伏處僻地。私議抽內外經實關理論。節錄成册。脈症以外。兼詳六氣。至一切拉搨牽入之影響談。概置不錄。六氣尙有無形之形。不比五運之說玄說妙。適於虛空也。今讀　貴報。見有廢止五行生尅問題之披露。出門合轍。不勝慶幸。管窺之見。謹貢一斑。尙希斥斲。醫家五行。導源黃岐。其實五行非黃岐原書也。史稱倉公傳黃帝扁鵲之脈書。五色診病。又稱倉公事公孫光。受方。化陰陽。及傳語法。知古聖衣鉢眞傳。容有口授秘法。不在五行也。越人難經。量非原本。他如和緩六疾。與今日之六氣。理正相同。元化傳中。望聞問切。諸法俱備。未詳生尅之理。史傳之言。斑斑可考。仲景書脈症大備。不泛列金木等名詞。自見先民遺意。三陰三陽名目。亦關六氣。不定在五行也。醫經獨溯黃帝以來。請即借矛刺盾。最爲根本解決之直截辦法。素問上古天眞論曰。虛邪賊風。避之有時。恬淡虛無。眞氣從之。精神內守。病安從來。人之病不病。外感內傷爲之乎。五行爲之乎。陰陽虛象大論曰。陽化氣。陰成形。生氣通天論曰。陰平陽秘。精神乃治。陰陽離決。精神乃絕。人之生死。陰陽之離合爲之乎。五行爲之乎。異法方宜論曰。東方治宜砭石。西方治宜毒藥。北方治宜針焫。南方治宜微針。中央治宜按蹻。症治因人而施。因地而施。五行固有時不效乎。診要經終論曰。正月二月。人氣在肝。三月四月。人氣在脾。五月六月。人氣在頭。七月八月。人氣在肺。九月十月。人氣在心。十一十二月。人氣在腎。人在氣交之中。理或有是。若以五行所主言。則木金水何皆得位。脾土心火。何獨失位。五六二月。五行何更無位。强以春氣病在頭之例釋之。是又春再行令。天道不應如是錯亂也。靈樞五變曰。一時遇風。同時得病。其病各異。風雖百病之長。然壯年氣行則已。怯者則著而爲病。爲其弱也。不論所勝不勝也。百病始生曰。喜怒不節則傷藏。清濕襲虛。病起於下。風雨襲虛。病起於上。藏氣法時曰。肝苦急。急食甘以緩之。心苦緩。急食酸以收之。脾苦濕。急食苦以燥之。肺苦氣上逆。急食苦以泄之。腎苦燥。急食辛以潤之。則是三部之氣。所傷異類。五味之用。各適所長。固有不沾沾一是者也。論勇曰。黃人不勝春之虛風。白人不勝夏之虛風。青人不勝秋之虛風。赤人不勝冬之虛風。黑人不傷於四時之風。豈人病擇風。風病亦擇人。

四行之人。俱有所勝。而寒水之一行人。獨否有所勝。則是黑奴種族。可移植於冰疆。黑王相公。可披襟於朔漠。說更難通矣。此症之生人。而可證明五行不容存在者一也。且夫五行者。在天配五星。在地配五方。在人配五德。在物配五聲五色五臭。自昔皆假定之名詞耳。有名天地之始。無名萬物之母。以今算學家法例譬之。甲乙丙丁。用代已知之數。天地人物。用代未知之數。假令天等甲。地等乙。人物等與丙丁。其實甲非即天。乙非即地。丙丁非即人與物也。適相等而已。岐伯有言。陰陽者。數之可十。推之可百。數之可千。推之可萬。萬之大不可勝數。五行家學。類皆作如是觀。百氏所言五行生尅。其語皆在可解不可解之間。易之八卦。亦五行也。書之五事。亦五行也。春秋日食螽蝗。亦五行也。自餘天文。歷象。樂律。陰陽。時日。以爲生命。相貌。五藏。六府。亦無事不可五行。所謂悶葫蘆者是也。打破悶葫蘆。即雲開見日矣。內外經理最精密。惟牽涉五行之全篇或片段。便形汗漫。前後文義。或竟扞格不通。全書俱在。蒙非可一手掩盡天下人之目也。後代醫士。樂其怪誕。爲之假定名詞。推波助瀾。錯中有錯。岐中又岐。作之俑者誰乎。廢止五行問題。則吾且未遑以科學證明廢止之也。試更按內外經所言五行生尅者。證明廢止之。夫金匱眞言論。首言五行。陰陽應象大論。首言生尅。爲素問開宗明義之第一發端。書中最有可提議之價値者。應在是矣。乃其論肝木一條。一則曰其味酸。其類草木。其畜雞。其穀麥。其應四時。上爲歲星。下卽釋曰。是以春氣在頭也。文義絕不相續。再則曰。其音角。其數八。下又釋曰。是以知病之在筋也。語言更屬不類。其論東方生木之五條。牽合生尅理論。尤令人不堪卒讀。開宗明義如此。餘更可知。而天元紀大論。又故遁其辭曰。寒暑燥濕風火。天之陰陽。木火土金水火。地之陰陽。是明以木火土金水火。爲六氣之代名詞。而又岐君相之火而二之。化五爲六。以配初二三四五終之六氣。實則初二三四五終之氣。又即風寒暑濕燥火之變相。遂令喧賓奪主。徒亂人意。有病勿治常得中醫之感。自漢已然。吁可嘅已。氣交變大論曰。歲木太過。風氣流行。歲火太過。炎暑流行。歲土太過。雨濕流行。歲金太過。燥氣流行。歲水太過。寒氣流行。木即風。土即濕。金即燥。水即寒。而火則兼火與暑而一之也。合火暑而一之。是又化六爲五也。人在氣交之中。六淫所勝。受者身親。醫者診得。而濕以濁燥。燥以去濕。寒以勝熱。熱以制寒。形不足者。溫之以氣。精不足者。補之以味。豈不直截了當。醫者之能事已畢哉。於五行何與。此則參之生尅理論。可證明五行之必宜廢者又一也。或曰。五行之名。仰法五緯。今行星凡八。而天空之小行星。且不知幾千萬也。何止有五。或又曰。五行之分。下配五方。五方故無定形也。何自分木火土金水。中國地居北緯。古代學子。局於方隅。未知嚴寒兩極酷熱中央之理。以爲赤極以南。天地已盡於此。於是王者宅中而治。東郊迎春。南郊迎夏。西郊北郊。迎秋迎冬。五行生尅之說。以及一切悠謬之談以起。豈獨醫家。今自世界大通。科學日明。迷信日破。寒暑往來。

稔知爲太陽晷度遷移。實握其主要之樞紐。冬至之日。由南轉北。北半球則由冬至而春而夏。南半球則由夏而秋而冬。夏至之日。由北轉南。北半球則由夏至而秋而冬。南半球則由冬至而春而夏。春不必東。秋不必西。夏不必南。冬不必北也。且周天經度。亦各三百六十。以中線言。偏西亦中。偏東亦中。中更隨處皆是也。撥雲霧。見青天。百氏魔道。今竟無存在之餘地。惟思血氣之倫。背陰向陽。風雨寒熱。不得虛邪。不得獨傷人。無虛虛。無實實。醫界前途。一線曙光在是矣。登斯人於仁壽之域。微君子蒙誰與歸。

解君純一好學士也因事過訪聯床夜話風味不減豆棚因出　貴報相示瀏覽一過深嘆廢止五行問題之論說不勝傾倒相對軒渠偶爾高興乃成斯篇爰錄一通以博諸君子之一噱

廢止五行生剋問題之正確解決

鴛湖徐石生

從來醫書。每以五行生尅。穿鑿言之。而張介賓。趙養葵。二家爲尤甚。其立方以六味丸。壯水以禦陰。八味丸。益火以扶陽。立言雖偏。偶遇陰陽虧損之證。亦獲捷效。奈後世不善讀其書。僅拾其唾餘。徒守六八味丸之成方。是後人不達變通所致焉。吾嘗稽五行生尅之源。本於靈樞五行化十干論。由來尚矣。間嘗瀏覽張隱庵。高士宗。汪雙池。張翼元諸家。不以冀軫分疏。即用生尅定論。似是而非。莫衷一是。偶讀天元玉册。最爲曉暢。今就其論而申言之。夫五行所以土爲甲。每順序而行於乙丙丁戊之上。乃從本氣化之。土生金。金加於乙。金生水。水加於丙。水生木。木生火。火加戊。五行循行以畢。再傳復加於戊。故甲己合而化土。金加庚。故乙庚合而化金。水加丙。故丙辛合而化水。水加壬。故丁壬合而化木。火加癸。故戊癸合而化火也。蓋五行因合而化。乃一定之理。而無可移易。顧內經言五行之化合。可以測陰陽之消長。可以明四時之升降。惟不可以爲治病之範圍。古之善醫者。必審因察症。活法運乎一心。未嘗拘執一家之言。固執生尅以誤人者也。奈後世醫道日衰。不究聖賢之至

雜著

理。徒拘五行之生尅。不明發用之原理。每多紙上空談。而庸工藉以欺世惑人。迨東西各國新智識。輸入中華。有喧賓奪主之虞。每斥中國五行生尅之非。故有廢棄之議。然則保存國粹。不在空言之討論。而在提倡之熱心。今幸紹興醫藥會長。裘君吉生。獨力經營。不惜重資。搜羅古籍孤本。刋佈流通。保存中國相傳之國粹。可謂仁至義盡者也。惟願各省醫界。仰體裘君之苦心。而匡助之。或集資而興學。或設會而研究。締取庸醫之誤人。果能實力提倡。則中華醫藥日漸昌明。而不難駕諸各國之上。吾故曰。五行生尅。廢之亦無損於中醫。不廢亦無礙於中醫。要在識力學說上着力。自無拘執一偏之見也。然乎否乎。尙乞　明哲裁酌也可。

廢止五行生尅問題之正確解決

俞鑑泉

秦孝公用商鞅以變法。始王亦變法。王安石變法。清假變法。夫法未變之前。非無法也。無守法者也。人亡政去。日久弊生也。法既變之後。法未可恃也。人亡法弊。有治法。無治人也。歐美風潮。澎湃久矣。明哲之英。知守舊不足圖存。吾民國創造共和。凡百學術。亦逐改良。彼西方盧篇。挾其道而來吾華。其醫器精於吾。醫法捷於吾。心民疾者慮之。醉歐學者慕之。於是廢止五行生尅之說起。是中醫至今。亦殆變法之秋歟。然果可廢止耶。抑不可廢止耶。夫五行之說。始於洪範。出於河圖。儒理數術。各家均宗之。甚至國運有水德王火德王之說。吾華幾爲一五行之世界。嚮見有憑五行而談氣數者。友人詰之曰。吾人喜談空理。不如西人之專究實學。宜乎國日以弱。術者曰。子不見夫古乎。秦之横也。以六攻一。竟致鼎去。周家繼而陳涉一呼。鹿歸漢手。若周辱於犬戎。漢殫於凶奴。胡之亂晉。金之困宋。當是時。車馬弓矢。兵器相若也。地廣人多。兵力足敵也。而奈何强者如彼。弱者如此。近焉者明之創基與鼎革。清之退位與入關。何其盛衰之殊。此殆非天道循環之理。五行剝復之機乎。友與余聆其言。唯唯否否。大都數術家。强辭奪理。不足與辨。若新學界。則謂東南者方向之名稱。干支者時刻之標識。信其言則東可名南。甲可易乙。五行在空氣之中。無從捉摸。莊周寓言。有名無物。其可廢止也亦宜。竊思天下之理。理想實驗。無可偏廢。棄理想則實驗不著。有理想則實驗爲確。西學各科。皆有化學。西人以化學機取之空中者。有輕養淡三氣。爲化學之成分。以輕養二氣。加以別質。能化合爲金類各質甚夥。且可以動植各物中。取輕淡養之氣。中醫理想。有實驗可徵者。如磁石屬金。色黑。磁之指北。金水之氣相通也。而西之實驗。可以徵中之理想者。如輕氣之能燃。養氣之助燃。淡氣之滅火。知空中有水火之氣也。西人以空中有此輕淡養氣以構造動植各物。即可以動植各物中取此輕養淡之氣。吾國以空氣中具五行之氣。動植各物卽賴五行而生長。知動植各物亦具五行之氣。是西言空中有各氣。猶中言空中有五行。惟西尙實驗。中專理想。兩不溝通。若冰炭之隔矣。然西醫之實驗。而有效有不效者。以不屑究五行之說也。偏也。中醫之理想。亦有效有不效者。一則學術之未易精也。用湯劑而不用丸散也。針灸不講也。剖解失傳也。此中醫之病不在執五行。在不盡所學也。偏也。夫五行之理想。與西之實驗。皆國粹也。古之聖人。以五行爲講學之原素。故內經諄諄言之。以五行爲生人傷人之本。以經絡爲病機之傳變。以藥石去病機之淺深。吾國講藥者首自神農。而其言不及五行。述經者莫善仲聖。而傷寒金匱二書。亦不談五行。後賢恐古書之難領悟也。有引五行之說而理愈明者。亦有引五行之說而理愈晦者。此五行反爲醫界之魔障。若趙氏之醫貫。與劉氏本草述。前人已有微辭矣。蓋五行爲中醫入門之基。中醫不知五行。猶西醫不知空中有輕養淡諸氣。且五行之理想。非穿鑿附會比也。姑無論五行之應五臟者何若。以五行而發明六氣風寒暑濕燥火。因其彰彰者。治病者治風寒暑濕燥火之傷人。而保人身之氣血津液精也。故學醫之初。必究五行。入門之後。不執五行。善學者絕不談五行。五行之理。無不合也。不善學者日譚五行。於醫學終無裨也。拘執不可。拋荒不可。如廢五行。是廢宗教。天下有廢宗教之國。能自立於地球哉。皮之不存。毛將焉附。吾黃帝子孫百世以來。守祖宗之學術。以理想而發實用。去沉痾。杜夭札。信用照著。故國體由部落而爲帝王。由封制而改專制。由專制而爲割據。而醫道總不變者。知軒岐之學。如布帛菽粟之不可須臾離。誠能廣延名師。大興學校。博考內外科之學。吾知吾國醫道。且恢恢乎有餘仅。不然者家自爲學。人自爲師。非偏即陋。即有百里一賢。千里一英。殆難遍及。亦如治國者人存政舉。人亡政息。始嘆中國無醫學也。中醫迷信五行無精進之日也。豈理也哉。鄙人身羸多病。讀醫二十餘年。近七八年中方覺五行牛尅之說。親切有味。愧學蕪記醜。未能精純。貴報發此問題。知天下公共之事。與天下公共商之。故不揣鄙陋。膚陳其說如右。

胎前忌用熟地說

嵊　東竹芷熙

四物湯爲肝經調血之劑。蓋肝爲藏血之臟。究肝之所以藏血。非肝臟之中。

別有藏血之所。肝木易於生火。肝火擾動。週身之血。不得安甯。故古聖以四物調治之。方用當歸和血。川芎活血。芍藥斂血。生地淸肝火以補血。後賢製生地爲熟地。以之補血。不謂無益。遂爲婦科主方。然婦人胎前。有用四物之處。仍用熟地。斷非所宜。婦人受孕。胎氣壅塞。恒有惡阻子懸等患。此由胎氣不能運行之故。即有血虛宜補之疾。不若用驢膠。不得用熟地。以凝滯氣道。況血雖告虛。熟地不能驟補。反助滑脫。胎必從之而墮。其害可勝言哉。

產後忌用黑薑說

竹芷熙

婦人產後。宜去瘀生新。用生化湯調治。方中用黑薑。其味辛苦。其性大熱。能去臟腑沉寒錮冷。後人治產後病。遂無疾不用。不知薑已炮黑。性必燥熱。產婦受寒。血凝爲瘀。黑薑猶可酌用。若產時去血已多。或產後惡血已行。遇血虛發熱。血虛腹痛等症。概用黑薑。多有津枯液涸。血燥氣耗之患。願醫家各相愼之。

報價

新報	冊數	報價
全年	十二冊	一元
半年	六冊	五角五分
零售	一冊	一角

代派或一人獨定十份者八折五十份者七折郵票抵洋九扣計算空函總復

舊報	價目
一至十三期	五角
十四至十七期	三角
十八至四十四期	八角

郵費　中國加一成日本台灣加二成南洋各埠加三成

廣告價

	地位	價金
一期	一行	二角
	一面	二元
三期	八	折
六期	七	折
一年	六	折

注意

各處如有函件寄交本社務祈書明「紹城北海橋紹興醫藥學報社收」倘寫個人姓字郵局投遞不轉本社而無論銀洋書籍出入交涉均與本社無涉特此布告

本社啓

本報下期要目預告

論文●本分會代表赴上海大會演說詞…（謝幼舟）吾國醫家學派自金元以後始分門戶有主寒凉者有主溫補者有主滋陰者有主攻伐者有信古者有趨時者前清醫學家頗不乏人試詳敘各醫家學脈之變遷及流弊……（何夢）藥貴中病論……（松江曹伯蘅）論醫藥書報當愼重校勘…（前人）杭州醫藥分會籌備中醫學校通告書…（何廉臣擬）代論▲醫士道序……（王以鈞）醫學抉微序…（裘吉生）

學說●脉學膚言……（俞鑑泉）乞丐秘方……（竹芷熙）漢代分兩考……（陳伯豪）家藏製熟地秘方……（楊典紀）醫理精參秘妙論……一（著者失名校勘者張若霞）

醫案●社友治驗錄▲產後中風……（竹芷熙）對口治驗……（前人）治愈產後虛脫……（邵復生）風邪入絡治驗……（前人）治愈伏暑證……（前人）答沈德泰兄問其妻病症書（黃眉孫）

專件●浙江省長公署訓令第二三〇號（蔣愼身呈述庸醫誤人取締事）

近聞●取締中醫之部批〇紹興監獄署人犯瘐斃之多

雜著●醫話一則… 楊典記）錄澹廬齋隨筆……（無錫吳楚卿）學醫難行醫難延醫難 …（竹芷熙）越醫陳勉亭先生傳……（薛炳）醫林稗錄……二（張汝偉）塔滙軒醫藥漫錄……二（高潔儒）

第六年第九十冊合刊

原六十五六期

紹興醫藥學報

丙辰十一月

神州醫藥會紹興分會發行

本期之目錄

雙十節紀念再告

本社密備値價百元之書折作五十元分百人購買每人計郵票五十分寄函本社函中寫一數目此數目如與社中所備百元之書種數適相符則該書如數贈送如二人中者二人分贈併登報聲明中者爲何人以昭信實倘百人都不中符仍將百元之書公贈百人則不中者庶亦購得半價書一元也現在外埠尚有函來詢問辦法又投函者仍只三分之一故再展限至百函投足止

本社啓

本社誌謝幷告閱報者

玆承埋事胡瀛嶠君惠贈自著應驗良方三十部除登報誌謝外擬將同前承曹炳章君所贈重訂醫醫病書二十部一併作爲定閱本報最多數之上三名酬獎物兩書共計値銀十餘元本社不敢自私獎諸定閱者庶不負雙方提倡本報之苦心也得酬者姓氏至五十九期報端揭曉

催繳會費

本分會會員諸公鑑今年常年費每位一員請寄至會計員香橋孫康侯君處當掣上收照勿誤

神州醫藥會紹興分會啓

閱報諸公惠鑑

敬啓者本報五十七期至六十八期出月即已如數出版完竣 凡定閱諸公六十九至八十期報資請從早惠寄以便接續郵上 至尚有數戶未付今年之報資及各代派處未繳者 均祈格外見諒 即爲付下以維公益 至前年報資尚有未清者數戶 尤望自顧名譽亦希迅賜清償 因知諸公或以區區之數未在意中 不知本社積少成多頗受影響 故不得不再四請求也

紹興北海橋東本社啓

若霞氏監製發行

養血調經 月信丸（定價八角）

專治婦女血液虛弱經水不調行經腹痛經逆經衰子宮虛冷久不受孕顏色蒼白癥瘕血塊下腹疼痛心思鬱結胃不消化產後餘血作痛諸症

療肺聖藥 若製半夏（定價一元）

專治溫痰燥痰風痰寒痰老痰結痰臭痰肺癆肺瘍肺癰肺腫肺水咳嗽喘息嘔吐諸症神效無比誠療肺之聖藥也

懷中要藥 正氣丹（定價一角）

此丹專治瘟疫痧瘴中暑感冒霍亂諸痧赤白痢疾氣臌呃逆卒倒心胃諸痛結氣宿醉舟車眩暈水土不服傷食牙痛等症

中華千金丹（定價一角）

專治霍亂吐瀉溜飲頭痛中暑中寒昏倒惡心眩暈心胃痛不思飲食氣鬱食傷水土不服酒醉昏迷赤白痢舟車害癲氣牙痛癰腫諸毒

起死回生 若製寶丹（定價一角）

此丹扶正抑邪性和功峻內科外科俱治或搽或食隨宜有病則分歸諸經無病則各呈其效馳名既久經驗良多誠濟世之慈航護身之至寶也

保孕要藥 安胎丸（定價八角）

此丸能治胎前一切諸病如四肢疲倦精神不寧不思飲食腰脊酸痛子宮出血嘔吐諸症常服此丸可保無胎漏小產之患誠保孕之要藥也

牧製良藥 胃和丸（定價八角）

專治脾胃不和胸部脹痛吞酸吐涎不思飲食嘔吐反胃食物不化甚者心腹並痛四肢發冷及恣食生冷泄瀉不止等症立能見效

經售處　紹興教育館及各大藥房紹興醫藥學報社

論文

廉臣

和濟藥局冬令要藥八種

嚴製川貝
專治燥火頑老鬱結諸痰而成咳嗽哮喘癲狂癇厥等症并治中風痰迷及小兒急驚痰閉蝦蟆瘟咳或喉中作水鷄聲或咳嗆而聲不出者或乾咳見血者不拘日久年遠均效如神　每塊洋一角

嚴製半夏
善治風寒濕水烟酒臭濁諸痰及痰飲痰喘痰痞痰涎並痰迷癡癲痰厥頭暈老人中風痰潮小兒驚風痰閉服無不效凡屬痰飲者服之痰從大便如魚鰾即愈　每塊洋一角

節齋化痰丸
大凡濕痰寒痰痰涎痰飲日久不治名曰老痰根深蒂固致肺胃二脈伏結名曰結痰膠黏堅固滑吐不盡名曰頑痰隨火上升爲狂爲癲名曰火痰急服此丸以消之奏效甚捷　每兩洋一角二分

星香導痰丸
此丹溪先生秘方治無火寒濕痰嗽屢效凡寒痰濕痰頑痰宿痰糊痰水痰老痰濁痰及一切氣滯生痰痰壅喘息等症急用此丸三四錢開水送下屢試屢驗　每兩洋一角二分

小兒保赤丹
小兒急驚風十與熱二端居多尤以痰迷清竅爲最多此丹開竅降痰鎭驚熄風專治小兒痰熱積聚胸膈脹滿不思飲食甚則氣喘痰壅目瞪口噤並治大人痰迷中風等症歷試屢驗　每瓶洋四分

立止吐血膏
是膏平氣和胃止血去瘀專治鬱火傷肝口吐狂血或痰中帶血及絡血嘔血唾血大便閉結脘脇串痛等症每用五錢或一兩開水調下日服二次以血除便通而止　每兩洋九分

噙喉王霜梅　每枚洋二分
咽喉之症最爲危急其原皆由風火挾頑痰痺而爲災呼吸之氣因之阻塞甚則腫痛難忍或小舌下垂大舌浮腫痰涎壅塞此喉風喉痺喉痧白喉單雙蛾等必有之症也即噙含此梅能立去惡痰毒涎

喉症(保命)藥庫　每具洋一元正
本局精選古今名醫治喉痧白喉喉痺喉蛾等症自初起至收功特效藥八種一一用瓶貯藏納諸一箱巧小玲瓏易於居家常備旅行佩帶并附喉痧證治要略一册皆發明病狀及用法以便劑嘗用之

（開設紹城縣西橋南首）

吾國醫家學派自金元以後始分門戶有主寒凉者有主溫補者有主滋陰者有主攻伐者有信古者有趨時者前清醫學家頗不乏人試詳叙各醫家學派之變遷及流弊

何　夢

亘古無不變遷之世運即無不變遷之學術孔孟之學奠乎尚已乃一變而爲申韓刑名之學再變而爲莊列虛無之學又再變而爲漢儒讖緯術數之學變遷愈多流弊愈甚儒學如是醫學亦然吾國醫學肇自皇古興於漢盛於唐而沿於宋其間若張仲景若王叔和若孫思邈系統相傳如出一轍雖立論或有異同而未嘗存門戶之見也金元以後四大家出始各立門戶劉守貞以素問病機十九條多屬於火而著素問玄機原病式大旨主瀉火多用寒涼學者宗之而醫家之學派一變守貞之後有張子和修素問難經之學以風寒暑濕燥火六門爲醫方之關鍵立汗吐下三法大旨以攻伐病邪爲主邪去則正自安學者宗之而醫家之學派又一變厥後東

吾國醫家學派(三)變遷及流弊

垣繼起謂人之元氣由脾胃而生脾胃旣傷則元氣彫敝五藏失養百病叢生於是著脾胃論以溫補脾胃升提元氣爲主闢劉張寒凉攻伐之害極爲詳切丹溪晚出又於劉張李三家學派之外而別有發明參酌朱氏性理之說謂人身陽常有餘陰常不足陽易動陰易虧獨重滋陰降火用和平補益之劑而闢燥熱爲非學者兩宗之而醫家之學派又再變愈變還而愈滋流弊卒之宗東垣者以溫補爲口實參耆不已繼以桂附投之陽虛而陰盛者換骨金丹誤投之陽盛而陰虛者腐腸毒藥其弊至於殺人宗丹溪者以滋陰爲口實歸芍不已繼以地冬投之陰虛而無感冒者立起沉疴誤投之陰虛而挾風寒者轉成癎疾其弊亦至於殺人而宗守貞與子和者又以寒凉爲常服以攻伐爲能事知羔未已繼以芩連麻桂未已繼以硝黃幸遇元氣之壯實者覆杯而起倘遇元氣之虛弱者含藥而亡其弊亦至於殺人降而至於淸有信古派有趨時派信古派以張仲景爲宗徐靈胎尤在涇陳修園其尤也趨時派以葉天士爲宗吳鞠通章虛谷王孟英其尤也信古者務於高遠非岐黃之書

不讀非仲景之方不用然而書籍有殘缺權量有重輕信古大過而無才以變通之中病者效如桴鼓誤藥者甚於鋒刃其弊亦至於殺人趨時者狃於簡捷發汗則用杏仁蘇葉消食則用麥芽神麯然而大邪非大汗不解大積非大下不除趨時太甚而無學以幹濟之輕者以牽延而難愈重者以擱誤而速亡其弊亦至於殺人要之學派雖異而其流弊則一雖然分無派爲有派始在前人而化有派於無派責在後輩吾人生古人之後宜隨機而變擇善而還去古人之流弊則可沿古人之流弊則不可今日者歐風東漸美雨西來變理想而爲科學化空談而爲實驗一切學術超軼吾國吾國之爲儒者亦既信仰之崇拜之取彼之長而補我之短已而奈何吾國之爲醫者故步自封盡棄他人之長猶嘵嘵然號於衆曰熱病吾師河間實證吾學子和內傷吾宗東垣陰虛吾法丹溪吾守吾古法吾趨吾時尙一若吾能是是亦足者膭膭於五行生尅之中昏昏於五運六氣之內知守舊而不知更新知蹈常而不知達變丁此爭權奪利之日優勝劣敗之時有腐氣而無銳氣有滿心而無謙心有

紹興醫藥學報 第六年第九、十册

退化而無進化吾中醫試爲之撫心自問尙能歷久存在與西醫並立於地球之上而不爲天演所淘汰也乎賈子曰先醒者當時而王後醒者及時而霸不醒者枕上而死爲虎狼食嗚呼吾醫界諸君寧爲虎狼食乎抑將聞吾言而速醒也

藥貴中病論

松江曹伯衡

藥猶兵也兵凶器也戰危事也藥亦凶器也處方服藥亦危事也葢兵有干城之選亦有好戰之亡藥有治病之功亦有害身之患是以國家不得已而興師用兵貴乎福國利民醫家病家亦不得已而處方服藥貴乎却邪治病夫治病之所以有不得不倚乎藥者無他以其藥之能治病耳醫家用之以治病病家亦服之以治病是藥之所以見貴乎醫家病家者貴乎能治病耳夫藥何以能治病中病則治蓋藥物種類更僕難數而病候萬端亦難枚舉故醫家審症用藥貴乎中病病家求醫服藥亦貴中病是藥之見貴乎醫家病家者固貴乎能治病尤貴乎其能中病也吾故曰藥貴中病然而今之醫家病家能以藥貴中病爲前提者固屬不少但間亦有雜以偏

見者在醫家往往見病家之富貴者或重資聘診者輙故意用貴重藥品以示其愼重之意或酌用二三罕見之藥以炫其廣博之能一若非如是不足以迎合病家之心理且私謂此吾醫家治病之苦心乃心理作用所不得不爾非好爲巧僞也嗚呼醫家用藥相見病家以巧僞未見其可也其在病家求醫富貴者或病重者往往不問其藥之中病與否先觀其藥之貴重罕見與否若屬貴重罕見之藥即曰某醫生畢竟不凡否則苟屬輕賤平常之品即生藐視之念必曰某醫生亦不過爾爾一若非貴重罕見藥品不足以治病者而醫家之學問亦在能否用貴重罕見藥品上卜之者嗚呼病家求醫服藥不求中病而求貴重罕見之藥者不知其可也蓋兵不在多寡而在精勇藥不在貴賤而在中病故醫家用藥毋存迎合之心毋抱誇炫之念當用則用不當用則不用當用而不用非也不當用而用之亦非也病家服藥毋存貴重之意毋求罕見之心服其所當服不服其所不當服服其所不當服非也不服其所當服亦非也蓋用藥貴中病服藥亦貴中病借此凶器以行危事既事非得已

當適可而止太過不及均之有害況草木不言肺腑無語毫釐千里生死呼吸苟日以藥貴中病爲念者猶慮病不速愈變生不測而況稍存偏見者乎此所以深望今之醫家病家羣以藥貴中病四字爲治病當務之急勿存偏見再有他求庶幾可告無罪於天也乎此即不佞今日所以貢獻藥貴中病四字之微意也

論醫藥學報當愼重校勘

松江曹伯衡

今試執國中明達之士而問之曰今欲以個人之思想學問宣諸芸芸衆生之前傳之茫茫百世之後者何恃乎莫不曰恃乎書報又試執國中士庶人而問之曰今欲以個人之思想學問表示於衆人之前百世之後者何恃乎莫不曰恃乎書報更試就外人而問之矣亦莫不曰恃乎書報是書報者所以表示個人之思想學問者也故讀其書報者不啻親聆其人之思想學問莫不想見其當時之議論丰采躍躍在人耳目甚矣書報之可貴也雖然書報之所以可貴者貴乎能代表其書報中人之思想學問耳彼不合乎當時書報中人之思想學問者是已失其書報之價值可貴

云乎哉蓋書報之眞諦不在乎內容之優劣而在乎字句之不誤於書報中人之思想學問耳況乎醫藥關人生死故醫藥書報更不容有一字之誤一句之失則其當愼重校勘爲何如耶近今之世吾國之印刷業日形發達醫藥書報亦隨之推廣進步是當爲中華醫藥界前途抱樂觀然吾又不能不爲中華醫藥界前途抱悲觀者何也蓋吾國今日所推廣之醫藥書報或刋自古籍或著自名人固均大有益于醫葯界者深恐推廣者偏於營業性質往往祇求早日發行不計愼重校勘致魯豕魚亥未免誤人旣負發刋之初志又失原著之眞義在深於醫藥者研究之猶能辨其誤謬而淺見者讀之勢必以誤傳誤誤於無極甚或今日誤入吾心明日誤諸人命而他日猶曰某書若何說明某報若何議論竟不自知其見誤於某書某報而轉誤他人者已不少矣嗚呼毫釐之差千里之失與言及此能不寒心此吾所以謂醫藥書報當愼重校勘也否則甚恐醫藥書報日以發達而醫藥精華反日以淹滅日日言提倡醫藥而醫藥反日日墮落此吾所以又不能不爲中華醫藥前途抱悲觀也

雖然吾謂此言必有笑爲杞人憂天者矣然吾固願爲杞人不願言而或中者也但望發刊醫藥書報者若翻刊古籍當悉照原本以存廬山眞面其有疑義者一任讀者評論或刋自遺著名作能求原稿爲貴葢再轉傳鈔恐或未能無誤且無論古籍名著各種醫藥書籍苟經排印務必與原書至再愼重校勘以免誤人萬一庶幾不負書報之眞諦不失提倡醫藥之苦心則中華醫藥前途之發達亦庶幾矣

籌備中醫藥學校通告書

何廉臣

醫重任也仁術也抑精藝也與國家社會有密切之關係非尋常營業者比而其能確收成效不負人民所寄託者除刀圭針刺外尤憑藥力以維護生命我國自黃帝論醫神農嘗藥已垂五千餘年開世界醫藥之先聲拯國家人民之疾苦迄今四萬萬同胞得以生齒日繁人壽咸登者皆由代產名醫地多良藥足以交相爲用耳近來東西各國偏設醫藥學校悉心研究廣爲敎授一以求醫學之精深一以求藥業之發展無非重視其本國之醫藥而已環視吾國葯材出品多於東西各國地大物

博天產良材爲商業之一大宗苟能極意振興力求進步則擴充營業可操左劵此醫藥學校之不能不亟亟設立者也夫醫與葯本有連帶關係中藥之銷售全藉中醫之發明中醫能保存則中藥自能發達非但飲片銷售之廣狹固視醫方之多寡爲比例卽各種丸散膏丹亦多由醫理之推闡醫師以指示故欲謀雙方保存則設立中醫藥學校尤爲當務之急凡我同人應盡知之惟學校之成立與否其間利益危害竊願爲諸君剖析言之東西各國自創辦醫藥學校以來無論公立私立醫生之行道藥商之營業無不受政府種種之保護因以享種種之利權甚至推及於全球幾於俄頃之間不脛而走若我中國醫藥及今協力同心設立學校力謀整頓之方策非但中醫之國粹可保卽中藥之利源亦可推行盡利且我國藥材出產豐富一經受有保護則輸運之便利銷售之暢旺大可駕乎東西之上況中醫既受學校教育畢業後名譽必重於疇昔名譽既重則所開中藥自必愈加信用其成績有關於藥業匪淺此皆設立學校之利益也否則危害者三近在眉睫葢中醫如考驗以

後一經嚴加取締不幸而半歸淘汰則開方者終居少數私授者繼起無人中藥銷路勢必隨之而衰敗其影響於藥業者一也中醫既經取締則中藥亦必受檢查採備不易銷售更難其影響於藥業者二也現聞政府僅擬考驗中醫尚無議設學校之實行而現行醫生漸經代謝後無繼續則中醫日見其少中藥亦日漸減銷其影響於藥業者三也綜觀以上各節我醫藥兩界若不先自趕緊設立學校積極進行則危害情形不堪設想及時而圖猶爲未晚爲此警告深望急起而共謀之幸勿置爲緩圖自甘放棄伏希　公鑒　杭州醫藥公會謹啓

本分會代表赴上海大會演說詞

謝幼舟

科學進步一日千里吾人持學藝以執業務亦不能獨行於軌道之外不慮爲世界潮流所趨而兀然不動者也因之海上諸公由第一次之請願則組織總會今年又有第二次繼續之請願誠以個人之研究學術未易精確於是不得不合全國人以相互交換又以即有精確之學術欲圖保存與求不背科學原則得隨世界之趨勢

並行齊駕者不得不望政府之有提倡及科程之有規定也爰是敝分會之對於第二次之請願不特爲表面的贊同實抱眞髓的希望惟敝分會顧在十年前已組講學公團乃時名「紹興醫藥學研究社」會員衆多研究學術不遺餘力去年改組分會亦因各會員鑑於互相連絡獲益自較勝於紹興一隅之獨立遂遵總會函命而辦理雖然敝代表述言至此不禁有無限之抱憾當對諸公一宣衷曲以期往者不追來者有所希冀也回溯總會成立並敝分會改組以來兩年間敝分會之關於會務一切無不循章辦理如去年改組時備欵領入會證書大會時胡代表預繳本年會員費等事均不敢稍落人後或扶助總會於萬一蓋敝分會深悉總分會之關係猶木之千枝一本也然總會之對於分會爲何如此本代表不敢代敝分會下相當的斷語也還請總會諸公亦一一回憶之對於分會應行之事有無因循對於總會執行之事有無失信於此後會務之進行如何得以發展不爲已過之諸事所影響想總會諸公亦不願有負於分會也雖然此本代表爲春秋責備賢者之言乎明

知總會諸事進行之窒礙要亦爲分會同負之責任或者敝分會亦有未盡厥職之處此次總分會代表聚首一堂幸有以一一各自奮勉而挽救之則微特本代表與敝分會所馨香禱頌焉

代論

醫士道序

慨自矜蓋之習怙終之念與訑訑之聲音顏色中於人心而悅便佞憎骨鯁成爲風俗明哲保身之士見機而作閉口塞兌惟恐弗至時會所趨如伏波之戒兄子議人短長引爲深惡而民之多辟無自立辟遂爲處亂世居危邦之至言矣雖然鄭風之什有之曰風雨如晦鷄鳴不已史又曰良藥苦口利於病忠言逆耳利於聽冥冥之中誠有見焉蒙發振落樹之風聲而集思廣益不矜已出俾聞之者足戒而言之者無罪納約自牖意味無窮傷寒論之自叙痛斥凡醫而孫處士之著千金摘抉杳微不留餘地家粒戶誦永矢勿諼其明驗也不寧惟是昔之推顏氏憫世道之交喪抑

邪與正作家訓二十篇紫陽因之小學一書法語巽言羅列殆盡而前清陳文恭公之撫吳會聽治之暇采前脩之名論縷析條分名之曰五種遺規以教吏民厥後福州梁公予假歸田亦集古格言十二卷前輝後映淑身淑世之術囊括靡遺天下後世舉尊之信之汲之佩之未聞有惡直醜正師桀犬吠堯之故智反唇相稽起而議之者獨惜爲山九仞功虧一簣醫士一道渺未議及掩卷深思豈眞如曲逆之所謂各有主者歟亦以當時之俗尚未靡切脈觀色之徒咸知自愛盡心力而爲之者衆也然而一物不知儒者所恥備豫不虞善之大者以昌黎之才之學猶曰不通此不能爲大賢君子伊川程氏曰親病在床委之庸醫謂之不孝不慈老成卓識振古如玆由是觀之職一時生死之柄而受人身命之託應如何深造有得品學兼優而可輕意肆志率爾操觚如兒童之角逐貿貿然欺世而盜名乎前代良工其可徵矣昌邑黃氏江右喻氏及洄溪愼脩之徒居今世行古道游藝之暇諄諄然以澡身浴德善事利器敎及門諸弟惜餘力所及語焉未詳觸類引伸固將有待吾越醫風素甲

他郡歷年已久姑置勿論耳目所經如趙晴初陳勉亭諸鉅公其人雖往而澤猶存懸壺之韙儘有奉其平日之一言一字而終身誦之獲益匪淺者然吉光片羽未覩全體是惟裘君吉生淵源所漸引歷代名醫之學爲己學而至誠惻怛起衰振溺又以諸先正之心爲己心日積月累爰成一書曰醫士道付之梓人以公同好并以詔後生小子之從事於斯者按裘君與余相知雖晚而戊申初吉創辦醫報誠意奮發已見其志乙卯夏五登高自卑益擴而張之鉤深致遠大放厥詞今又有此書之作旁搜博採上自漢魏遠逮他邦名言絡繹千古一堂凡爲學之要涉世之宜決疑辨惑之端扶危定傾之紀若網在綱粲然畢備而又出話平易意氣懃懇吾黨乎非吾黨之士乎一誦其言如幽蘭之撲鼻而醇醴之入口油然藹然莫之或忤其感人之深蓋至此者我思古人余嘉劉子之成學言也傳之後世搢紳先生諷誦弗替而汪氏龍莊之遺佐治學治二書脫稿未幾省垣大吏至爲之捐資刊布者無他理義之悅人心猶芻豢之悅我口無有小大其善一也而衡情酌理醫事之重實無以減此

二者今裘君之撰是書既汲汲焉以程先民惠後學爲己任所謂出言之善千里應之其信今傳後有加無已如彼泉流已可於涓滴時卜之矣若夫一時紙貴遍地風行似係習俗之諛詞非君子信以立言之道余不佞未敢涉此以誣裘君裘君素伉俠諒亦必以余言爲莫逆云丙辰初冬後學王以鈞序於鑑湖舟次

醫學扶微序

吾國醫學五千餘年來諸家之著作有盡畢生之收羅而不能無遺汗牛充棟之譽豈誇示哉然就吾人所見及之書論之其間能獨出心裁發明新理者固亦不鮮而割截他人文字以抄襲爲著作剽竊先輩遺言以篡僭爲己書或則人云亦云或則因訛就訛諸如此類居於多數微特不能贊翼聖經抑且足以遺害後學雖然平心論之前者固爲軒岐之功臣後者猶不失爲醫家之好名人也諺有所謂三代以上未恐好名三代以下未恐不好名洎乎晚近自清末迄今茲數十年間能有一句一行而遺與吾人之誦讀者有幾何耶豈俶季之世吾醫家竟少好名者耶嗚呼君子

於此慨醫學之不絕如縷者幾希矣海虞張君汝偉著醫學抉微也不限卷以示無止境凡所見所聞有關於醫學之微旨悉摘抉而發揮之積帙成書隨時鄭示付印未一年出版已兩卷計張君年甫逾弱冠將見此巨册豐盈無可限量則發明於醫學之處自必蔚然可觀在是兩卷不過其發軔也雖然余於是兩卷已竊喜其爲軒岐功臣矣因書中立論一本經旨不襲人言不執己見無剽竊之弊無因訛之說其於發揚國粹不遺餘力如衛生論一篇其言隔離不足盡避疫之道慮淺之輩及略以西醫形質之學爲主者必斥爲有礙醫學之進步蓋傳染病之藉隔離而收效已成爲法律醫學之公案不知張君之言即經之所謂勇者氣行怯者著而爲病之旨也西學亦有免疫質之說臨時設隔離以防疫消極之衛生法也平素養勇氣以免疫積極之衛生法也張君之心欲人人養成免疫質是吾國上乘之學也舉此以概其餘則知張君爲軒岐之功臣矣與好名而率爾操觚者未可同日語也丙辰仲冬

吉生裘慶元拜序

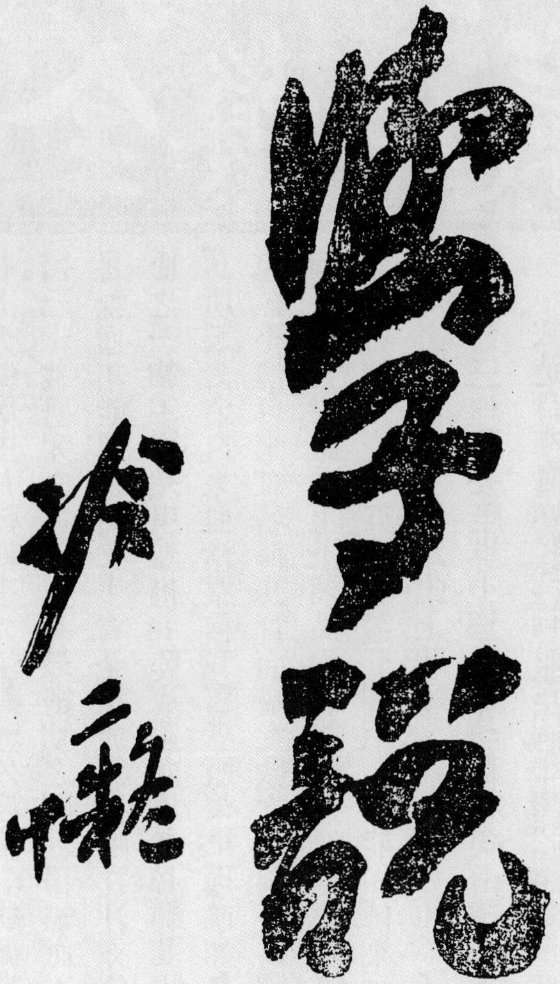
學說

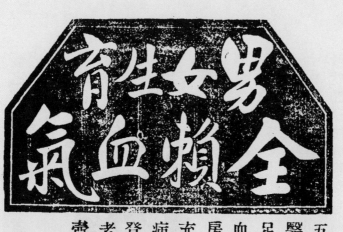

脈學膚言

俞鑑泉

經之言脈曰脈浮而紘者。是腎不足也。沉而實者。腎氣內着也。脈浮大虛者。是脾之外絕云。胃外歸陽明也。何其深切詳明歟。至如分臟腑。按時令。辨生尅。狀形神。既詳且備。自仲師述之。後賢闡之。如張石頑周澄之。均更透發無遺。更何必緦緦焉絜絜刺刺。意何居哉。然由苦思力學之餘。丁此新舊學競爭之時代。有難已於疵筆者。試觀英醫合信氏之言曰。中國所分三部九候。實難憑信。細審其說。似不爲無因。唐容川之言曰。肺脈起於中焦。不止一脈。始如散絲。上循胃口入肺。合總爲一脉。出中府穴。上雲門穴。走腋下。至肘中。約橫紋爲尺澤穴。有動脈至寸口。爲診脈之所。至魚際。則脈又散如絲。故不見。上魚際。至大指內側之少商穴。爲金氣所發洩。觀肺脈散而後合。至魚際又散。凡各種之脉。隱見皆如此」又爲善述脈者。至讀通俗傷寒論何廉臣先生勸語中。引西說人體血脈之行。由總脈管自心房而出。由大而小。散布一身。狀如樹枝。分派全身。漸成極細之無數小管。其小管復由此合。愈合愈大。再歸於心房。此講心房出血迴血之義。合參唐氏之書。甚爲顯明。而唐容川說脈有云。脈管只是一條。大則均大。細則均細。合信氏又謂兩手寸許之管。五臟六腑。豈遂偏繫於此。觀諸說皆以脈爲血管。鄙人竊有疑義。觀人體剖解圖。脈管如樹之榦。而枝而小枝而細枝。又如側柏葉背部之脈管。均橫佈側出。若太陽經自睛明穴。由額貫頭循背項直下至足。手太陰肺經出中府。由腋下肘中直下至大指之少商。與血管之垂垂四散。均不相符。似經脈於血脈。必分道揚鑣也。其手太陰一經。獨有動脈與別部之有動脉婉如血管者。乃經脉與血管會合之處。惟經脉主氣。血脉行血。經脈爲經氣之道。臟腑之氣出入之路。血脈爲行血之管。全體之血流通之所。血脈之形可剖而見之。氣脈之主氣者。不能剖而視之也。曷以知經脈之主氣也。觀針法繆刺。左病刺右。右病刺左。或刺上以治下。或刺下以治上。或正刺之。中刺之。如常山之蛇。擊首而尾應。病審穴確。針無不愈。知經脉爲氣之貫注。故取效如是神速。若血管雖藉氣而行。斷不能如經氣之靈動。且圖中血管之道路。橫行四散。不如經之直佈與血管異趣。更觀太陽經病。頭痛項强腰痛等情。與三陽俱病。不能起坐。豈非經爲主氣之明證。而肺經一脈。能知各臟之症者。以血管適與經脈相合。即經所謂脉氣流經也。脈即血管。經自經道。考十二經各脈之起止。皆相承接交互。惟肺獨居五臟之上。如華蓋之覆。五臟之氣。皆蒸騰游溢於肺。故古賢稱爲氣口。寸口者。言以方寸之處。能見諸臟氣之口也。謂氣口獨爲五臟主者。以氣口可知五臟病情之眞主宰也。若脈之根蒂。全在先天元氣之厚薄。其充養在中焦脾胃之衰旺。其收束在上焦肺金之關鍵。其兩尺屬水。一爲膀胱之水。一爲精水。一爲癸水。總之爲腎主五液之水。夫人身氣血津精液。合而成形。何處非水。而必以兩尺診之者。若膀胱之出溺。胞宮之藏精與天癸。其功用皆在腹之下部。精以盈而可洩。癸以充而始行。盈虛消長之氣。可以尺中診之。男子之精。說者爲必慾火一動。而精始來。試觀宰覩豕羊。無精可見。此言雖似實非。余曾偶見豕於脊骨之盡處數節內。藏有白色之凝脂濃液。其部位在內腎之下。知精必從此輸於胞宮精道。元虛遺精。腎陽不衰者。以豕脊髓合川柏服之。大效。而淋濁帶下。亦以豕脊髓合川柏海金砂鳳凰衣生軍丸服而大效。先天腎秉厚者。其兩尺必有力有神。腎臟屬水。於卦屬坎。中含一陽。眞精元陽封蟄之所。即爲命門。周澄之脈義。以兩尺中形之虛實候腎水。以勢之盛衰候命門。確有至理。又古賢候腎陽於右尺。候腎陰於左尺。蓋左重血。而腎中精血之氣。當較右尺爲充。右重氣。而腎陽鼓動之情。自較左尺爲盛。至男尺恒虛者。乃潛藏之意。必陰足而陽始秘。水足濟火。則脈虛而潛藏。水虧火旺。非浮洪即絃勁。此男尺恒虛也。女尺恒盛非躁盛之謂。女子以血爲用。兩尺流利沖和。血液充盈之象。無滯濇之形。此恒盛之眞相。或有脈體清小者。但以尺位不陷。平素汎調。癸停數月。尺寸之部。稍見搏滑。即爲孕徵。若絃而濇。洪而勁。偏寒偏熱。非不孕即易墮。或信愆矣。脾胃肝藏體居中。故現於關。飲食入胃。得益最先。右關之脈。其形敦厚。其氣委蛇。而脾之運。尤賴肝之疏。觀西人胆汁入胃化食之說。知木之尅土。實交相爲用。甚爲親切。左右兩關之脈。均較別部獨大者。一則土藏得谷氣最先。一則肝之吸土最近。土得木之疏泄。則運化益速。木得土之栽培。則生養有資。若夫兩寸主肺金之本氣。肺主收濇。脈象小而短。惟其收攝。故能總攝一身之氣血。秘密堅固。尙憶古賢之言曰。立國者以兵爲衛。「蓋吾國以兵爲殺伐保守之用。於五行之象屬金」。而人之一身。必藉此堅剛之肺金。主皮毛而外衛一身。至哉其言。惟其脉短而小。在掌骨盡處。魚際下第一道束掌紋間。且自關直上者。鮮。必稍斜向內。或稍斜向外。非所爲斜飛也。必以食指向內向外探索得之。予學醫時。見診者以食指略按在關前。或竟按在關之上半部。是按尺不及寸。豈非咄咄。久咳無病之體。寸脈不欲浮大。非肺陰不足。即肺中有火。或肺氣虛浮。必以短小毛濇爲吉。若左寸之心脈。訣本云。浮洪而散。而無病時。亦不甚明顯者。亦以兩手寸部。皆肺所屬。心藏屬血。左脈重血。故以左候之。稍較右寸略洪。即爲平脈。且離中本虛。若太浮艷。即心火上僭。乃病脉矣。脈波具體而微。其中洪大滑濇。如循長竿。如參褚。如火薪燃。細心推測。方得形神之似。非如粗大之物。摸索可得也。若人迎氣口。聚訟不一。周澄之謂人迎。結喉兩邊穴名。無人迎脉也。兩手高骨。脈名氣口。無氣口穴也。一語判決。服其了當。脈體尺中一顯。尺至關界中脈一隱。關至寸界中脈又一隱。自尺至寸。如藕節之接連。若岡巒之起伏。別部之動脈無似焉。造物若特生此寸口。以診疾苦。聖人知之。昭茲來許。厥功偉哉。寸關尺平脈大小。已自不同。唐氏云大則均大之說。與陳修園醫學實在易診脈別解節中。謂某臟腑如此。又如彼。又如臟腑居於兩手之間云云。實皆一時任意之筆。不然者。將仲師傷寒論所云尺中脉微此裏虛。尺中脈遲者。不可發汗。亦妄語歟。要之吾國以寸關尺診脉。最古最確。自可按部而得其虛實病變。然必合於望問聞而鍊習久久。神專心靈。指下始堪了了。至寸口為血管。此中不無研究。夫人身呼吸之氣緩。此氣之自肺出入者。即氣如橐籥之謂。無此橐籥。血妄行矣。而脈中跳動之氣速。此氣之從心鼓動者。即血如波瀾之謂。無此波瀾。血消止矣。而脈之動數。一如血管之動數。則明明脈為血管也。而血管脈絡圖中。與經氣之行徑大異。由是推之。敢發血管經脈異同之說。似寸口之脈為血管。與經脈并合之所。未知當否。夫理愈闡而愈出。言愈淺而愈顯。略述

中國近代中醫藥期刊彙編　第一輯

疑竇。請高明之指示。并探撫脈旨。與初學作談話。願正謬誤。一觀不文。

乞丐秘方

竹餘祥

敝友張某。患下疳症。陰莖爛蝕已寸許。小便疼痛如割。百藥罔效。奄奄待斃。適有丐者過其門。見張某曰。君有惡疾。苟肯賜米一斗。當爲治愈。張某曰。若能包愈。豈惜區區斗米哉。丐遂書方一紙。如車前子奇良紅花牛膝通草生甘梢等味。另加草根一束。同煎。一劑知。二劑已。三劑竟安然若失。張某欣欣然與米。曰。方中諸品。余已嘗遍。不知何物草根。有此神驗。汝肯實告。當以十金爲壽。丐曰。小丐豈爲利而秘其方哉。今之求米。爲度日計耳。君既有濟世婆心。小丐何敢隱。此乃馬胡鬚草根。又此根與大麥穗。清酒煎飲。可治魚口便毒。君當切記無忽焉。張友見祥閱醫藥報。特書此方。請贅報尾。以廣流傳云。

漢代分兩考

陳伯豪

醫之用藥分兩。加減效即不同。漢代分兩與今日異。傷寒金匱等書。每一味動以兩論。若以今秤秤服。不但不能愈病。適足以增病。歷代醫書。有云漢之一兩。合今三錢者。有云合今二錢零者。然皆未有正確之明證也。余家有漢幣一。正面有布貨兩篆文。以今秤秤之。適三錢正。金石索云。布貨每個二十五銖。由是計算漢之一兩。實合今二錢八分八厘也。因振筆記之。幷以告同志之研究傷寒金匱者。

家藏製熟地秘法

楊典紀

熟地爲滋補眞陰聖藥。凡先天陰虛後天血虛諸危險症。非此莫能療。但此藥全在蒸晒得訣。收藏得法。方有救陰配陽起死回生之功。可多服久服。爲陰虛人之至寶也。若製不得法。未建補陰之功。先釀敗脾之禍。食之令人飽悶減食。凝痰滯氣。甚則全不思飲食。腹脹泄瀉。虛損人脾胃一敗。逆症蜂起。因而致斃者。指不勝屈。良藥變成惡藥。使病者無救。治者扼腕。此皆不知製法之故。豈熟地之過歟。今將秘法詳細開示。以公同好。其法要在三伏天晴準方將本支地黃。先日泡發洗淨。晚間取潔淨清水。入砂鍋煑地黃二時之久。離火取出。濾出汁。另盛。當夜隨蒸一時之久。其濾出之汁。置火邊慢慢熬濃。預備大篾斗盤數個。大瓷罎洗極淨聽用。次日趁極早。將地黃每根用竹刀切作兩片。鋪斗盤內。稀稀擺。莫使黏連。整晒一日。當日便要晒乾。故濾汁。趁早稀鋪。皆爲一日乾計也。地黃只怕漚。若不濾汁。一日斷不能乾。不乾便漚壞了。頭一次難得極乾。大略乾了。隨收入罎內封蓋。若不收入罎內封蓋。過一夜。即回潤。倘天變數日。濕潤益甚。味變餿酸。地黃即無用矣。二次天仍大晴。將熬濃原汁。拌入地黃內。蒸一時之久。若逢天變。其汁已餿。切不可拌入。傾之可也。其蒸法晒法收法。皆照前次之法。每蒸一次。必得太陽整晒一日。天晴不准。即莫蒸。若晒至半乾。而天忽變。隨即以火烘乾。方收入罎內。九次皆如是。以後蒸晒。如地黃太乾。用糟燒酒拌濕。去蒸至九次爲止。八蒸八曬爲不及。固不可。十蒸十曬爲太過。亦不可。用九之妙。其義深奧。非精於易理者。不能測識。並不用姜汁砂仁。任人多服久服。絕無傷胃減食。凝痰滯氣。腹脹泄瀉之弊。即令誤服。亦無大害。曾因此法製用已數十年矣。凡有患熟地病而苦無精製者。即與之服。去病甚捷。取效甚神。久經試驗。盡美又盡善也。近世誰能曉此。其收藏法亦要緊。九曬畢。隨即收入罈內。緊封罈口。雖一年之久。不得起黴。取用時隨取隨封。若不緊封。必漸漸起黴。地黃漸壞不可用。前功盡棄矣。世之製熟地者。確守此法。但起黴熟地雖蒸服之。未有不生事者。惟忌鐵。故蒸用砂鍋。切用竹刀。服時禁葱蒜蘿蔔無鱗魚禽獸血等物。

肺癆病之症狀

闕名

本症自成病至不治。可分三期。(第一期)微有咳嗽。或頻頻咯痰。人每認爲傷風感冒。不加注意。(第二期)則發熱盜汗。身漸瘦弱。痰中見血。就醫者多在此期。(第三期)各狀增重。不克起床。至此已無救治之善法。凡癆症襲人。其來也漸。故遇下列症狀之一者。亟宜就良醫診斷。切勿延誤。(甲)無故咯痰。(乙)咳嗽。(丙)易怒不寐。常覺乏力。(丁)身瘦血薄。(戊)氣促脈數。(己)消化不良。(庚)午後面色紅艷。體溫微升。(辛)睡時盜汗。(壬)胸部隱痛。(癸)吐血咯血。又各重病後。久不復元。及久患潰瘍或瘰癧等症者。皆易罹肺癆。

張振滋若霞校勘

醫理精參秘妙論

著者失名

中風

內經曰。邪之所輳。其氣必虛。風之中人。其中必重。蓋中者中入於內。拔之而難出也。惟體虛者。多有是症。因其營衛衰。眞氣去。則風邪易入。然其症有中臟、中腑、中血脈、中經、之不同。中腑者。多着四肢。爲表症。而脈浮惡風惡寒。拘急不仁。治宜以小續命湯汗之。得小汗。爲可復也。中臟者。多滯九竅。爲裡症。脉緩。鼻塞失音。耳聾而眼矇。大小便閉塞。痰涎壅盛。不能言語。危甚風燭。急宜以三化湯。麻仁丸下之。中血脈者。病在半表半裡。口眼喎斜。語言不利。痰涎上壅。手足癱瘓。宜以二陳湯加竹瀝姜汁。若外有六經之形症。則宜小續命湯加減。以發其表。再以通聖散辛凉之劑。兼治其裡。若溺不能利。肢不能舉。口不能言。此中經也。宜大秦艽湯羌活愈風湯。先補其血。次養其筋。如癱瘓者。有虛有實。經所謂土太過。則令人四肢不舉。此膏粱之疾。非肝腎之虛。治宜瀉之。令土平而愈。用三化湯。調胃承氣湯。選而用之。如脾虛之人。亦有四肢不舉。但痰涎稀少。言語或有不利。治宜十全大補湯。及四物湯。扶正以去邪也。經云。治風先治血。血實風自滅。正此謂歟。諸書俱謂外中風邪。或劉河間作將息失宜。水不制火。亦是而不若東垣。謂地有南北之殊。病因有感受之異也。蓋西北地高。東南地卑。西北之所中者。則因風土太厚。所食腥羶葱韭酒麪。助熱生風。動火生痰而然也。宜用三化湯。承氣湯。通聖散之類。東南之所中者。則因濕生痰。痰生熱。熱生風也。宜以加味二陳湯。加芩連治之。以余論之。此劑但可用於中風少緩之時。未可施於中風卒暴之際。至中入藏腑。非急用三化湯與續命湯。甯得起死回生乎。總之此症。人所禀有虛實。則受病有重輕。體之實者。多由感傷。體之虛者。偶得而中。今局方本以外中而以內傷熱症。混同施治。害人非輕。夫外感者。病在表。爲有餘。內傷者。病在裡。爲不足。然皆由血虛有痰。或挾火與濕。治宜發散補養之劑。是以外中風邪。而深入內臟者。十有九死。苟得此症。於中倒之時。不可令臥。宜使人扶之坐起。用法調治初宜急掐人中俟醒次用撚鼻取嚏或以牙皂細辛末取嚏再以鵝翎絞痰三者之間得嚏得唾即可治也否則不救若中倒之時言語得出一二句方可用藥宜二陳湯爲主加竹瀝薑汁氣虛者配四君子血虛者配四物湯氣實者加枳樸山查血實者加桃仁紅花有火者加芩連山梔脾虛者加白朮茯苓胃實者加枳實大黃病壅盛者口眼喎斜不能言語皆用吐法宜瓜蒂散稀涎散吐之若服後不吐此爲氣不能轉者爲不可治設或氣虛卒倒者參耆補之挾痰者二陳湯加參朮竹瀝與之血虛挾痰者用薑製當歸更加二陳竹瀝與之半身不遂大卒多痰亦宜前法二陳調治肥白人多濕少加蒼朮瘦人多火多加芩連其或遺尿屬氣虛以參耆補之小便不通不可用利藥如熱退自利設口不能言者爲心絕脣吻手撒者爲脾絕眼合直視者爲肝絕遺尿面黑者爲腎絕鼾睡自汗者爲肺絕此名脫證如牙關緊閉兩手握固則爲閉證閉證宜用蘇合香丸牛黃至寶之類灌之如見脫者宜用大劑理中湯灌之許學士云氣中者亦類中氣因於七情所傷暴怒傷陰暴喜傷陽故鬱怒

不舒氣多厥逆初得便覺牙關緊急四肢逆冷手足顫掉而撲去者此中氣也不可同中風論治如以風治殺人必矣蓋中風身溫且多痰涎中氣身冷並無痰涎中氣宜以蘇合香丸灌之俟醒後以枳殼二陳湯治之爲妙脈經曰中風脈浮滑兼痰氣其或沉滑勿以風治或浮或沉而微而虛扶危降痰風未可疎浮遲者吉急疾者死

愚再按風之中於人也必從外入由其腠理空虛臟腑不實故直中於內而無阻滯者也故中於心則失音不言中於肝則眼合難開中於肺則自汗不收而取噓不來中於脾則牙關緊急而探吐不得中於腎則遺尿昏倦而昏不知人此爲五臟直中之症救之必難若見一症尙望收治設或一二經中則邪勝於正死期必矣若中經中腑之症口眼歪斜左癱右瘓語言不遂痰涎壅盛自汗惡風便溺阻隔此爲可治之症但依經旨而治之又有肝木之邪勝脾土之氣衰木能生風而導泄脾氣則偶爲所中有似中風之症者亦可類中風而治之以二陳湯加減用之可也至若痰壅上者則先吐而後中痰壅下者則先便而後中二者皆正氣空虛亦能至死但少甦

醒者可治如昏不知人者難治又有東南之人皆濕土生痰痰生熱熱生風如是中者但中之少緩有痰涎壅塞而無言語蹇滯有便溺阻隔而無眼合遺尿用芩連二陳湯從其輕重加減調治可也又有心事拂鬱偶爲大怒所充不能發越一時而中者亦宜二陳湯清氣豁痰或有內氣不充飲食不調風寒拂鬱而中者亦宜二陳湯消導寬中亦有勞力太過精神竭盡而中者其症頭暈自汗汗收而醒宜以補中益氣湯用治亦有房勞太過精神斲喪而中者其症冷汗自來神思昏憒宜以十全大補湯調治由此論之皆類中風之症亦未嘗有似中風之形也自當分而辨論大抵眞中風之症少類中風之症多眞中風者難治類中風者易治中臟者難治中腑者易治此治之大端也

治法主意眞中風見者決不可治類中風者宜以二陳湯爲主不若治風先治血血實風自滅

風害萬物體虛者則中之至六經形症太陽經症頭痛身熱背強陽明經症目痛

鼻乾不得臥。少陽經症。耳聾脇痛。寒熱嘔吐口苦。太陰經症。腹滿自利咽乾。少陰經症。舌乾口燥。厥陰經症。煩滿囊縮。

凡遇脫症。法在不治。惟大進參附。或可冀其萬一。

中風主方

小續命湯　治中風。外有六經之形症。中風自汗者。不可發汗。此方。不可。輕用。

麻黃　人參　黃芩　白芍　附子　防己　桂枝　川芎　杏仁　甘草

各七分　防風　一錢　薑　三片

右水煎服

三化湯　治中藏。內有便溺之阻隔。

厚樸　大黃　枳實　羌活

各等分、水煎服、以利爲度。

麻仁丸　治腸胃熱燥。大便秘結。

醫案

幼舟題

對口治驗

竹芷熙

祥岳陶顯廷。長於外科。不幸早逝。暇邇咸惘焉。於對口症。百發百中。而其方不傳。深爲可惜。一日有一行人過祥門。垂頭喪氣。不勝其苦。拙荆陶氏。浣衣池畔。遇此人曰。是必患對口者。妾婦治此症無不效。妾尚記一二味。當爲若治之。效否未敢必也。若人聞此言。深懇醫治。遂於園中採秋茄蒂十餘枚。瓦上煆灰。出火存性爲末。調以桕油。敷對口珠上。二三次腫消而痊。始知祥岳長於治對口。即此物也。故記之。

產後中風

前人

鄰村孫氏婦。產三日。忽口眼歪斜。手足牽引。語言不出。但熱無汗。呼氣若烟。鼻煤齒焦。苔黑而燥。口開脈數。頭痛如搗蒜。祥問其由。此婦胎前已患頭痛多日。新產三日內。似乎略平。今忽大作。因產時去血過多。肝不藏血。風無所制。風既無制。則火從風生。風因火起。若用續命等湯。恐不濟事。遂爲擬鮮生地一兩。天花粉五錢。羚羊片錢半。鮮菖蒲三錢。川貝錢半。鮮石斛三錢。苦杏仁三錢。犀角汁二瓢。荆竹瀝四瓢。生姜汁三滴。一劑後。諸恙悉已。維頭痛不能盡除。大便不通。又服大生地生錦紋(酒炒)蘇薄荷瓜蔞仁栢子仁雙鈎藤生甘草獨活生白芍服三四劑而安。

治愈產後虛脫

邵復生

漓渚近村。王遊蕩尹毛婦。年二十歲。八月下旬。患瘧墮胎。血崩累日。初不延醫。既危。請甲診。治以柴胡黃芩川朴干薑當歸益母草川芎焦梔子紅花荷梗。一劑空痛。一息奄奄。再劑氣脫汗下。兩目直視。適有人薦余診治。脉象沉微欲絕。苔色淡黃色厚。面白如紙。唇齒焦黑。自遺小溲。神識昏矇。宛如板頭形像。全家驚淚。余列方以太子參二錢。鮮菖蒲五分。辰茯神三錢。米炒麥冬錢半。北五味九粒。川斛二錢。大麥芽四錢。炒白芍二錢。白歸身錢半。鮮藕爲引。一劑神清。復診。脈轉浮洪而數。苔色如前。再劑以正路西參錢半。丹皮二錢。生地炭四錢。歸身錢半。炒白芍二錢。辰茯神四錢。川斛二錢。大麥芽五錢。佛手片五分。引用鮮藕。二劑神清思食。三診即調胃淸補而愈。

風邪入絡治驗　前人

濟渚近村。謝姓小星。體肥色白。七月間天悶。夜不閉窗。四更驚聞風聲喘急。戶牖之聲。不絕於耳。起床關窗。煞時如風剪射身。先寒戰。旣刺痛遍身。不可擋。即已陰戶痛癢非常。吐痰盈惚不止。身痛不可近。譫語。近天明。邀余診治。余云風邪入絡。以致痛延遍體。切脈浮緊。苔白。急用生麻黃八分。蘇葉錢半。光杏仁四錢。大力子三錢。絲瓜絡三錢。鮮薑五片。一劑瘥。二劑加減逐愈。此症幸根未深。以致奏效頗速。供諸同道研究。

治愈伏暑症　前人

濟渚近村。有曹姓男。年廿七歲。入夏。頓瘧二月。旣變三陰大瘧。月餘脚腫。聊服湯藥四劑。漸愈。一日行路十里。覺勞苦不適。次日復上城。親友宴飲。回家胸悶不暢。次日嘔吐兼作。惡寒頭痛。便瀉。甲醫治之無效。乙醫又治之。仍如故。隔日病重勢危。苔甚黃厚。齒燥唇焦。氣悶。便出稀水。脉象弦數。八九至。神昏不語。邀余診治。余以大承氣湯加蒿子滑石鮮菖蒲查肉焦梔。一劑稍瘥。加減再進。連服多劑。病除。以上因經過有效。故不惜寸楮。以供同道研究

以上治驗諸方。非鄙人以爲能力自如。然而會名研究。不得不將危症治法。登諸報端。

答沈德泰兄問其妻病症書

黃眉孫

德泰兄偉鑑。尊夫人之疾。原於脾胃虛寒。食物不能消化。寒痰上湧胸膈間。而成結胸症。兼身發寒熱。燥渴焦灼。每時暈絕。不省人事。且又身體大虛。最爲難治。前醫誤熱症。且用熊膽等味。實爲荒謬。今幸全愈。皆兄台夫婦之積德延年。吉人天相。富有金錢。以多行善事也。弟有何功。蒙賜匾以增光。復登報以推薦。殊爲慚愧。茲蒙詳問病症。并善後方法。僅將該病之原因。經過之

危險。由余診看之時期。從首至尾言之。

前月廿七診時。腹痛氣急。兩脇亦痛。嘔吐不能食。燥渴而不能消水。面色青白。唇舌亦白。六脉微細。其發熱也。亦止微微作熱。與實熱之發熱者不同。嘔出之痰。清白如水。故斷為寒症。用香砂六君子治之。服後平平。不見愈亦不見重。想因病重藥輕。故無效驗。

廿八診時。甚爲危急。六脈俱閉。兩目直視。痰聲如曳鋸。橫塞氣管。且病人狂呼脇痛。焦渴呼水。得水又嘔。嘻笑不止。人事昏迷。余診脈駭絕。深欲不受紅儀。不開藥方矣。又轉念前日所診之病。今不開方。於心不安。故診看後。呆坐半點鐘久。思想治法。念彼現下氣血兩閉。不如用柟痧手法。使氣血流通。方有救藥。果然柟痧後。六脈回復。人事清醒。胸腹之痛亦止。余擬漸不服藥。徐俟明日。再行斟酌。因病人虛極。攻補兩難。不如漸緩一天。看有無變症。用藥較有把握耳。

廿九診。又復危險如前。蒸柟痧後。安睡一夜。天明卽呼胸腹作痛。燥渴發嘔。昏狂譫語。痰聲轆轆。人事不省。手足僵冷。余急用針。連刺大指少商穴二次。皆無滴血。細思確是寒症。當用艾火。急用生姜搗碎。上舖艾絨五錢燒之。火熄後。將薑幷艾。用布包裹。遍身擦之。果半點鐘久。又復淸醒。念現下介乎閉症脫症之間。唯以治痰爲急。用猴棗龍涎麝香三味。研作藥散。利高麗參服之。幷服陳半六君子湯。其後該痰漸順。不致上壅咽喉。夜能安睡矣。

初一診。因廿九夜。徹夜不寐。細思此症。何以如此反覆。該病確屬寒病。故人事不省之時。一用艾火。卽起死回生。若非服大劑附子理中湯。斷難速效。然病家方以發狂譫語。口渴脇痛爲熱。今重用干薑附子。必駭極而不敢服。改延他醫。前功盡廢矣。不如行由淺入深之法。自可堅其信用。是日診脉畢。方用伏龍肝一兩。干薑五錢。大棗三錢。只此三味。令分三次服之。若一次服而無效。則可止後服。自然無害也。果服藥半日後。大有效驗。嘔止矣。痛減矣。氣順矣。食能下咽矣。該藥服盡後。其夜再服一劑。諸病皆順。足見用藥貴精而不貴多也。

初二診。照前方三味。減輕分兩。加入四君。幷附子戈半夏。發狂譫語。脇痛燥渴之病漸除。足見眞寒假熱。非附子干薑之大辛大熱者。不易收功也。

初三診。服初二原方。發狂譫語之病。已經全愈。唯胸脇尙有微痛。口尙燥渴而已。

初四診。因身體大虛。病勢已減。用附子三錢。肉桂一錢。和高麗參三錢服之。始能起牀行動。

初五診。仍用參附桂原方。所有胸痛口渴。發熱之症。一概全愈。

初六診。用四君加附子肉桂干薑戈半夏。連服數劑。間日則服桂附和高麗參。至初十日。已完全無病。行動如常矣。

弟治此症。亦驚出一身冷汗。診看時。脈勢稍逆。則恐懼不安。脈象漸佳。則喜動顏色。其如此關切者。蓋因兄台格外相信。深恐有負知己。於心不安也。尊夫人之疾。爲脾胃虛寒。飲食不能消化。寒痰上湧於胸膈間。而成結胸之症。且病久虛極。故始終用四君子。和干薑桂附高麗參等。溫補之品。以奏全功。今後只宜養補脾胃。戒食寒涼生痰之物。更用大劑參茸。補回元氣。則明春二三月。春木秉令。自不致肝木尅脾土。復發此病也。餘容面罄。即請偉安。

狗寶治胃病有神效

裘吉生

余因用馬寶治驗癎症。遂信動物上天然發生之物。效力實較他草蘇草茇爲大。數日中故遇胃病之作酸脘痛。或早食慕吐。或隔噎不下者。均用狗寶二分研末。開水送下。無不應手奏效。病家羣爲神藥焉。余持揭而出之以告同道。惟世俗往往以狗寶爲狗胞。常在母狗生產時收覔。此大誤也。

專件

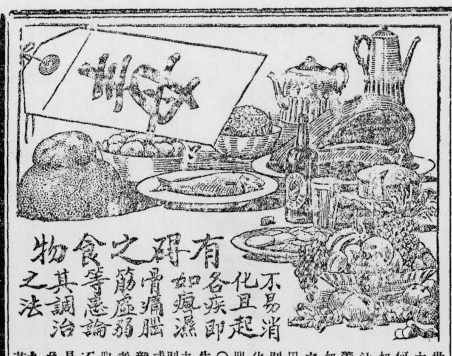

覽吾國官立私立及外人所設約翰同濟等校皆有以中國之醫藥書爲參攷者而中葯經外人所採用者亦不勝計是外人尙以中醫中藥爲有用而我國詎可自棄其國粹自棄其天產會員等外審世界科學之趨勢內顧本國權利之所關爰合詞籲請

大部爲全國教育總司必能下順輿情俯加採擇當無畸輕畸重之虞所請提倡中醫中藥准予參照中西擇善詳擇設立醫藥專門學校各緣由理合抄具簡章呈請　俯允審定批示祇遵不勝迫切待命之至謹呈

浙江省長公署訓令第二三〇號（蔣愼身呈述庸醫誤人取締事）

案據諸暨蔣愼身呈稱民國建元倡言人道共和再造尤重民權專制餘毒業已次第革除惟庸醫誤人尙未提議或爲千餘年積習所沿士民無呈請書官廳無取締法正民之死於兵與民之死於藥均死也而死於兵者十中之一二死於藥者十中之八九其故安在蓋醫學知識中國本未普及一人疾篤舉室倉皇醫之良否無從覺察繼有聽之已耳醫家入手又不詳述病情細按病脈不曰溫熱定曰虛損以籠統之方案應變幻之奇症欲求不死其可得乎且此輩棋羅星布盈城皆是無暇一一指名但其口亦極贊內經而不知內經爲何物其心亦折服仲景而不知仲景爲何人窮其弊或爲搖鈴之賤工或爲失業之葯夥或爲讀書不就之下士初則以蘇葉等治痧症而其藥尙靈繼則以栗殼等治瀉症而其效亦捷由是懸牌開診門盛如市雖日殺數人而尤嫌不足生民何辜遭此重重刼數也范文正公有云不爲良相寧爲良醫旨哉言乎顧愼身以爲醫之一道非儒理不可非通儒大儒尤不可如靈樞素問何等古奧難經八十一章可以補內經之缺文亦微妙絕倫仲景之傷寒金匱雖經名家註解而原文則如道德經之不可摸索當於言外索解李唐以後千金外台等書亦復自成一家其用意之奇用藥之巧非於此道之折肱者不能窺其門徑厥後李東垣劉河間朱丹溪張子和輩皆博覽羣書別出心裁至薛氏醫案景

岳新方巳染市醫習氣爲有識者所大…惟清初高士宗張隱庵輩閉戶著書名手服爲唐宋後僅見之書惜其命意太高爲淺學者所膜視以故不行於世反不如景岳等書盛銮皆是也所以醫道之壞非自今始其由來爲已漸矣今者東南大定後政局一新兩浙士民生機日動刼運將終天故假手明公提有全浙重救瘡痍愼身雖不文敢以數千餘年未經規劃之故見乞靈鈞座倘蒙采納則起死人而肉白骨非獨生存者陰受其福即死之者亦吐氣於地下爰敬陳其條件如左（一）宜認眞考試以察其有無根底有無經驗局門考試爲最美滿之結果恐鈞署無此餘閒似不如散試爲使此輩流品甚雜讀書者少識理者尤少一題到手即翻破書箱而亦茫無所得間有能讀古書熟悉醫理筆下亦能發揮其所以然得此一種命令眼見若輩一敗何等鼓舞決不肯代人操筆鎗代一說當然在消滅之例即此輩長跪乞憐餌以重金能文者出其餘緒幸而獲選一經口試以空疏無具之弱試問從何對答此考試之有功於醫道者不少（一）宜錄取以後再經口試口試以後方給牌照學識具優者給以一等照學識中平者給以二等照識有餘而學不足者給以三等照餘予碌碌不足齒數勒令停診違例拘罰（一）宜規定程式令於藥單內發明病情詳敘藥性覘其學識之優劣或內外分作三項第一項當詳按脉理及受病之原因與夫治後之效果須反覆推勘不嫌詳盡第二項專列藥品第三項將上列藥品逐味解說因某病而用某藥用某藥以治某病藥之性味若何治驗若何須層層發揮病家雖不知醫亦可一目了然如此則無學之徒大半瓦解其爲單程式繪圖說明黏呈於後仰祈電核（一）宜規定醫金毋使貪得以惠平民醫之命名本爲濟世非爲漁利古之名手沿門賣藥祇求溫飽不責厚酬唐宋以後成爲營業之一種近尤皐鄙[illegible]擬之不堪似宜減輕醫資使貧病者易於就醫門診二角（杭城六角）出診六角（杭城出診一元四角）五里以外十角（杭縣五六元不等）其在富貴之家者聽得此亦不無小補雖多亦奚以

爲(一)宜取銷慮文進求實效四年三月中省會醫廳取締醫生擬局門考試錄取後方准懸牌倣京師辦法旋爲前巡案使所駁改爲按月彙報夫彙報之中大略數語何足辨其優劣雖誤藥之醫科以罰則然死者已不可生徒嘆奈何而已故與其旣死而起交涉何如於未死而愼治療則取銷慮文之在所必先而認眞考試之萬難從緩也愼身崇拜岐黄垂三十年矣自維才短不敢問世惟一片婆心無時或巳本夏奇寒秋必多病病家若不知醫何處得金針玉液一經誤藥輕者劇重者死矣哀此羣黎曷不一爲援手乎愼身呫嗶小儒管蠡淺見明知人微言輕萬不足以應芻蕘之采顧念國家政令首重衞生取締醫生或爲此中一大問題敢以不情之請上瀆尊聽伏乞

省長以愛民如子之心擴一視同仁之量無任祈禱之至等情前來據此除批以據呈庸醫殺人各情言之痛心應如何妥議取締方法候令民政廳核議具覆候奪此批外合行令該廳遵照辦理此令

民政廳呈文

呈爲呈覆事今年八月三十日案奉

鈞長令據諸暨蔣愼身呈述庸醫誤人各情條陳取締方法令廳核議等因奉此查取締醫生本屬要圖但觀察現時社情頗爲困難之問題蓋吾國以儒學立國重道輕藝相沿已久間有碩學通儒游心醫理博覽方書要亦不數數覯以故市上行醫者非失業之藥夥即讀書不就之下士若欲嚴行取締勢必盡歸淘汰而社會信仰已久難保不私相延請除之過切流弊無窮正本清源非各縣設立中醫學校造就醫材不足以擯庸醫而重民命但此項計畫收效須在數年以後民間不能一日無病即不能一日無醫急則治標計惟有由省酌定考驗醫生辦法期令各縣將具有醫術學識及經驗者每縣保送若干員來省考驗考驗及格給予執照發回原籍行醫隨後再定取締方法俾資遵守而就範圍庶於庸醫誤人之弊可以逐漸掃除所有遵令核議緣由是否有當理合備文呈請仰祈

專件

鈞長核示如蒙允准再擬由廳會同警政廳擬具章
程呈候
鈞長察核交議施行謹呈
浙江省長呂　民政廳長王
中華民國五年九月　日

一件奉省長指令呈覆蔣懷身呈述庸醫誤人條陳
取締方法一案咨請查辦由
浙江民政廳爲咨行事本年九月二十六日奉
省長指令敝廳呈覆取締庸醫誤人一案由奉
令內開呈悉如擬擬理此令等因奉此查此案前奉
省長訓令據諸暨蔣懷身呈述庸醫誤人各情條陳
取締方法令由敝廳核議覆奪等因奉經核議具覆
各在案茲奉前因除將考驗醫生辦法另由敝廳擬
訂簡章咨請貴廳查核會呈
省長察奪外相應先行抄明訓令及敝廳原呈備文
咨送貴廳長查照負咨
浙江警政廳廳長夏
計抄訓令及原呈各一件

三〇

民政廳長王民國五年九月廿五日
一二九五號令民政廳　呈覆蔣懷身呈庸醫誤人
條陳取締方法由呈悉如擬辦理此令
五年九月十三日
浙江省長署

改革飲片告示一件

紹興縣警察所爲出示曉諭事案據紹興醫藥學會
函稱近來紹地藥鋪出售藥物往往專講形式之美
觀不顧原質之損耗在病家既失用藥之功效在藥
鋪徒費裝飾之工夫自應亟圖改良俾病家藥鋪兩
受其益茲據敝會評議員提出山藥延胡索鬱金三
種藥物亟須改革並附理由書到會當經敝會將該
案付評議部討論議決全體贊成茲除登報佈告醫
藥兩界外特再附呈議決改良原案函請出示曉諭
等情到所當查所稟各節確於病家藥鋪兩受其益
合行抄附該分會議決原案出示曉諭爲此示仰闔
屬城鄉各醫生藥鋪一體知悉自後凡用山藥延胡
索鬱金三種藥物應即遵照後開改良法則辦理其

醫藥界近聞

短篇小說

尚武精神

烏都都　遂　遂　遂遂遂

開步走　立正

糾糾桓桓之士魚貫而蒞操場此非我中國軍國民之尚武精神乎假使中國四萬萬人人人有軍國民之體質無事編練勁旅有事効力疆場則中國可立見其強何難一躍而爲頭等國

雖然軍國民之體質豈易言哉天賦跛癃殘疾者不可爲軍人作弱多病者暮氣深者且氣牿亡者亦不可爲軍人是故欲強中國國民非培養且氣驅除暮氣使多病之人化爲無病作弱之人轉而強壯跛癃殘疾者一變而爲彪形大漢虎賁少年方可

天佑漢族世界第一總統牌精神丸出現刪怯弱救虛損凡體羸多病者皆治之而振已敝之精神復混然之元氣凡所謂暮氣深者且氣牿亡者服精神丸而振刷精神其奮發有爲可操券以俟即跛癃殘疾之無可救藥者服之或亦可希冀於萬一以達壯身愈疾之目的

烏都都　遂　遂　遂遂遂

國民軍來了國民軍來了雖世界上國民軍未必人人盡服過精神丸然欲中國人盡知兵使他日一躍而爲頭等國以期叶氣揚眉者正不可不人人盡服精神丸蓋精神爲辦事之母有精神乃能辦事乃能人人有軍國民之體質而皆待爲國民軍俾藉武力以強我祖國也

或曰婦女童子老人皆不可爲軍人豈皆不必服精神丸抑知有壯健之母乃能生壯健之兒則婦女宜服精神丸以生強健之子成他日之軍國民童子入校肄業即有體操一科尤宜服精神丸若老人如昔之廉頗黃漢升輩雖當時無精神丸而精神矍鑠千古播爲美談則今日既有精神丸凡有老當益壯之思想以期爲國宣猷者更安可不服精神丸故援筆作尚武精神短篇小說以警告當世男女老幼之有志強國者

上海三馬路中法大藥房識

取締中醫之部批（十一月十三日新聞報本埠新聞）

旅滬公民馬維楨等呈請內務部取締中醫由十一月六日奉內務部批呈悉查取締醫生暫行規則業經行之首都以後自應逐漸推及各省該公民等所呈各節不爲無見原呈應准留備採擇此批

按外籍莠民謀我如此其急而我猶以五行却敵揭櫫考古誠不知其是何意見摘抄此行請附醫藥界近聞略資棒喝　伯崋附識

紹興監獄署瘦斃人犯之多（錄越鐸報本地近聞四則）

（一）紹興縣監獄署中人犯有盜犯名屠才甫者係餘姚縣人曾因盜案於前歲六月間經地方檢察廳判決處一等有期徒刑刑期十五年執行以來甫及二年另二月詎該犯迭因患痱拖病茲又因患痺身死當由該管獄員張聰於昨日午後報告審檢所由檢察官宋承家飭檢驗吏洪警於傍晚到署相驗確實業已備棺收殮浮厝荒郊發封存記云（二）紹興縣監獄署中近日痢疫盛行迭斃罪犯茲又有盜

犯名錢才良者於去歲十月間判處一等有期徒刑十年迄今經過刑期甫及年餘詎前月間亦染痢疫延至前晚即行斃命昨經管獄員張聰詳報檢察官宋承家督飭檢驗吏胡椿懋詳加相驗委係病亡業已備文咨送高檢廳存案矣（三）紹興縣監獄署中獄犯之死於痢疫者已不下十餘人茲悉該獄中又有盜犯僧在敫一名係蕭山人亦於日前傳染痢疫醫治無效延至昨日午前即行斃命查該犯於本年一月判處一等有期徒刑十二年自入監以來經過刑期僅十一個月現由管獄員詳報檢察官飭檢驗吏於即日午後前往相驗矣（四）紹縣監獄署罪犯宋得勝因犯竊盜及詐欺罪經縣公署宋知事於本年八月間判處五等有期徒刑六個月迄今經過刑期甫逾半數詎知該犯在獄患痢勢頗沈重迭經紅十字會醫官鄭福生醫治迄無效果竟於前日二十九號午前斃命當由管獄員張天儔詳報審檢所經檢察官宋知事帶同檢驗吏胡椿懋前往相驗確係因病身故即行備棺收殮矣

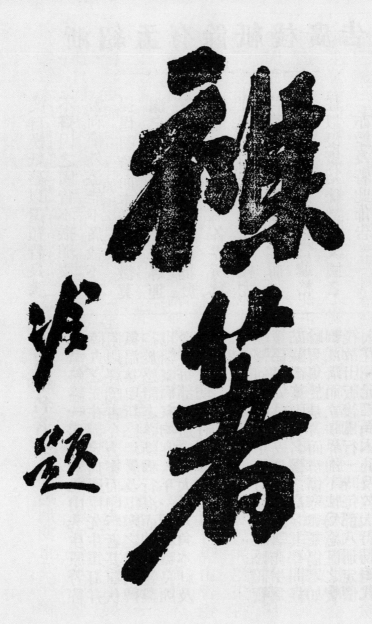

紹介名著一

廣溫熱論一書爲戴北山先生原著經陸九芝先生删定何廉臣先生重訂幷附以經驗古今方案而印行者其辯伏氣溫熱與新感溫暑及傷寒之鑑別裨益於感證之診斷猶行海而執有羅盤也醫家病家均宜人手一編獲益良匪淺鮮每部六册定價大洋八角本社及各大書坊均有寄售

紹介名著二

越醫何廉臣先生重訂印行之感證寶筏係歸安吳坤安先生之原著先生爲姑蘇薛葉兩大名醫之高足其學問經驗胥集於是著而辨傷寒與類傷寒如劃鴻溝而立疆界洵不愧爲感証之寶筏故出版後風行一時每部八册定價大洋一元二角本社及各大書坊均代發行

醫話一則

楊典記

予於幼年時。聞人譚及有某醫士者。着手成春。有某家之婦。因晨起梳頭。兩臂擡高過久。竟放不下來。家中人無可如何。遂請某醫生往視。並告知情節。某醫士曰。此症容易。須本夫在面前。方好施治。其夫諾之。並囑其備空房一間小圓桌一張。方桌一張。長旱煙竿一根。將圓桌放在房之中間。方桌放在圓桌傍邊。方桌下設火一盆。其夫與醫生方桌對座。囑此婦上身露體。僅頸下戴一紅兜。令婦繞桌而行。醫生陪其夫在旁觀看。於是醫生將旱煙呼吸不休。烟斗在炭盆上燒紅。出其不意。俟婦經過。對準婦乳一燙。其婦羞痛交加。突然一驚。將兩手用力望下一放。其症遂愈。

予曰。觀某醫士。初則答應能治。胸中已有成竹。設或燙而不下。該醫士又作何施治。然則冒險矣。

錄澹廬齋隨筆　無錫吳楚卿

錄澹廬齋隨筆

前清同治年間。趙醫慶堂。負盛名於甬上。踵門求診者。日數十起。大有應接不暇之勢。時富紳費仲倫君。正與當道通聲氣。以養痾僑寓甬東。耳趙名者。柬邀之醫。奈到時已昏暮。費不及待。與訂翌日提先之約。詎趙忙甚。仍於夜間擡至。病者心懷憤恨。無意中詢及趙之進欵。趙以日數十金對。費聞言即立出千金爲趙壽。請留寓醫治焉。當時趙懾於權勢。竟無如之何。迨半月後。始由其家人央親挽友。婉求開釋。而臣門如市之紅醫。遂門可張羅矣。費亦惡作劇哉。

學醫難

竹芷熙

古者學醫。先從解剖而入。經云。五臟六腑。可剖而示也。解剖精熟。遂悟五臟之氣化。六腑之運行。外而軀殼皮毛。腠裡肌肉。內而骨骼腦筋。血管氣道。至於六淫之說。五運之用。爲初學淺近輩。示一門路。初非使學醫者。專從六淫五運處用心。遂能精通醫理也。秦火以後。解剖之書焚。解剖之法禁。漢魏之間。如淳于意元化諸人。深明解剖之理。然皆身遭奇禍。未嘗不廢書三嘆也。故其後繼起無人。書亦絕而不傳。晉尙浮談。莫宗一是。即如王叔和編輯張氏之書。後人且有起而非之者。自此以後。醫類則愈講愈煩。醫理則愈學愈暗。或偏於熱。或偏於寒。或偏於補。或偏於燥。或偏於吐。或偏於瀉。然籠中之品味尙眞。目中之見解尙確。猶能起死回生。法必中肯。至於今日。醫書之煩。若汗牛充棟。雖極我腦力目力。數十年不能窮其奧。一遇病人。不知其寒何從起。熱從何生。虛者何由。實者何意。只得向五行六氣八卦七情等說。浮僞臆斷。而於五藏之氣化。六府之運行。外而軀殼皮毛腠理肌肉。內而骨骼腦筋血管氣道。毫無關涉。西人之謗我者。日不絕口。一知半解之輩。又溷亂於其間。欲使我祖國之醫學。距邪說而知所適從也。難乎不難。

行醫難

醫爲活人計。非爲圖利計也。然亦有時而圖利。醫者之爲術。非若政界之有常俸也。非若軍界之有定餉也。非若商界之有子母可權也。非若工界農界之可通工易事也。而父母妻子之養。衣服飲食之常。則仍若是。況醫之道。至高而難明。醫之理。至精而難詳。雖竭我數十年之腦力目力。恐不能究其止境。一遇病人在旁。望問聞切。無可或忽。寒熱補瀉。不能亂投。若不邀之以重利。醫者之室人交謫。日用不贍。未嘗不意冷心灰。時嗟命舛也。不若一知半解之流。記數十味藥品。集幾十個古方。病家延之易。貧者邀之即至。富者呼之即來。醫不中病。曰是命當然。一二偶中。則聲名遠揚。而我獨竭數十年之腦力目力。欲操活人術以問世。世反非我笑我。竟埋沒於窮鄉僻壤之中。暇問圖利哉。此學醫者之必欲行我醫。難乎不難。

延醫難

凡人之元陽未衰。眞陰未竭。津液未耗。氣血未盡。忽遇外感內傷時疫流毒之病。豈遂無醫以瘳之哉。而於外感內傷時疫流毒之病傷其身。誠不可勝數。何者。病家之求良醫。甚於訓子弟之求良師。置器皿者之求良工。初延趙某。曰是我鄰里之所推薦也。服其藥。病不已。繼延王某。曰是我親戚之素所往來也。進其藥。宿病未除。而新病有加。更延李某張某。二醫至。見前醫所用之藥。或議其過寒。或議其過熱。或議其過補。或議其過散。病者聞此言。欣然曰。是醫也。則誠良醫也。能脫我於牀第也。速飲我。毋緩。誰知服一二劑後。不但不能減前醫所醫之病。反於前醫所醫之病之中。若元陽將衰。眞陰將竭津液將耗。氣血將盡諸現狀。不一而足。當此之時。病毒未深。葯毒有加。召和而緩至。恐不能奏其效。即張長沙華元化復起。亦將束手無策也。猶有異者。富貴之家。見醫至。傲不爲禮。先謂之曰。我體質素虧。當用參茸。我體質素寒。當用桂附。我體質素熱。當用甘凉。醫者投其所好。以爲臨病人問所便。我宗經旨也。藥之與病。或合與否。初不爲意。貧賤之家。醫者先存一通套之方。通用之葯以塞責。曰。是不宜用貴藥。時人有言曰。不服藥爲中醫。豈有病者。不願服藥哉。無良藥也。無良藥者。無良醫也。世上豈竟無良醫。何爲良。何爲不良。若不得而知也。此病者之欲延醫。難乎不難。

男餘祥謹曰。先大父之訓家嚴曰。醫非人人可學也。醫之爲業。不能創家。維可糊口。若不獲已。必湏盡爾心。無稍懈。家嚴之訓祥曰。吾家之醫。至爾已歷五世。問病者不絕於門。爾等若含糊了事。反喪名譽。必須勤求十餘年。始可問也。學宜博而始精。心宜專而始明。醫之行與不行。不必計也。祥幸閱醫藥學報與大增刊。諸君子之辯論。奚啻得良師友。日夕訓教。以廣見聞。今讀家嚴三難。不但爲學醫者寒心。抑亦爲病者寒心乎。祥附誌。

陳勉亭先生傳

薛炳

先生姓陳。名錫朋。字勉亭。會稽人。生質魯鈍。初讀書日不過二十行。及晡背誦猶艱澀。必翌晨乃銜而出。及學制藝。辭句初成。已喜逞機勢。求古奧。不屑拾人牙慧。顧不得志於有司。年二十七。遭粵匪之難。避於鄉僻。寇退。再應院試。得入縣學爲諸生。數下浙闈。或薦或否。終不獲舉。乃决然捨去。以爲求人何如求己。於是縱力子史。參老莊。究內典。遲之又久。乃恍然有悟。獨窺昭曠之原。反觀幼時所誦習諸書。若四子。若五經。不啻與道大適。較昔年舉業時之見解。天淵殊矣。賦質本弱。工愁善病。自治老莊。而胸次爲之一舒。惟體魄不能强健。乃注意於岐黃。弱冠時。曾涉獵醫書。惟不得其門徑。至三十。而積久有得。於喩西昌尤在經吳又可諸家論說。咸有贊辨。間爲人治病。應手取效。四十以外。聲譽爛然。而先生不屑以醫技謀生。故治效三十餘年。而家產不豐於昔。性耽岑寂。斗室中焚香煑茗。悠然自得。偶有會心。形於吟咏。亦不盡著錄。晚年檢存一册。名曰蝶菴吟稿。光緒三十四年某月某日卒。年七十有四。薛炳曰。吾越故多名醫。如任鳳波陳念義之流。著聲當世。粤匪而後。老成彫謝。市醫承乏。其間識字無多。但熟歌訣。工口才。揣摩病家意旨。以求容悅。甚且交通巫祝。彼此緣飾。竊取精酬。藉爲生計。於脈因證治。毫無把握也。識者知庸工不可以托命。輒近航省會。遠就孟河。又苦費時傷財。遠不濟急。於是讀書有志之士。捐棄榮利。精究方術。養親保身。成效卓著。鶴鳴九皐。聲聞於野。戚友之臤夆。鄰里之求請。越中不懸壺之素醫。於焉出矣。若趙秀才晴初。胡孝廉在茲。則在先生之前。若孫秀才浩川。樊秀才開舟。姚秀才子軒。則在先生之後。而吾師田舍人杏村周明府伯度。實與先生同時鼎足而三。兩師處境豐腴。不輕施診。先生安貧樂道。高抗亦如之。舍人博極羣書。實宗葉派。明府篤守長沙。確乎不拔。先生雖博綜縛篤。不及兩師。而溫故知新。雖有心得。惜其家案爲外甥與嗣孫所秘密。不得傳布。有一事足以見其心靈。炳夙與徐君文若善。一日其義母便秘。困甚。邀炳診治。與以潤下之品。病益劇。以告先生。先生曰。譬如舟擠於城口。復益一舟以塞之。勢必愈塞。盍倒拔而疏通之。遂口占曰。桔梗杏仁各二錢。白芥子五分。徐君如言以與病者。俄焉大下。霍然愈。而炳初意以爲芥子太竣削。非老年所宜也。炳性鈍而躁。與醫學不相近。光緒癸卯。田師捐館。益復曠廢。加以遠出辦學。於周師亦不得常侍。師年八十有五。近又聞抱騎省之戚。而先生則墓草已宿。放翁詩曰。先輩不生吾輩老。恐留遺恨又千年。作先生傳。不禁感慨係之矣。

記毒丸藥（錄申報本埠新聞）

上海漢口路。婢女張氏。暴卒之原因。據惠和堂丸藥店主。供婢女係出資買來。祇有三日。因身體不舒。寒涼欲睡。因至雷允上買痧藥一瓶。吞服。惟未食痧藥前。曾食泡飯一盌。詎料至天明。忽然斃命。不知所以故。報告捕房。併原藥呈西醫化驗等語。驗得丸藥內含樟腦菜油。與中國藥草等質。惟丸外紅色之衣。乃係硫磺與水銀化合之質。內中混合。有機無機之物。此係鑛質。無論何種藥水。均不能溶化云云。中西官判吳慶延。先將婢女張愛林之屍埋葬。後再核奪。（汝偉附註）雷允上爲蘇滬馳名藥肆。痧丸銷路。遍行全國。如果係痧。服之有益無害。此可證於全國之人。奚必待西醫之化驗。而後決爲可服與否。

剁外色紅衣爲硃砂。硃砂之質。本屬水銀之標。若言硫磺之質。則未必盡然。硃砂醫家尙單用之。何况合丸。購者服者累千萬。何獨此婢女服之。而即有有機無機等語。此吳某既自開丸藥店。莫非見婢女稍患小疾。即以自售之何種丸藥與之。及見暴斃。又恐釀成命案。故至雷允上復購一瓶。試驗以卸自己責任而已。彼吳某自爲計則可。損雷允上之名譽。以中藥而請西醫驗。主權之淪喪已盡。而雷允上之痧藥。固有方可稽。奚必化驗。且設藥肆。原於救人。豈有害人之理。即或化驗未精。千百年來服之有效。何獨此際忽失其功用歟。以後此案之如何判决。偉雖不知。據理以斷。雷允上不得不出而申明。與吳某質訊。一究底蘊。不然。吾中醫受西醫之激刺。中藥受西藥之排擊。不將一落千丈。莫可挽救乎。使果有未精之處。亟宜切實改良以抵制之。吾中醫亦當猛力求進。創立良方以對待之。於醫藥前途。庶幾可以保存一線。不則殆矣。偉因有所感。遂泚筆及之。吾醫藥同志。其三致意焉。

蠱毒

閩廣之人多畜蠱。其造蠱之法。取百蟲置皿中。經年開視。有一虫盡食諸虫而獨存者。爲蠱。故字從蟲從皿也。能隱形似鬼神。其毒不一。皆變亂元氣。多因飲食行之。蠱類中毒最烈者。爲金蠶蠱。一名食錦蟲。蟲屈如指環食。故緋錦帛。如蠶食葉。滇蜀湖廣閩等處。皆有奸人畜之。取其糞置飲食中毒人。人即死。蠶得所欲。則日置他財使人暴富。然遣之極難。水火刀兵。俱不能傷之。必倍其所致金銀錦物。置蠶於中。投之路旁。人偶收之。蠶隨以往。謂之嫁金蠶。否則。入人腹。食腸胃殆盡。而後始出。此外粤西又有藥黽蠱。狀似灶鷄。如蠶豆大。能變幻作小孩形。遣嫁之法。彷彿金蠶。故凡至南方有蠱毒之鄉。不可妄拾財物。遇他家食物。亦宜以犀角攪之。如有白沫竦起。即爲有毒。無沫者。即無毒。醫家若遇病人。症似中蠱者。宜令含黑豆。豆脹皮脫者爲中蠱。豆不脹皮不脫者卽非。大凡中蠱之人。頭而有光。他人手近之。恍若火熾。解毒之

塔涯軒醫藥漫錄　六

治。宜用蒜汁半兩。和酒服之。當吐出如蛇蟲諸狀即愈。又一法。用蠱相制之。蠱蟲晒乾燒灰。服少許。亦神效。蠱蟲之相制者。如知是蛇蠱用蜈蚣蠱蟲。蜈蚣蠱用蝦蟇蠱蟲。蝦蟆蠱用蛇蠱蟲之類是也。

馮氏。醫說蠱類不一。有魚蠱雞蠱鵝蠱羊蠱牛蠱犬蠱蜈蚣蠱蜘蛛蠱蜥蜴蠱蟯螂蠱科蚪蠱馬蝗蠱草蠱小兒蠱等。惟以金蠶蠱爲最烈。被其毒者。嚼白礬反甜。生黃豆不腥。以升麻鬱金各二錢煎服。不吐即瀉。立愈。

嶺南雜記。雷州有挑生蠱。凡吃雞魚瓜果皆可挑。初中毒。覺心腹絞痛。滿十日。則內物能動。治法。毒在上焦。用熱茶胆礬五分。候礬化呷服。良久。以鵝翎喉中。即吐出。如在中焦。以米飲下鬱金末二錢。即瀉出。

述異記。石門沈心崖任開化時。偶坐晚堂。見其光如彗。詢之胥吏。云此蛇蠱也。亦名飛蠱。每於夜間飛出。下食人腦。故開化居民。時屆黃昏。不敢露坐。

巢氏病源。中蛇蠱毒。心腹熱悶。胸脇支滿。舌本强脹。不喜言語。面赤唇焦。又心腹悶。如有蟲行。經年不治。肝膈爛而死。

崔行功纂要云。如遇中蛇蠱毒者。宜急以馬兜鈴一兩。研細末。包煎呷服。即吐出而愈。

閩小記。閩有蝦蟇蠱。每至庚申辛酉日。則蠱下糞。如白鳥矢。取以毒人。或入飲食中。或彈衣領內。中其毒者。必先一嚏。則蠱入百節五臟矣。治法用車轄脂半斤。漸漸服之即出。

五岳游草。一種稻田蠱。中其毒者。胃中生黃土一塊。土內生稻芒。漸長刺心而死。

鼠莽草

鼠莽草。本名㒺草。人以其可毒鼠。故改名鼠莽草。性最毒。人誤食之。則迷罔無知。唇裂齒黑。九竅血出而死。南中川蜀。以及上谷。皆有之。分爲二種。一

塔涯軒醫藥漫錄　八

係木本。若石楠。而葉稀無花。一係籐本。繞石間而生。（一說謂是名罔草）春夏盛長　毒最重。秋冬彫落。僅存枯梗。毒稍減。

陳氏騐方。解鼠莽草毒。用黑豆汁。或枯蓮房帶蒂梗。煎水灌之。即愈。

守宮

守宮（說文云。在壁曰蝘蜓。在草曰蜥蜴。本草綱目。蝘蜓即守宮也。一名壁虎。一名蠍虎。以善捕蝎蠍。故得名。）性最淫。驚蟄後。至九月。凡茶水在几上經宿者。雖渴甚不可飲。因守宮見水則淫。每於水內相交。餘瀝遺入。爲性最毒。如誤飲時。急覓地漿水解之。或吐或瀉。尚可拯救一二。

博物志。守宮以器養之。食以硃砂。體盡赤。擣以點女人臂。終身不滅。淫則滅。故謂之守宮。又曰潛龍。

伏氣

五六月間。井中及深塚中。皆有伏氣。入則令人氣悶致死。凡夏秋水竭。令人淘井。必須先以鷄鴨毛投之。如直下至底。則無伏氣。毛若徘徊不下。則有伏氣矣。亦可投生六畜等。若有毒。其物即死。或不得已而入井。當以酒數升。澆井中之四畔。少頃再入。若微覺氣悶。奄奄欲死者。急以水噀其面。即甦。并調服雄黄末一二錢良。

陶宗儀輟耕錄。平江蛾眉橋。葉姓有一枯井。偶所畜貓墜入。遂與浚井夫錢。俾下取貓。其子入井。久不出。父繼入。亦不出。葉惶恐。繫索於腰。令家人次第放索。將及井底。亟呼救命。比拽起。下體已殭。而氣息奄奄。家人急救之。始甦。先入井者。則因受毒過深。終不得活。

莨菪

莨菪音郎蕩。即水莨菪。甚毒。服之悶亂。如卒中風。或似熱盛狂病。速則一日。遲則數日。必狂亂吐血而死。

本草莨菪。一名天仙子。一名行唐。其子服之。令人狂浪放蕩故名。

塔涯軒醫藥漫錄　一〇

金匱要略。莨菪葉圓而光。有毒。服之令人狂蕩。甘草汁解之。

射罔

草烏頭。江左山南多生之。有熱毒。取其汁煎之。名射罔。其熱毒較草烏頭更烈。若以圖破傷損處。立能殺人。

本草草烏頭。亦名烏喙。野生。狀類川烏。有大毒。熬膏。名射罔。傳箭射獸。見血立死。

乾霍亂

乾霍亂。心腹絞痛。欲吐不吐。欲瀉不瀉。俗名絞腹痧。不急治即死。治法宜飲鹽湯探吐。外治刺委中穴。亦妙。此證王宇泰證治準繩。謂由脾土鬱極不得發。以致火熱內擾。陰陽不交。而吳鞠通溫病條辨。謂由伏陰。與濕相搏。證有陰而無陽。方用蜀椒附子乾薑等藥。竊謂乾霍亂亦如濕霍亂。有寒有熱。當審證施治。不得專主熱劑。吳氏書闡發治溫病之法。辨論詳晰。卓然成一家言。

惟此論尙局於偏。恐誤來學。特正之。

夢魘

說文。魘。夢驚也。方書。肝。藏魂者也。游魂爲變。平人肝不受邪。臥則魂歸於肝。神靜而得寐。若肝有邪。魂不得歸。是以臥則飛揚。常多驚魘。凡遇魘死者。不得以燈照。亦不宜急喚。但咬其足趾及大拇指使痛。併頻頻呼其名。以薑湯灌之。且唾其面。無不活者。一說謂夜間魘者。原有燈。即存燈。無燈。不得以燈照。

陳氏驗方。治驚魘不醒者。以獨活湯送眞珠母丸良。

猴經

藥物中有猴經。乃牝猴天癸。治婦女精閉。神效。李心衡金川瑣記云。獨松汎之正地溝。山高箐密。巖洞中猨猱充仭。土人攀懸而上。尋取所謂猴經者。赴肆貿易。多至百斤。此可以補諸家本草之不及。特誌之。

弔脚痧

弔脚痧。症至速。服藥不及。必先外治。急用糟燒一大盌。燙熱。入斑描末少許。攪匀。乘熱熨四肢。數人用手連拍之。冷則更易。熨至小便通。轉筋自止。再飲煎藥。可以獲痊。此方出自秘傳。曾親歷治效多人。世俗所傳之方。僅用燒酒。無此神應。

學醫宜愼

程杏軒醫案。歷叙生平治驗。頗有心得。惟張汝功之女暑風。用葛根防風等藥。遂致邪陷心包。神昏肢厥。旋用清絡熱開裡竅之劑。而勢益劇。變成痙症而歿。因謂暑入心包。至危至急。不可救藥。而不知暑風大忌辛溫升散。初方用葛根防風。刦耗陰津。遂致熱邪入裡。觀此可見學醫之難。

檳榔

醫書檳榔治瘴。川廣人皆喜食之。近則他處亦皆效尤。不知其性沉降。破洩眞氣。耗損既久。一日病作不治。莫識受病之由。嗜之者。終莫所警也。余按宋周去非嶺外代答有云。川廣人皆食檳榔。食久。頃刻不可無之。無則口舌無味。氣乃穢濁。嘗與一醫論其故曰。檳榔能降氣。亦能耗氣。肺爲氣臟。居膈上。爲華蓋。以掩腹中之穢氣。久食檳榔。則肺縮不能掩。故穢氣升。聞於輔頰之間。常欲啜檳榔以降氣。實無益於瘴。彼病瘴紛然。非不食檳榔也。此論檳榔最爲切要。嗜檳榔者其鑒之。

難經經釋

徐靈胎徵君難經經釋。辨正誤謬。有功醫學。其釋分寸爲尺。分尺爲寸。云關上分去一寸。則餘者爲尺。關下分去一尺。則餘者爲寸。詮解明晰。可謂要言不煩。

血鼈

大凡嗜酒人血鬱於酒。則成酒鼈。多氣人血鬱於氣。則成氣鼈。虛勞人敗血雜痰。則成血鼈。此鼈如蟲之行。上侵入咽。下觸入肛。或附脇背。或隱胸腹。名雖異而治法略同。方書云。治血鼈。加味香砂六君子湯。加煨薑三片。用白蕪荑炒研末一錢。冲服神效。

癲狂癇

癲狂癇三症。病雖各異。然治法大概。總以調中補北瀉東南爲要。切勿過求奇險。致殺人如反掌。治者不可不審也。

淋

淋症有五。曰勞淋。曰膏淋。曰石淋。曰氣淋。曰血淋。膏淋勞淋。皆從勞後而得。石淋氣淋血淋。皆係熱結膀胱所致。醫者當辨人之强弱。病之新久。用藥施治。方不致誤。否則。設一不愼。爲害必不淺也。

虛弱人便艱忌急攻

凡虛弱人。雖旬日或十餘日大便燥結不通。不以爲意。倘病家醫家。性急欲速。遽用大黃等藥通之。多致誤。事宜愼之。

常食之物

醫書謂棗。百益一損。梨。百損一益。韮與茶亦然。余謂人所常食之物。凡平和之品如參苓蓮子龍眼等。皆百益一損也。凡峻削之品。如檳榔豆蔻仁。煙草酒等。皆百損一益也。有益無損者惟五穀。至於捲煙之有損無益。人皆知之。而嗜之者日衆。亦可憫矣。

空屋邪氣

宅舍若久錮不開。其中必有陰曀。潮沴濕毒。閉結不散。甚或邪魅狐淫。借以潛蹤。蛇虺惡獸。從而盤踞。欲入者。切莫急入。須先大其聲勢。或先之以火。驚而散之。使其預匿。以免卒遇相傷也。

巴蜀誌異。明彭大將軍。征寇入蜀。偶過一禪院。規模宏敞。詢之土人云。巳百年無僧。彭虛有伏寇。率兵而入。前殿無少異。但見黑雕奪門飛去。中殿亦無異。又進之。軍士咸覺頭痛。彭親入亦然。湏臾。有蠍自梁蠢蠢而下。大如琵琶。一軍驚走。彭火其寺。（此事聊齋誌異卷十四亦載之）

老鷄

雞最喜食毒虫。久則畜毒。食之殺人。故養生家。不食老雞。又夏不食雞。洄溪雜俎云。昔有蘇人。出商於外。其妻畜雞。以待其歸。數年方返。殺雞食之。夫即死。鄰人疑其有外姦。首之太守。鞫之無他故。細察其由獄始白。

鮓蜜忌同食

相傳川中某刹之側。有農民偕其子至戚家。會新蜜方熟。遂飽啖之。還至半路。遇賣鮓者。買斤許。回家烹食。未盡而死。其子因未食得無恙。特誌之。以爲食物不愼者戒。

養生雜記。鮓與青小豆同食殺人。

食物本草諸鮓。不可合生胡荽葵菜麥醬蜂蜜食之。令人霍亂多死。

銀鉍

銀鉍方書作銀銹。查鉍銹二字。字書俱無疑。即釉字。集韻物有光也。性最毒。能腐人腸胃皮肉。與砒毒無異。令人每用以去痣。若誤入口。即黏入腸胃。漸漸腐爛。令人如患病狀。或一月半月而死。

張氏驗方。解銀鉍毒。將帶皮綠柿連吃十數枚自愈。冬月吃柿霜。又方服黃泥水一盌。即愈。又方。每日用飴糖四兩。撚成小丸。不時以眞芝蔴油送下亦效。

冰片

冰片最忌酒。若誤與酒同服錢許。即正氣散亂。血脈沸騰。必致七竅流血。須臾而死。凡中其毒者。宜急飲以新汲涼水。毒自解。

未信編云。昔文信國服冰片自戕而無害。以未飲酒故也。冰片忌入酒。觀此可知矣。

酒毒

酒之性最烈。不宜近火。如須熱飲。必以重湯炖之。而燒酒爲尤烈。犯此者。陰受其害而不覺。良可嘆也。

邪祟卒死

邪祟卒死。宜分內因外因。邪魔者內因也。心神瞀亂。似顚非顚。或目閉口呆。不省人事。由於氣血衰耗。元神不守所致。非眞有鬼邪附着也。邪祟者外因也。若十疰五尸。中惡客忤之類。由於感觸邪惡。逆忤臟氣所致。亦非眞有鬼邪也。（俗云有鬼作祟。實屬荒誕不經。）二者非不可救。但恐內外誤治耳。

沈氏遵生書。中惡者。口鼻吸着鬼祟也。凡人偶入荒坟古廟。人跡罕至之處。忽見鬼物。卒然昏倒。四肢厥冷。口鼻出淸血白沫。愼勿輕動。速令人圍繞。薰香打鼓。俟甦方可移歸調治。客忤者。感觸邪惡之氣也。多於道路得

紹興醫藥學報　第六年第九、十冊

之。即時昏暈。心腹絞痛脹滿。氣冲心胸。如不速治。亦能殺人。宜急取鹽。如雞子大。炒熱。納入酒中。灌之。令吐出惡物。然後服藥。又一方書云。凡人卒死。皆一時氣血凝滯。脉絡閉塞故也。宜用皂角末。吹入鼻孔。得嚏。則氣通血活。可按各症。徐以湯藥治之。

咽喉急救法

內經云。驟起非火。緩起非寒。故忽然而痛難忍者。寒症也。悠緩而痛者。熱症也。如忽然腫大。製藥不及。恐閉塞咽喉。速將小竹削尖刺破。以出其血。此亦不得已救急之策。

稻稭化鼠

天地間何所不有。試以化生言之。大則鯤化爲鵬。小則蟻化爲蚤。未嘗親見者。則以盡信書。則不如無書爲論。予前在保陽時。偶至友人家。見渠田間稻稭一堆。已有多年。日蒸雨沁。朽爛不堪。因命工鋤而去之。見草堆中。若大若小。悉成鼠形。有鼠形而草腹者。有鼠頭而草足者。記曰腐草爲螢。田鼠化鴽。物因時變。是蓋閱歷之言也。

刀圭

刀圭二字。雖常用之。而未有確義。陶宏景名醫別錄云。凡散藥云刀圭者。十分匕方寸之一。如梧子大也。方寸匕者。作匕立方一寸抄。散取不落爲度。又署里雜存云。在京師買得古錯刀三枚。形似今之剃刀。其上一圈。如圭璧之形。中一孔。即貫索處也。蓋服食家舉刀取藥。僅僅以上之圭。言其少耳。按泉布錯刀。皆古錢名。二書未知是否確義。姑誌之。待質高明。

活人種竹

明嘉善孫賢良詢。善岐黃術。醫痊不受酧贈。惟種竹一枝於宅傍。久之成林。自題詩有活人種竹不種杏之句。雅韻高風。未易求之近世。

單方

中國近代中醫藥期刊彙編　第一輯

單方之佳者。不必出自方書。往往有鄉曲相傳。以之治病。應手取效者。清苑沈嫗。服役余家。曾傳數方。試之皆效。備錄於下。 痔瘡。用皮硝煎湯。乘熱薰洗。此方治熱毒皆效。 小兒雪口瘡。馬蘭頭汁擦之。眼癬。大盌幕布。以晚米糠置布。然糠有汁滴盌。取抹患處。

隔宿茶水

隔宿茶水。恐有毒蟲所遺不凈。誤飲之。爲害甚烈。山中溪澗水亦然。 養生家愼之。

雨窗叢錄。湖州農民陳某。自戚家歸。途中口渴。掬澗水飲之。數日。覺心腹微痛。日久疼甚。延醫診之。云心腹受毒。今心脈已損。陳語其故。醫曰蛇遺不凈在澗。子誤飲其水。蛇已成形。在腹食心而痛。遂以水調雄黃服之。果下赤蛇數條。皆能行動。人亦無恙。

黃蠟

黄蠟能歛氣不散。僅可用以封珍貴丸散瓶之口。使久貯不壞。若誤入口。則脹悶氣塞。不出三日死矣。

雨窗叢錄。明劉誠意。飲於胡惟傭家。歸而腹中如有拳石築塞而死。以其過食黄蠟炒雞也。

魚忌荊花

凡魚不拘生熟。若携之過荊林。則有大毒。誤食之。必作嘔而死。不可不愼也。秋燈餘話。載王阮亭尙書。過濟南。有友邀飲。正荊花盛開。卽布席亭中。阮亭距花丈許。一客纔二尺餘。廚人以鯉魚進。阮亭素不食魚。置不食。客與主人甚啖。未幾俱作嘔。致殞命。次日方知魚與荊花相反也。

雨窗叢錄。單縣有田作者。其婦餉之。食畢死。翁姑曰。婦意也。陳於官不勝箠楚。遂誣服。是時天久不雨。許某時官山東。曰。獄其有寃乎。乃親歷其地。出獄囚徧審之。至餉婦乃曰。夫婦相守。人之至願。鴆毒殺人。計之至密

附壽石居記

初集引用各書列後

（經世文續編）（閱微草堂筆記）（兩般秋雨盦隨筆）（今世說）（聊齋志）（經世文正編）（夷堅志）（升菴外集）（搜神後記）（澄懷園語）（高湛養生論）（次柳氏舊聞）（隨園尺牘）（玉壺淸話）（廣治平略）（呂氏春秋）（程子性理）（文子）（列子）（莊子）（新序）（說苑）（老子）（家語）（無欺錄）（唐子潛書）（東萊博議）（雨山墨談）（書畫譜論書）（嶺表錄異）（稗錄）

醫林稗錄目錄

四

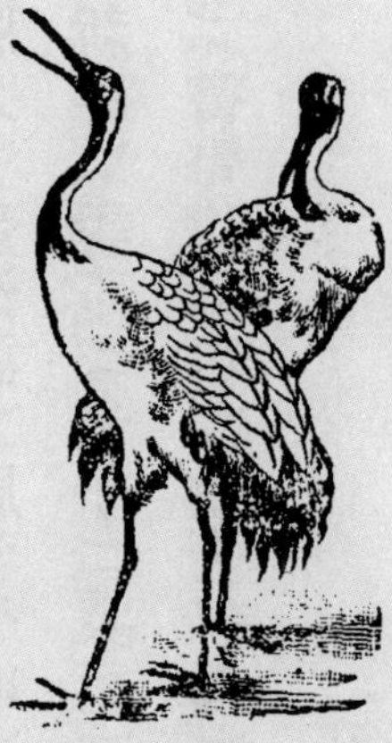

醫林稗錄

常熟張諤汝偉氏纂

憂能致疾 （經世文續編龍啓瑞）

夫子之所謂腹疾者。是特飲食寒熱之爲患也。而豐而食焉。而華而色焉。乃其根柢。固莫之能蠹也。竣之而已。而遂廢而事。而日槁而形。焭而心。終日傳傳若大難之將至者。是子之神先斂也。疾何與焉。夫萬物生於神。養於神。故神聚則強。神王則昌。神衰則病。神散則亡。是以啜糟之夫。臥之顛崖之側而不墮者。其神全也。嬰兒之子。遇猛虎則折三尺之莛以驅之。虎猶不害。何則。心忘乎物。則物莫之能賊也。今子未甚病也。而日以病爲憂。夫憂者。實病之所從集也。（下略）

諤按。近世醫學大家丁仲祜亦云。（見衞生學問答）人之最忌者。時常躁急煩惱。不能保身。不能卻病。且憂慮太多。往往不能長壽。不惟如是。即所謀之事。能成者亦不多矣。人欲得康健。必須盡心。守其本分。循理用心出力。不惟無害。且有大益。

又曰。凡覺其身軟弱。須力與之爭。而勝之。蓋生與死。常相爭。如立一定主意。欲勝其死。則生命之力。大半在志氣中。出志氣能感動腦筋之力。亦能感全身之力。竟有多人。能因此自救其命者。（下略）世之患悒鬱疾者。盍不三昧斯言。

求仙龜鑑（閱微草堂筆記）

戴遂堂先生言。嘗見一人服松脂十餘年。肌膚充溢。精神強固。自以爲得力。然久而覺腹中小不適。又久而病燥結。潤以麻仁之類。不應。攻以硝黃之類。所遺者細僅一綫。乃悟松脂黏挂於腸中。積漸凝結。愈厚則其竅愈窄。故束而至是也。無藥可醫。竟困頓至死。又見一服硫黃者。膚裂如磔。置冰上。痛乃稍減。古詩云。服藥求神仙。多爲藥所誤。豈不信哉。

謂按。如服藥可以求仙。世無不壽之人矣。彼子房之赤松子遊。旌陽之拔宅飛昇。特君子明哲保身之計。僞託之言也。且冀後人有所希望。而有悠然不盡之餘地已耳。

生氣養胎妙諦（閱微草堂筆記）（上略）

夫胎者。兩精相搏。翕合而成者也。媾合之際。陽精至而陰精不至。陰精至而陽精不至。皆不能成。皆至矣。時有先後。則先至者氣散不攝。亦不能成。不先不後。兩精並至。陽先衝而陰包之。則陽居中爲主而成男。陰先衝而陽包之。則陰居中爲主而成女。此化生自然之妙。非人力所爲。故有一合即成者。有千百合而終不成者。故曰不可知也。問孿生何也。曰兩氣並盛。遇而相衝。正衝則歧而二。偏衝則其一陽多而陰少。陽即包陰。其一陰多而陽少。陰即包陽。故二男二女者多。亦或一男一女也。問精必歡暢而後至。幼女新婚。畏縮不暇。乃有一合而成者。陰精何以至耶。曰燕爾之際。兩心同悅。或先難而後易。或貌瘁而神怡。其情既洽。其精亦至。故亦偶一遇之也。問既由精合。必成於月信落紅以後何也。曰精如穀種。血如土膏。舊血敗氣。新血生氣。乘生氣。乃可養胎也。（下略）

謌按。此節爲程魚門述某士人與狐女問答之言。於胎原之理。頗能得其精微。無

論爲狐女之言著者之作較之富貴之家以不得子而廣蓄姬妾而妄服藥餌其見理明道相去又何如耶

毒藥庫（梁紹壬兩般秋雨盦隨筆）

宋政和初上始躬攬權綱御馬新巡大內至後苑東門有一庫無名號乃貯毒藥之所也前代用以殺不廷之臣者詔命罷之見陸放翁避暑漫鈔內言藥共七等鴆鳥猶在第三其上有手觸鼻嗅而立死者更不知何藥也

謂按毒藥之烈竟至如是詔命罷之誠爲善舉但恨當時無化學之工一探其原素而今則多聞闕疑已耳

橘紅（同前書）

世傳化州橘樹乃仙人羅辦種於石龍腹上共九株各相去數武以近龍井略偏一株爲最井在州署大堂左廊下龍口相近者次之城內又次之城以外則臭味迥殊矣廣西孝廉江樹玉著橘紅辨謂橘小皮薄柚大皮厚橘熟由靑轉黃柚熟透纔轉

黃問嘗坐臥樹下細驗枝葉香味明明柚也而混呼之曰橘且飾其皮曰紅實好奇之過云

謌按藥之道地難矣而世之如橘柚不分者指不勝屈大約利心重而無暇研求也抱勵精鑿頓之志者吾者頂禮而摹拜之

佳病味（王丹麓今世說）

毛稚黃負才善病六載起處不離牀榻人以爲憂毛自若曰病味頗亦佳第不堪爲躁熱人道耳

謌按躁急人患延纏疾讀此勝服清涼散一劑

異秉（同前書）

盧西甯少有異秉斷乳後不食他物晝夜飲酒三五升一吸輒盡家人謂之酒仙

謌按此與食水菓等度日者相同西醫所謂得養氣之全者而吸之歟抑別有故耶

檐水醫瘤（聊齋志狐遺方）

以蒜白搗茅簷雨水洗贅疣有奇效

謌按是未嘗試錄之以備一得耳

應病格言（經世文編魏祥）

積勞可以當病積懼可以當災能常病者無卒死能受挫者無終敗

謌按天下惟忍勞者筋骨强然過勞過懼者亦非宜貴乎適中

薑製半夏（夷堅志宋洪邁）

有楊立之者自廣州府通判歸楚州喉間生癰既腫潰而濃血流注曉夜不止寢食俱廢醫者束手適楊吉老來赴郡守招立之兩子至走往邀之至孰視良久曰不須看脈已得之矣此疾甚異須先啗生姜片一斤乃可投藥否則無法也語畢即去子有難色曰喉中潰膿痛楚豈宜食姜立之曰吉老醫術通神其言必不妄試以一二片啗我如不能進則屏去無害遂食之初時味殊甘香稍復加益至半斤許痛處漸

已滿一斤覺味辛辣膿血頓盡粥餌入口無滯礙明日招吉老謝而問之對曰君官南方必多食鷓鴣此禽好啖半夏久而毒發故以姜制之今病源已清無用服他藥也予記唐小說載魏公暴亡醫梁新診之曰中食毒僕曰好食竹鷄梁曰竹鷄多食半夏苗蓋其毒也命捩生姜汁折齒而灌之遂復活甚與此相類

謂按藥固可以一味起沉疴者貴乎見之眞而認之確耳今之醫率狃俗例固守成方毋怪世人抑中而揚西吾醫其勉乎哉

論醫（升庵外集）

許允論醫嘗云病與藥値惟用一物攻之氣純而愈速今之人不善爲脉以情度病多其物以幸有功譬之獵不知兎廣原絡野冀一人獲之術亦疎矣一藥偶得他味相制弗能專力此難愈之驗也

橘子黄（前書）

謂按此亦不可執一要須明承制之理耳不然驗方可以治病何用醫爲

唐李伯珍與醫帖云。白金一挺。奉納以備橘黃之需。始不曉所謂。及觀續世說。有枇杷黃醫者忙橘子黃醫者藏。乃知時使然耳。

謌按今之醫問者。四時皆問。不知所謂忙。忙者四時皆忙。不知所謂藏。殆天之氣運使然歟。抑命數亦隨之而然歟。

八毒丸（陶潛搜神後記）

李子豫少善醫方。當代稱其通靈。許永爲豫州刺史。鎮歷陽。其弟得病心腹疼痛。十餘年殆死。忽一夜聞屏風後有鬼。謂腹中鬼曰。何不速殺之。不然李子孫當從此過。以朱丸打汝。汝其死矣。腹中鬼對曰。吾不畏之。及旦許永遂使人候子豫。果來未入門。病者自聞中有呻吟聲。及子豫入視曰。病鬼也。遂於巾箱中出八毒赤丸子與服之。須臾腹中雷鳴彭轉。大利數行。遂差。今八毒丸方是也。

謌按余讀書不多。八毒丸未經搜得。然其事則固出於理之所無。而竟入於情之所有矣。獨許永之弟乃爾。雖然有可信也。不可盡信也。子豫其人豈世俗所謂祝由科之流歟抑新學識所謂得有催眠術之精者歟姑誌之以俟博雅正之。

輕醫（澄懷園語）

凡人病歿之後其子孫家人往往以爲庸醫誤投方藥之所致甚至有銜恨終身者。余嘗笑曰何其視我命太輕而視醫之權太重若此耶庸醫用藥差誤不過使病者纏綿多延時日不能速痊耳若病至不起是前數已定雖盧扁豈能爲功乃歸咎於庸醫用葯之不善不亦寃哉。

謌按余本生先大父周艾琛公嘗謂張文端公言仁和顧山庸先生曾患疽發背。醫藥數百金乃愈同時有隣人子患此貧無醫藥日飲薄粥亦愈其愈之日月與公同以此見病有一定不繫乎療治也先輩如此尊醫而今之庸醫眞足以殺人敘季人民何不幸若是耶。

養生妙諦（後魏高湛養生論）

王叔和高平人也博好經方洞識攝生之道嘗謂人曰食不欲雜雜則或有所犯當

時或無災患。積久爲人作疾。尋常飲食。每令得所。多飧。令人彭亨短氣。或致暴疾。夏至秋分。少食肥膩餅臛之屬。此物與酒食瓜果相妨。當時不必即病。入秋節變。陽消陰長。寒氣總至。多至暴卒。良由涉夏取冷太過。飲食不節。故也。而不達者。皆以病至之日。便謂是受病之始。而不知其所由來者漸矣。豈不惑哉。

謂按。爲善而不獲福。爲不善而不即獲禍者。特未明積之義耳。蓋積之久。未有不效者也。此段於飲食中指點出一積字。道雖微。而駸駸已入聖域。即爲醫者苟能悟得斯理。亦思過半矣。

墮胎（次柳氏舊聞唐李德裕撰）

玄宗之在東宮。爲太平公主所忌。朝夕伺察。纖微必聞於上。而宮闈左右。亦潛執兩端。以附太平之勢。時元獻皇后得幸。方娠。玄宗懼太平之忌。欲令服葯除之。而無可語者。張說以侍讀得進太子宮中。玄宗從容謀及說。說贊其事。他日說又有事入侍。因懷去胎藥三劑以獻。玄宗得其藥。喜。盡出左右。獨搆火殿中。煑未及熟。怠而假寢。

影響之際。有神人長丈餘。身披金甲。操戈繞藥三匝。藥盡覆而無遺焉。玄宗起視異之。復下火。又投一劑。煑於鼎中。因就榻瞬目以俟之。而神復見。覆藥如初。凡三煑皆覆乃止。明日說又至。因告其詳。說降階拜賀曰。天所命也。不可去之。厥後元獻皇后思食酸。玄宗以告說。說因進經。輒袖木瓜以獻。故開元中王恩澤莫能及。肅宗之與說子均垍若親戚兄弟。說嘗自述如此。

諤按雖纖微之命。其生死均有定數。矧尊貴如皇子者乎。玄宗亦太忍哉。說之進藥。直逢君之惡耳。不可訓也。而世竟有挾墮胎術以炫利者。吾知其必無後矣。守道君子其勗勉之。間亦有墮胎而救母命者。亦當權其輕重耳。最妙能出兩全之計。以脫陷阱。則其功勝造七級浮屠也。

大量增壽（澄懷園語） 張廷玉著

山東曹縣呂道人。不知其年。問之亦不以實告。大約在百齡外。善養生修煉之術。鶴髮童顏。步履矍鑠。終日不食亦不飢。頂心出香氣。如麝檀硫磺然。此予親見者。以針砭爲人療病。輒效。贈以財物。不受。曰。天下之物。那一件是我的。人曰。聊表吾心耳。答曰。天下之物。那一件是你的。此二語。予最愛之。可以警覺天下之貪取妄求而不知止足者。凡人度量廣大。不妒忌。不猜疑。乃己身享福之相。於人無所損益也。縱生性不能如此。亦當勉强而行之。

諤按。人情每厭其已有。而必羨其所不得。既得之。又患失之。往往得之愈多。而其享受時間。愈促。甚可憫也。今之雄雄赳赳者。方且盛言共和。侈談平等。奪人之有。而侵爲己有。匪論其背理。而妄。道抑不足與講衛生。凡吾志同道合者。盍歸乎來。

食譜（隨園尺牘袁枚著）

蒙招飲。甚喜。聞多菜。甚愁。南翔孔琳之曰。所甘不過一味。而食前方丈。適口之外。皆爲悅目之資。斯言最有道理。今之人非但悅目也。兼且悅耳。每張飲。必震而驚曰。三撤席。兩重臺。燕窩如山。海參似海。耳聞者。以爲既多且貴。敬客之心至矣盡矣。不知名手作詩。經營慘淡。一日中未必得一二佳句。其所謂對客揮毫萬言立就者。皆以欺婦女童蒙。而不可以示識者也。飲食亦然。但使一席之間。羹過七篕。則雖易牙調和伊尹割烹。其不能佳可知也。（下節）張文和公有句云。天與人間清靜福。不能飲酒厭聞歌。名俊言也。

諤按味味必求適口。已非所宜。古聖賢簞食瓢飲。斷虀劃粥。晏如也。誠以士君子不食菜根。烏能作百事者耶。醇酒美味。適以壅腸胃蔽靈機而礙衛生也。饕餮之徒。苟明斯理。或有所返矣。即吾醫用藥。亦貴靈動。故動藥多於靜藥。雖誤猶可救。靜藥多於動藥。雖不誤亦鮮奏功。醇酒美味。厚而濁也。虀粥菜根。薄而清也。

年壽辯（前書）

足下又云。人能恬淡無為。壽便不期其永而永。此尤悞也。以陶靖節邵堯夫之胸懷。而壽止六十。以蔡京嚴嵩之貪黷。而壽至八十。孔子云。仁者壽。然孔子壽止七十三。而僕之壽已七十六。敢謂仁過孔子乎。要知達者壽。不達者亦壽。達者死。不達者亦

死此中氣化推遷並無所以然之故在造物不能自主而況於人足下但能規我不能規造物也一笑

謂按人亦盡其天年而已何必求壽乎哉不生不滅卽生卽滅有生有滅自然之理也說到天堂地獄增福益壽等語本以拘愚夫愚婦之心非可以爲達道明理者言也故吾醫只有治病之方並無求仙之術貪生惡死庸何益耶

食譜（玉壺清話）

太宗命蘇易簡講文中子有楊素遺子食經羹藜含糗之說上因問食何物最珍對曰食無定味適口者珍臣止知虀汁爲美臣憶一夕寒甚擁爐痛飲夜半吻燥中庭月明殘雪中覆一虀盂連茹數根臣此時自謂上界仙廚鸞脯鳳胎恐亦不及屢欲作冰壺先生傳記其事因循未果也上笑而然之

謂按甘言悅耳尚足害身藥石苦口適以治病天下事所難者得其當耳而世固有得良方矣偶惑人言竟爾屏棄是猶當沉醉之際且惡虀汁之陋其心烏有清

醒。時。哉。

論心（廣治平略蔡九霞著）

葢人心必安而後能動。必定而後能應。若不安其其心之所止。則將爲物役之不暇。又何能宰萬物乎。然心。之。常。安則有道焉幾者。念慮萌動之初。康者。治安愉佚之際。幾。微。不。察。則喜怒哀樂有時。而。不。節。治。安。不。戒。則般樂怠。傲。有。時。而。或。肆。欲。安。所。止。其。可。得。乎。故大禹曰安汝止。惟幾。惟康。眞。養。心。之。要。法。也。謂。按。心。爲。君。主。宰。萬。物。也。心。正。則百骸賴以俱安故躁。擾。不。寧。之。徒。不。惟。不。知。衞生。抑。且。作。事。不。成。也。人誰。無心心豈有殊特不。知。自。省。耳。

富貴妝生之厲階（呂氏春秋）

出則以車入則以輦。務以自佚命之曰招蹶之機。肥肉厚酒。務以相彊。命之曰爛腸之食。靡曼皓齒。鄭衞之音。務以自樂。命之曰伐性之斧三患者。貴。富。之。所。致。也。故。古之。人。有。不。肯。富。貴。者。矣由重。生。故。也。非夸以名也。爲其實。也。則。此。論。之。不。可。不。察。也。

紹興醫藥學報　第六年第九、十冊

醫林稗錄　一六

謂按。戕生之事。奚至此哉。三者特其尤耳。然能絕此三者。吾知其壽必永矣。

動靜（程子性理）

動而無靜。靜而無動。物也。動而無動。靜而無靜。神也。動而無動。靜而無靜。非不動不靜也。物則不通。神妙萬物。水陰根陽。火陽根陰。五行陰陽。陰陽太極。四時運行。萬物終始。混兮闢兮。其無窮兮。

謂按。古來性理學。只循環二字。足以了之。如環無端。循行不已。以天地同休者也。新學家解性理二字。則謂是螺旋。非循環。螺旋亦有斯理。細繹之。尚不如循環二字之玄妙也。然醫者苟識得陰陽。辨得寒熱。已可自鳴一世。進而求之。說到陰陽一體。無極太極之說。反謂其荒唐無稽。曷不取動靜之理。一體味之。

又按。今之維新家。又言西醫之解剖生理。均貴實驗。中醫之陰陽五行。純屬臆說。擬廢之。竟見諸報章。抑知人身爲一小天地。陰陽之氣。寓乎其中。陰陽之中。即含五行之素。若非得天地之精氣。安能爲萬物之最靈。是則據五行之妙理。以比例

人身之疾病實爲至當千古前創之千古後遵之奈何襲西人之皮毛遽欲作背聖之謬談吾不禁爲中醫前途放聲一哭一線曙光誰聽予言

陰陽（前書）

陰性凝聚陽性發散陰聚之陽必散之其勢均散陽爲陰累則相持爲雨而降陰爲陽得則飄揚爲雲而升故雲物班布太虛者陰爲風驅斂聚而未散者也凡陰氣凝聚陽在內者不得出則奮擊而爲雷霆陽在外者不得入則周旋不舍而爲風和而散則爲霜雪雨露不和而散則爲戾氣曀霾陰常散緩受交於陽則風雨調寒暑正謂按造化之機升降而已陰欲其藏陽欲其泄陽氣過泄有陰以斂之陰氣過藏有陽以泄之陰陽和而生道成矣故臟之爲言藏也腑之爲言付也呼吸出入溲便皆氣之和而當付者也遺精便血洞泄氣喘痰逆汗泄過度皆氣之不和而不當付者也故有寒熱如狂之陽症即有囊縮肢厥之陰症也有陽極似陰之假症即有陰極似陽之危象也故贅疣惡瘡可以割之截之刀之鋸之若夫陰陽之理

又豈解剖學可明乎哉故謂前列動靜後列陰陽欲闡明天人相應之理而或冀有所悟也

五藏血氣解（文子）

夫血氣者人之華也五藏者人之精也血氣專乎內而不外越則胸腹充而嗜欲寡嗜欲寡則耳目淸而聽視聰達聽視聰達謂之明五藏能屬於心而無離則氣意勝而行不僻精神盛而氣不散以聽無不聞以視無不見以爲無不成患禍無由入邪氣不能襲故所求多者所得少所見大者所知小夫孔竅者精神之戶牖血氣者五藏之使候故耳目淫於聲色即五藏動搖而不定血氣滔蕩而不休精神馳騁而不守禍福之至雖如丘山無由識之矣故其出彌遠者其知彌少以言精神不可使外淫也故五色亂目使目不明五音亂耳使耳不聰五味亂口使口生創趣舍滑心使行飛揚夫人所以不能終其天年者以其生生之厚夫惟無以生爲者即所以得長生天地運而相通萬物總而爲一能知一即無一之不知也不能知一即無一之能

報價

新報	全年	半年	零售
冊數	十二冊	六冊	一冊
報價	一元	五角五分	一角

代派或一人獨定十份者八折五十份者七折郵票抵洋九扣計算空函恕復

舊報	一至十三期	十四至十七期	十八至四十四期
價目	五角	三角	八角

郵費　中國加一成日本台灣加二成南洋各埠加三成

廣告價

	一期	一期	三期	六期	一年
地位	一行	一面	八	七	六
價金	二角	二元	折	折	折

注意

各處如有函件寄交本社務祈書明「紹城北海橋紹興醫藥學報社收」倘寫個人姓字郵局投遞不轉本社而無論銀洋書籍出入交涉均與本社無涉特此布告

本社啓

本報下期要目預告

論文●救時論（爲輕易攻表者戒）……（錫山俞彬蔚）提創擴充問答學宜刋專書之利益說……（張汝偉）辨虛……（前人）論石室秘籙之不可讀……（前人）陰陽再論……（楊燧熙）時症疫疾非由不潔傳染論……（俞鑑泉）代論▲醫藥叢書第一集序……（張汝偉）醫士道序……（黃壽袞）（周月樓）周氏集驗方易簡方合刋序……（裘吉生）

學說●王赤南先生治血證求原論……（徐蓮塘錄）與周炯如叔論周順翁痰飲症之治法……（張汝偉）剖解臆說……（俞鑑泉）與黃君眉孫論胃有硬塊治法書……（劉炳生）與黃君眉孫研究鼠疫未見核之分別法……（前人）問痺症病與中風如何分別……（李春霖）問胸痺與結胸之病狀治法如何分別……（前人）仲景謂陽病見陰脉者死吳又可云陽病見陰脈亦有不死者試言其理……（前人）說秋燥……（前人）寄蝸殘贅傳治膈症方……（王鏡泉）中西醫學會通……二（黎肅軍）草藥圖考……六（裘吉生）

問答●答十四……（章壽芝）答四十一……（前人）答二十……（張汝偉）答四十三……（朱乂丹）

紀事●補記本分會致蔡松坡先生詢問病狀電○改革飲片議案

專件●警察所改革飲片告示一件○總會第二次請願政府之批示○寧波衞生公會簡章

雜著●醫林稗錄……三（張汝偉）詼諧文△討病魔檄（仿討武曌檄體）……（遯盦）醫廢疾……（闕名）伯華醫談……續（周伯華）